O BEBÊ MONTESSORI

Copyright © 2021 by Jacaranda Tree Montessori and Junnifa Uzodike
Illustration copyright © by Sanny van Loon

Licença exclusiva para publicação em português brasileiro cedida à nVersos Editora. Todos os direitos reservados. Publicado originalmente na língua inglesa sob o título *The Montessori Baby: A Parent's Guide to Nurturing Your Baby With Love, Respect and Understanding* e publicado pela editora Workman Publishing.

Diretor Editorial e de Arte: Julio César Batista
Produção Editorial: Carlos Renato
Revisão: Elisete Capellossa, Nathália Floriso Osório e Rafaella de A. Vasconcellos
Ilustrações: Sanny van Loon
Editoração Eletrônica: Juliana Siberi
Projeto Gráfico: A Editora respeitou projeto original

Dados Internacionais de Catalogação na Publicação (CIP)

Davies, Simone
O bebê Montessori : guia para criar bebês com amor, respeito e compreensão / Simone Davies, Junnifa Uzodike ; tradução Thaïs Costa. -- São Paulo, SP: nVersos Editora, 2022.

Título original: *The Montessori baby: a parent's guide to nurturing your baby with love, respect, and understanding*
ISBN 978-65-87638-62-1

1. Bebês 2. Educação Infantil 3. Método Montessori de educação 4. Parentalidade I. Uzodike, Junnifa. II. Título

22-101844   CDD-649.1

(Câmara Brasileira do Livro, SP, Brasil)
Índice para catálogo sistemático
1. Bebês : Criação : Puericultura   649.1
Eliete Marques da Silva - Bibliotecária - CRB-8/9380

1ª edição, 2022
2ª reimpressão, 2024
Esta obra contempla o Acordo Ortográfico da Língua Portuguesa
Impresso no Brasil – *Printed in Brazil*
nVersos Editora
Rua Cabo Eduardo Alegre, 36 – CEP 01257-060 – São Paulo – SP
Tel.: 11 3995-5617
www.nversos.com.br
nversos@nversos.com.br

O BEBÊ MONTESSORI

GUIA PARA CRIAR BEBÊS COM AMOR, RESPEITO E COMPREENSÃO

Ilustrações
SANNY VAN LOON

Tradução
THAÏS COSTA

SIMONE DAVIES E **JUNNIFA UZODIKE**

nVersos

*Espero que todos os bebês possam ser guiados para desenvolver seu potencial singular.
Vocês são uma dádiva.*
— **Simone**

*Para Solu, Metu e Biendu, meus bebês Montessori: obrigada por me ensinarem e inspirarem diariamente.
Vocês são minhas maiores bênçãos.*
— **Junnifa**

SUMÁRIO

CAPÍTULO UM

INTRODUÇÃO

12 É hora de ter outra visão sobre os bebês
14 Nossas histórias com a Montessori
15 Por que adoramos bebês
16 O que precisamos saber sobre os bebês
20 Como ler esse livro
23 O que os bebês estão realmente nos dizendo

CAPÍTULO DOIS

PRINCÍPIOS MONTESSORI PARA BEBÊS

25 O quê? método Montessori para bebês?
26 Um histórico breve da Montessori
27 O que é Montessori?
28 Alguns princípios importantes do método Montessori
    28 Mente absorvente
    29 Tendências humanas
    32 Períodos sensíveis
    35 Observação
    37 Ambiente preparado

CAPÍTULO TRÊS

DA CONCEPÇÃO ÀS SEIS SEMANAS INICIAIS

44 Concepção: preparando o primeiro ambiente do bebê
45 Durante a gravidez: o primeiro ambiente do bebê
53 O nascimento
59 Simbiose — as primeiras 6 a 8 semanas com o bebê
    60 Dicas para o período simbiótico
        63 Experiências táteis
        64 Experiências auditivas
        65 Experiências visuais
68 A voz do recém-nascido: uma entrevista com Karin Slabaugh

CAPÍTULO QUATRO

PREPARANDO A CASA

74 Preparando espaços no estilo Montessori
74 Bebês não precisam de muita coisa
76 Crie espaços "liberados"
78 *Kit* Montessori para a casa com um bebê
79 Observe, guarde e alterne
79 Cômodo por cômodo
88 Diretrizes sobre sono e a SMSI
89 Perguntas sobre a cama no chão
91 Dicas para situações complicadas
　91 Quando há crianças mais velhas
　92 Espaços pequenos
　92 Livre-se do acúmulo de coisas supérfluas
93 A seguir: preparando a casa para uma criança pequena
95 Benefícios de arrumar a casa no estilo Montessori
99 Uma casa Montessori pela perspectiva do bebê Zach, de 16 meses
103 Giro pela casa

CAPÍTULO CINCO

CUIDANDO DO BEBÊ MONTESSORI

110 Confiança
112 Aceitação
112 Respeito
118 Estabeleça limites claros e bondosos
120 Estimule a concentração
123 Liberdade de movimento
124 Um apego seguro
125 Quando o bebê chora
127 Seja a guia do bebê
129 Moldando a visão dos bebês sobre o mundo
131 Uma lista prática para fomentar a conexão com o bebê
132 Desacelerando

CAPÍTULO SEIS

ATIVIDADES MONTESSORI PARA BEBÊS

PRIMEIRA PARTE

INTRODUÇÃO DE ATIVIDADES

135 Como apoiar o desenvolvimento do bebê
143 Notas adicionais sobre atividades para bebês

SEGUNDA PARTE

ATIVIDADES DE LINGUAGEM

147 0 a 3 meses
152 3 a 6 meses
154 6 a 9 meses
155 9 a 12 meses
155 A partir dos 12 meses
158 Bilinguismo

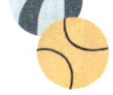

TERCEIRA PARTE

ATIVIDADES COM MOVIMENTO

163 Atividades para fomentar o desenvolvimento motor
164 0 a 3 meses
166 Preensão e desenvolvimento motor
172 3 a 6 meses
180 6 a 9 meses
186 9 a 12 meses
189 Desenvolvimento motor grosso
190 O que fazer se o bebê cair

QUARTA PARTE

OUTRAS ATIVIDADES

193 Música
194 Espaços ao ar livre
196 Movimentos no primeiro ano
198 Atividades com movimentos

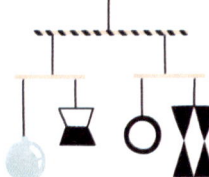

CAPÍTULO SETE

PONDO EM PRÁTICA

PRIMEIRA PARTE

VIDA COTIDIANA

- 202 Ritmo diário
- 204 Rituais
- 204 Alimentação
- 218 Sono
- 227 Perguntas comuns sobre o sono

SEGUNDA PARTE

CUIDADOS FÍSICOS COM O BEBÊ

- 233 Roupas
- 234 Fraldas
- 237 Banho
- 237 Saídas de carro
- 238 *Sling*
- 239 Dentição
- 239 Uso de chupeta
- 240 Compartilhamento
- 241 Cólicas e refluxo
- 242 Tempo diante de telas

TERCEIRA PARTE

PERGUNTAS COMUNS

- 243 O que fazer quando os comportamentos mudam?
- 246 O que fazer se o bebê for apegado demais e não nos deixar soltá-lo? E se ele tiver ansiedade de separação?
- 248 Como impedir o bebê de tocar nas coisas? Quando ele vai parar de enfiar coisas na boca?
- 249 O que fazer para dar conta das tarefas diárias?
- 250 Como ter uma estrutura Montessori com economia?

QUARTA PARTE

OUTRAS SITUAÇÕES

- 252 Irmãos
- 255 Gêmeos
- 256 Bebês prematuros
- 256 Adotar uma criança
- 257 Deficiências físicas ou diferenças neurológicas

CAPÍTULO OITO

PREPARAÇÃO PARENTAL

- 260 Nosso papel como adultos
- 261 Nossa preparação
  - 261 Preparação intelectual
  - 262 Preparação física
  - 263 Preparação emocional e espiritual
  - 265 Autoconfiança e perdão
- 266 49 ideias para manter a calma
- 268 Fazendo o melhor possível

CAPÍTULO NOVE

TRABALHANDO EM CONJUNTO

- 270 Não estamos sozinhas
- 273 Ser mãe solteira ou com guarda compartilhada
- 274 Entrando na mesma sintonia
- 280 Como deve ser a creche ou a cuidadora
- 283 Dizendo até logo para o bebê
- 285 Observações do bebê para as visitas

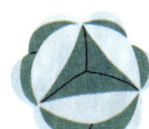

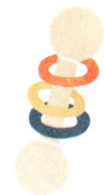

CAPÍTULO DEZ

O QUE VEM A SEGUIR?

290 A fase etária de 1 a 3 anos
292 Os anos vindouros
296 Quatro planos de desenvolvimento
297 O caminho para a paz

BÔNUS COM HISTÓRIAS REAIS

300 **Índia / Uganda (morando na Nova Zelândia)**
Jaya, Nikul e Anika
Forest Montessori

301 **Reino Unido**
Charlie, Maria e Lukas
Montessori Chapters

302 **Estados Unidos**
Theresa, Chris, D e S
Montessori na vida real

303 **Togo (morando no Japão)**
Ahoefa, Gabin, Yannis e Kenzo
Criando Yannis

304 **Espanha (morando nos Estados Unidos)**
Neus, John e Julia
Montessorianos de coração

305 **Nigéria**
Junnifa, Uzo, Solu, Metu e Biendu
Nduoma Montessori e Fruitful Orchard
Montessori School

306 **Países Baixos**
Aulas de Simone para pais e bebês
Jacaranda Tree Montessori e The
Montessori Notebook

APÊNDICE

308 Marcos e preparação mês a mês
    310 1 a 2 meses
    312 3 a 4 meses
    314 5 a 6 meses
    315 7 a 9 meses
    317 10 a 12 meses

319 Lista de atividades para bebês
333 Reflexos primitivos
334 Leituras adicionais
335 Gratidão e apreço por...
337 Índice remissivo

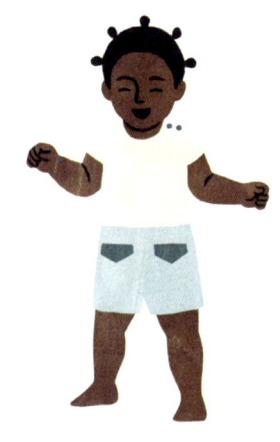

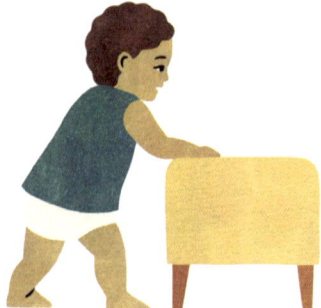

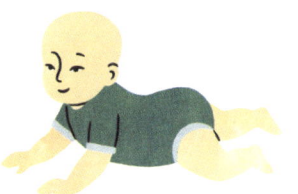

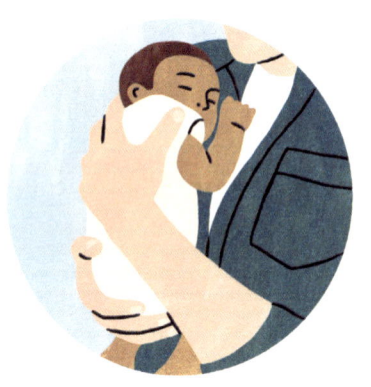

INTRODUÇÃO

1

- 12   É hora de ter outra visão sobre os bebês
- 14   Nossas histórias com a Montessori
- 15   Por que nós adoramos bebês
- 16   O que precisamos saber sobre os bebês
- 20   Como ler esse livro
- 23   O que os bebês estão realmente nos dizendo

É HORA DE TER OUTRA VISÃO SOBRE OS BEBÊS

Durante muito tempo as pessoas acreditavam que os bebês não conseguiam entender a realidade ao seu redor, limitando-se a mamar, dormir e chorar. Eles eram tratados como se fossem frágeis, e a norma era embrulhá-los para protegê-los.

Então, foi descoberto que, na verdade, os bebês aprendem muito desde os primeiros meses e passamos a exagerar em seus cuidados e a pressioná-los a aprender mais rápido e mais cedo. Comparamos nosso bebê com outros bebês e tememos que ele não esteja se desenvolvendo como deveria.

Dizem que precisamos comprar modernidades caras para o bebê: os melhores brinquedos educativos, as melhores roupas, um apoio para dormir, um dispositivo para ajudá-lo a se sentar mais cedo, uma cama que o balance até adormecer, monitores de todos os tipos e aplicativos para acompanhar tudo em tempo real.

Vamos dar um basta nisso tudo e focar no ser que trouxemos ao mundo. Devemos observar o bebê para descobrir quais são suas necessidades, o que deseja aprender e como podemos apoiá-lo de maneira mais consciente e tranquila.

E se lidássemos com os bebês com respeito e aprendêssemos a pedir sua permissão antes de manipulá-los?

E se primeiramente observássemos o bebê, ao invés de correr para ajudá-lo?

E se enxergássemos a força e capacidade dos bebês enquanto exploradores e conhecedores de primeira viagem?

E se percebêssemos que, desde o nascimento (e até enquanto estão no útero), os bebês começam a absorver as informações com seus sentidos?

E se trocar fraldas, amamentar e colocar na cama se tornassem momentos de conexão, ao invés de serem meras tarefas enfadonhas para acalmar os bebês?

E se desacelerássemos e tivéssemos tempo para conversas e estímulos à linguagem, inclusive com bebês recém-nascidos?

E se arranjássemos tempo e colocássemos os bebês deitados em um colchonete para se alongarem e aprenderem sobre seus corpos?

E se parássemos de colocá-los em posições para as quais ainda não estão preparados (como sentados) e de segurar suas mãos para forçá-los a andar antes de terem a musculatura necessária?

E se reconhecêssemos que os bebês possuem pontos de referência — suas mãos, nossas vozes, os lugares onde os alimentamos e o ritmo dos nossos dias — que os ajudam a se orientar?

E se ignorássemos tudo que nos orientam a comprar e apenas preparássemos um espaço simples e bonito para os bebês?

E se aprendêssemos a perceber que cada bebê tem uma alma ímpar e que estamos aqui para guiá-los neste planeta, para apoiar sua evolução até a melhor versão de si mesmos, sem pressioná-los nem deixar que se sintam abandonados?

E se deitássemos na mata, na praia, no parque e nas montanhas e deixássemos que os bebês se maravilhem com a natureza?

NOSSAS HISTÓRIAS COM A MONTESSORI

Simone se lembra de que, quando seu primeiro bebê nasceu, ficou profundamente comovida por ter gerado uma nova vida. Ela fazia o melhor possível com as informações que tinha, mas tudo ficou muito mais claro ao descobrir a abordagem Montessori quando seu filho tinha 18 meses. E, como muitos pais, ela lamentava não ter conhecido o método antes.

Com seu segundo bebê, Simone aplicou tudo o que havia aprendido sobre a abordagem Montessori. Há mais de 15 anos, ela fez o treinamento Montessori, seus bebês já são jovens adultos e ela vem ajudando famílias a aplicarem os princípios do método dando aulas para pais e bebês na Jacaranda Tree Montessori, em Amsterdã.

Junnifa trabalhava como gestora de estratégias em uma empresa automotiva em Kentucky, quando teve a felicidade de descobrir a Montessori. Ela acompanhou sua mãe, que era professora, em uma visita a uma escola montessoriana e ficou tão comovida com o que observou que resolveu fazer um curso introdutório de seis semanas sobre a Pedagogia Montessori para aprender mais.

Junnifa recebeu o certificado do curso AMI 0-3 uma semana antes do nascimento de seu primeiro filho. Ao aplicar o que havia aprendido, ficou surpresa com os efeitos positivos que isso teve para ela e seu bebê. Criou, então, o *blog* nduoma.com, para partilhar suas experiências, e continuou expandindo seus conhecimentos sobre desenvolvimento infantil, fazendo os cursos Montessori voltados às faixas etárias de 3 a 6 anos e de 6 a 12 anos, assim como o curso de Recursos Educativos para Cuidadores de Crianças (RIE, na sigla em inglês).

Junnifa agora dirige sua Fruitful Orchard Montessori School em Abuja, Nigéria, onde mora com o marido e os três filhos pequenos. Ela integra o conselho executivo da Association Montessori Internationale (AMI), organização fundada pela doutora Montessori para preservar e difundir seu trabalho.

O nascimento deste livro se deu sem esforço. Junnifa estava em Amsterdã para participar de algumas reuniões da diretoria da AMI e Simone a convidou para uma refeição em sua casa. A ideia era apenas colocarem a conversa em dia, mas após uma hora as duas se deram conta de que queriam escrever um livro sobre o método Montessori para bebês. Nas palavras de Simone: "Quando Junnifa foi embora, algumas horas depois, nós duas havíamos nos deliciado com a comida saborosa e delineado o esboço do livro que hoje está em suas mãos".

Todos os pais e bebês podem se beneficiar com a abordagem Montessori desde as primeiras horas, dias e semanas seguidas ao parto — e, inclusive, quando os bebês ainda estão no útero.

A partir do momento em que nascem, os bebês se tornam aprendizes naturais. Não são receptáculos vazios a serem preenchidos. Eles observam tudo, comunicam-se com balbucios e choros diferentes e não param de se mexer. Conforme a doutora Maria Montessori escreveu em seu livro *Mente Absorvente*:

> "De forma alguma, [um bebê] é passivo. Enquanto capta impressões, ele é um explorador ativo em seu mundo e busca expandir suas percepções".

Esperamos que esse livro mostre a muitos pais como aplicar o método Montessori, como responder aos choros dos bebês, como saber o que desejam fazer, como preparar o ambiente — e como criar bebês seguros e dispostos a explorar o mundo em seu entorno com confiança e respeito por si mesmos, pelos outros e pela Terra.

POR QUE NÓS ADORAMOS BEBÊS

É verdade que os bebês demandam muito tempo, acordam-nos à noite, deixam-nos exaustos e, às vezes, choram inconsolavelmente por horas. Então, por que ainda assim adoramos os bebês?

Bebês nos lembram de como somos inocentes quando chegamos ao mundo. Ao ver um bebê recém-nascido, constatamos que toda pessoa começou a vida dessa maneira: desarmada, sem julgamentos, medos e bagagens.

Bebês nos dão esperança em relação ao futuro. O nascimento de um bebê nos desperta a esperança de que haja um mundo melhor para ele. Esperamos que ele busque e aprecie o aprendizado, que se empenhe por cuidar da humanidade e do planeta, e que não presencie violências nem guerras.

Bebês estão vendo o mundo pela primeira vez. Adoramos observar um bebê absorvendo seu entorno. O jeitinho com que olha e explora tudo pela primeira vez — nossos rostos, uma folha, o sol passando por um galho. Isso nos lembra de voltar a ter um olhar desarmado para o mundo ao nosso redor e nos maravilhar.

Bebês não desistem facilmente. É um prazer observar os bebês se esticando até os dedos dos pés e tentando puxá-los para a boca várias vezes até conseguir. Eles baterão em uma bola pendurada com um barbante até desenvolver movimentos precisos. Se lhes dermos chance, os bebês aprenderão a perseverar.

Bebês dizem o que precisam. Eles não pensam: "Este é um bom momento para pedir?". Eles choram para avisar que estão com a fralda suja, que estão com fome ou cansados, ou que não querem mais brincar com alguma coisa. Podemos até distraí-los por algum tempo, mas continuarão insistindo até suas necessidades serem atendidas. Essa persistência é uma habilidade muito conveniente.

Bebês têm um cheirinho delicioso. Por que será que os bebês têm um cheirinho tão delicioso? Não há nada melhor do que o aroma de um bebê após o banho.

Bebês são novas vidas humanas. É uma experiência poderosa gerar uma vida, e pesquisas mostram que as mulheres são programadas para cuidar de bebês. E nos perguntamos: "Como algo tão pequeno pode ser tão perfeito?".

O QUE PRECISAMOS SABER SOBRE OS BEBÊS

Nas gerações passadas, a maioria das pessoas crescia cercada de muitos bebês. Havia um convívio intenso entre pais e avós, ao passo que primos, sobrinhas e sobrinhos entravam e saíam das casas uns dos outros, e as crianças mais velhas cuidavam dos bebês da família estendida.

Simone era a caçula da sua família. Exceto por trabalhos esporádicos como babá, o primeiro bebê com quem ela conviveu intensamente foi seu filho.

Ela leu livros e frequentou aulas de ioga direcionada ao pré-natal e ao parto, mas se sentia muito despreparada para cuidar do filho e fazia isso à base de tentativas e erros. Não era fácil fazê-lo dormir, (implicava uma sequência cansativa cantarolando canções de ninar), mas felizmente a amamentação ia bem.

Simone se orgulhava de levá-lo onde quer que fosse desde os primeiros dias. Ela cozinhava enquanto ele cochilava, e brincava com ele no tempo em que estava acordado.

Ela não queria vê-lo chorando, então, quando nada mais funcionava, amamentava-o novamente.

Olhando em retrospecto, Simone percebe que ficou sobrecarregada à toa, pois ainda não havia aprendido a observar o ritmo natural do seu filho, a deixá-lo explorar as coisas sozinho e a confiar que ele não precisava de um adulto para entretê-lo o tempo todo.

Aqui está o que ela gostaria de ter sabido há mais tempo.

Bebês estão absorvendo tudo. Os bebês têm o que a doutora Montessori identificou como "a mente absorvente". Eles não conseguem focar além de 30 centímetros diante de seus rostos, mas já estão absorvendo ao máximo as informações visuais, os cheiros, o espaço ao seu redor (por exemplo, se está claro ou escuro, agitado ou calmo, quente ou frio) e a sensação do toque em seus corpos. Os bebês escutam os sons da nossa vida cotidiana, nossas vozes, música e momentos de silêncio. Eles sentem o gosto dos dedos, do leite e de tudo o que põem na boca.

Podemos conversar com os bebês. Isso não significa apenas falar com um bebê, inclusive com recém-nascidos, e sim dialogar com ele e aguardar sua resposta.

A conversa não precisa ser verbal. Apoie o bebê nos antebraços, aninhe a cabeça dele nas mãos e assim vocês ficam cara a cara. Toque a língua dele. Espere. Observe. Ele tenta abrir a boca e estender a língua. Mostre sua língua. E por aí vai.

Os bebês precisam de tempo para se movimentar e explorar. Um bebê precisa de tempo para se deitar em uma esteira no piso e esticar o corpo. Até recém-nascidos podem deitar em uma esteira com um espelho ao lado, para começar a ver como seus braços e pernas se mexem e interagem com o mundo que o rodeia e a notar como as coisas reagem a seus esforços. Para apoiá-los, devemos dar o mínimo de ajuda possível, mas o quanto for necessário.

Os bebês precisam ser tratados com suavidade, mas não por serem frágeis. Precisamos ser sensíveis à transição deles do útero para o mundo externo (um período de simbiose) e lidar gentilmente, tocando-os com respeito. Ao mesmo tempo, não é preciso embrulhá-los e cobri-los demais. Eles precisam ficar com as mãos, os pés e a cabeça descobertos (se a casa for quente o suficiente) para poderem se movimentar livremente. O pescoço e a cabeça se fortalecerão nas primeiras semanas e em breve não precisarão mais de tanto apoio adicional.

Os bebês estão criando confiança em relação a si mesmos, ao seu ambiente e aos seus cuidadores. Durante os 9 meses iniciais — às vezes chamados de exterogestação ou gravidez externa —, o bebê ainda está se ajustando ao seu novo ambiente. Ele está tentando adquirir confiança em si mesmo, em seus pais (e quaisquer outros cuidadores) e em seu ambiente.

No primeiro ano, os bebês progridem da dependência e da colaboração para a independência. Ao nascer, os bebês dependem dos adultos para se alimentarem, terem abrigo, se vestirem, ficarem limpos e serem levados de um lugar a outro (dependência). À medida que o bebê cresce, nós o convidamos a participar nesses processos — pedimos que levante os braços na hora de se vestir, explicamos o que estamos fazendo quando preparamos as refeições, damos tempo para que toque e explore as coisas ao redor (colaboração). Antes do final do primeiro ano, ele já está dando passos rumo à independência — às vezes, passos literalmente físicos, como escolher voluntariamente um brinquedo e fazê-lo funcionar, chamar ou fazer um sinal para se expressar e levar comida à boca, confiante de seu lugar no mundo (independência).

Os bebês com apego seguro florescem. Quando firmamos a base de um apego forte e seguro, os bebês se sentem confiantes para explorar e ganhar cada vez mais independência. Eles aprendem a confiar em nós e sabem que o atenderemos dando ajuda ou apoio (se necessário). Na teoria do apego, os bebês têm "apego seguro" quando suas necessidades alimentares e de proximidade são sempre atendidas. O apego cria uma conexão emocional profunda entre eles e o(s) cuidador(es) primário(s). Um vínculo que só aumenta no decorrer do tempo.

Os bebês choram para comunicar suas necessidades. Algumas pessoas conseguem saber por que seu bebê está chorando, embora muitas vezes os choros pareçam iguais. Dando uma de detetive, devemos observar o bebê e perguntar: "O que você está me dizendo?". Ao invés de reagir pegando-o no colo e balançando-o para que pare de chorar, primeiramente precisamos entender *o que ele está nos dizendo*.

Os bebês não precisam de um excesso de coisas. O princípio de que *menos é mais* se aplica aos bebês. Eles precisam de braços carinhosos, de um lugar para se alongar, para dormir, de nutrição adequada e de uma casa quentinha e aconchegante para explorar. Esse livro sugere algumas atividades Montessori, mas mesmo sem comprar nada é possível aplicar estes princípios em casa. A filosofia Montessori tem menos a ver com coisas materiais e gira mais em torno de observar o bebê, aceitá-lo como ele é, atender às suas necessidades e apoiá-lo na busca por independência, a qual se estende por toda a infância e adolescência.

Os bebês vão ganhando segurança a partir de pontos de referência. Enquanto descobrem o mundo em seu entorno, eles buscam *pontos de referência*, coisas em sua vida cotidiana que os ajudam a se orientar. Isso inclui suas mãos, nossas vozes, o espaço onde se deitam para dormir, onde se alimentam, e o ritmo diário (fazer as coisas da mesma maneira todo santo dia). Esta previsibilidade tranquiliza o bebê.

Os bebês sabem muitas coisas que desconhecemos. Quando olhamos em seus olhos, percebemos que há muitos mistérios a serem descobertos. Eles estão nos dizendo: "Se você quiser aprender sobre mim, observe-me". A observação se torna uma forma de respeito — o observamos antes de agir e aprendermos a entendê-lo melhor.

COMO LER ESSE LIVRO

O presente livro tem respostas para as perguntas que nos fazem diariamente sobre criar bebês da maneira Montessori. Ele pode ser lido do início ao fim ou aberto em uma página aleatória para quem busca alguma inspiração.

O livro aborda o que precisamos saber sobre os bebês: como arrumar a casa para que se sintam seguros e bem-vindos (não é preciso muita coisa), como observá-los para compreender suas atividades e como apoiar seu desenvolvimento.

Ele elucida todas as questões práticas sobre alimentação e sono (e a cama Montessori rente ao chão) e mostra todas as maneiras de formar um vínculo respeitoso com o bebê.

Não pule os capítulos sobre como os pais devem se preparar para seguir o estilo Montessori (em especial no que remete à abstenção do desejo de controle das escolhas da criança) e os que explicam a importância para a parentalidade de envolver outras pessoas, como avós, cuidadores e parceiros, na vida dos bebês. Além disso, contamos o que acontece quando os bebês se tornam crianças pequenas e o que esperar a partir da observação da doutora Montessori de crianças desde o nascimento até os 24 anos.

Ao longo do livro há listas práticas ao longo do livro, exercícios de observação e, no final de cada capítulo, sugestões práticas sobre como começar. Nos apêndices, há também uma listagem abrangente de atividades por idade e um guia mês a mês para consultas frequentes (instruções para fazer alguns móbiles e atividades Montessori estão *online* em workman.com/montessori.)

No capítulo 9, a **página 285** é uma das nossas favoritas no livro — trata-se de uma mensagem do bebê para os avós, amigos e cuidadores que o visitam, a qual pode ser copiada e pendurada em um lugar visível.

Os princípios do livro se baseiam em nosso treinamento na Association Montessori Internationale e em nossa experiência trabalhando com famílias e criando nossos filhos. Tudo isso é derivado do que a doutora Montessori escreveu sobre a infância, assim como as colaborações com suas alunas Adele Costa Gnocchi e Grazia Honegger Fresco, que foram em grande parte responsáveis por desenvolver a visão Montessori sobre as crianças mais novas — incluindo a criação do treinamento de educadores assistentes para a infância (a cargo de Costa Gnocchi) e o Centro de Partos Montessori (do qual Honegger Fresco ainda é presidente honorária), em Roma. A Dra. Silvana Montanaro também contribuiu para o presente trabalho, e extraímos muitos princípios da abordagem RIE e das bases da parentalidade respeitosa.

Escrevemos esse livro para falar dos bebês no útero, os recém-nascidos e aqueles que estão rolando, sentando, engatinhando ou dando seus primeiros passos. Todos precisam saber que eles são almas singulares que nascem em nossas casas para que cuidemos deles de maneira que se sintam seguros, respeitados e amados. É preciso ajudá-los a evoluir de sua condição de absoluta dependência. No final do primeiro ano a independência é crescente, ou seja, próprio de uma criança curiosa e disposta a explorar cada vez mais o mundo.

Devemos passar a seguinte mensagem ao bebê: "Você é capaz e respeitado. Queremos estar presentes, buscar entendê-lo e às suas necessidades, e ter o máximo de paciência". É possível aprender a lidar com nossos bebês com amor e respeito e a apoiá-los para que confiem em si mesmos, em nós e em seu entorno.

Cada bebê é único. Nenhum anda, fala, dorme ou se alimenta igual ao outro.

Esperamos que esse livro a ajude a manter a alegria ao longo do crescimento do seu bebê. Não deixe de observar as mudanças pelas quais seu filho constantemente passará. E que os bebês jamais percam a alegria e o senso de maravilhamento.

Veja a seguir mais dicas sobre nossos bebês Montessori.

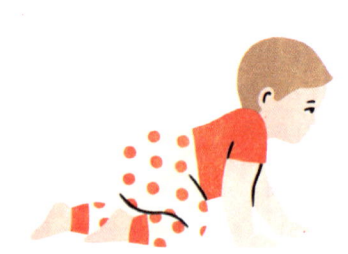

O QUE OS BEBÊS ESTÃO REALMENTE NOS DIZENDO

Ao invés de serem apanhados para trocar a fralda (ou escutar que ela está com um cheiro insuportável),

eles querem nos ver e que lhes concedamos a oportunidade de sinalizar se estão ou não prontos para serem apanhados.

Ao invés de distraí-los quando estão chorando,

eles querem que façamos uma pausa, observemos, perguntemos do que precisam e aguardemos a resposta.

Ao invés de serem excessivamente estimulados,

eles querem interagir com uma ou duas coisas.

Ao invés de colocá-los sentados ou em pé antes de estarem preparados,

eles querem que acompanhemos seu desenvolvimento e deixemos que progridam sozinhos.

Ao invés de serem colocados sentados diante de uma tela,

eles querem interagir com o mundo real.

Ao invés de achar que não entendem,

eles querem que digamos o que está acontecendo e que os tratemos com respeito.

Ao invés de falas sem sentido com o bebê,

eles querem conexão verdadeira e diálogos.

Ao invés das geringonças eletrônicas,

eles querem explorar um espaço simples, bonito e convidativo.

Ao invés de deixar que qualquer um toque-os ou beije-os,

eles querem que perguntemos primeiro se concordam.

Ao invés de interrompê-los quando estão brincando,

eles querem que esperemos até que terminem de se concentrar.

Ao invés de correr para alimentá-los, dar banho e trocar fraldas,

eles querem que essas atividades sejam momentos de conexão entre nós.

Ao invés de dias frenéticos,

eles querem que lidemos gentil, atenta e lentamente com eles.

PRINCÍPIOS MONTESSORI PARA BEBÊS

2

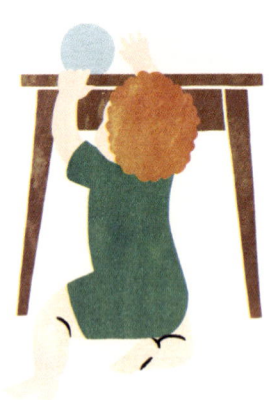

25   O quê? método Montessori para bebês?
26   Um histórico breve da Montessori
27   O que é Montessori?
28   Alguns princípios importantes do método Montessori
       28   Mente absorvente
       29   Tendências humanas
       32   Períodos sensíveis
       35   Observação
       37   Ambiente preparado

O QUÊ?
MÉTODO MONTESSORI PARA BEBÊS?

Talvez você esteja ouvindo falar da Montessori pela primeira vez ou já saiba de sua existência, mas desconhecia a aplicabilidade do método em casa e especificamente em bebês. Esse capítulo serve de introdução para iniciantes ou de lembrete para quem já está a par, pois proporcionará uma visão geral sobre a Pedagogia Montessori e como ela se aplica especificamente a bebês.

O método Montessori não acontece apenas na sala de aula nem se limita à noção tradicional de ensino, através de aulas lecionadas por um professor. Ela envolve tudo o que fazemos com crianças e o que ocorre com elas, desde o início.

A filosofia Montessori busca apoiar o desenvolvimento natural de cada criança para que possa desenvolver seu potencial máximo. Ela considera a educação uma ferramenta para ajudar nesse processo e acredita que a aprendizagem deve começar desde o nascimento. Isso significa que ela também pode ser aplicada a bebês.

> A educação começa logo após o nascimento. Assim que os sentidos de uma criança recém-nascida começam a captar impressões da natureza, a natureza a educa. É preciso muita força para aguardar pacientemente que ela amadureça.
>
> — Johann Heinrich Pestalozzi

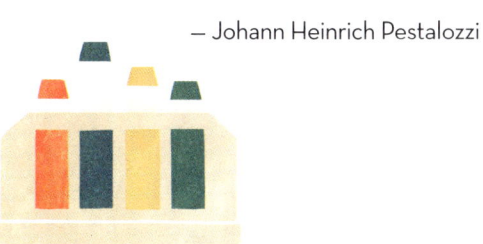

UM HISTÓRICO BREVE DA MONTESSORI

A doutora Maria Montessori foi uma médica e cientista italiana com formação em antropologia. A Pedagogia Montessori foi elaborada a partir de seu trabalho com crianças que tinham diferentes níveis de aprendizagem. Ela acreditava que as crianças precisavam nutrir suas mentes, além de seus corpos. Reconhecia que elas precisavam de mais estímulos, incorporou, portanto, materiais e técnicas desenvolvidas pelos médicos franceses Jean-Marc-Gaspard Itard e Édouard Séguin. Após trabalhar por um tempo com as crianças, a doutora as inscreveu em uma prova estadual. Os resultados foram animadores, pois elas superaram as expectativas. A partir de então, Montessori começou a cogitar se seu método recém-descoberto daria certo para outras crianças.

A oportunidade para testar suas ideias em crianças com o mesmo nível de aprendizagem surgiu quando a empreiteira de um projeto habitacional em San Lorenzo a convidou para supervisionar a construção de salas de aula para as crianças que iriam morar lá. A doutora Montessori batizou essas salas de aula de *Casa dei Bambini* ("Casa das Crianças").

Observando as crianças nessa casa, como um cientista realizando um experimento, ela fez várias modificações e ficou surpresa com suas descobertas. Montessori entendeu que havia muitas concepções equivocadas sobre crianças e que, caso tivessem o ambiente correto, elas floresceriam de maneira assombrosa. Elas se mostravam capazes, cuidadosas, bondosas, generosas e conseguiam aprender sozinhas se pudessem explorar um ambiente rico em aprendizagem. Pessoas do mundo inteiro iam à Casa das Crianças, em San Lorenzo, para estudar o programa e fazer o treinamento. De volta a seus países, elas abriam as próprias escolas e programas.

Com frequência, os treinamentos da doutora Montessori eram frequentados por jovens mães acompanhadas de seus bebês.

Ao observar os bebês, a doutora Montessori notou que eram mais conscientes e capazes do que a maioria das pessoas acreditava, o que intensificou seu interesse para continuar observando-os.

Nesse ínterim, passou a escrever sobre suas ideias. Posteriormente, colaborou com profissionais clínicos de pré-natal e fundou um centro de partos, uma escola infantil e programas de treinamento para "educadores assistentes da infância", em Roma.

A doutora Montessori passou a acreditar que a educação deve. começar desde o momento do nascimento.

O QUE É MONTESSORI?

A Pedagogia Montessori é diferente da aprendizagem de cima para baixo imposta na educação tradicional, na qual o professor fica à frente na sala de aula e diz às crianças o que elas têm de aprender. A filosofia Montessori considera cada criança (e bebê) singular, com um modo próprio de aprender, interesses e cronologia individuais.

O educador Montessori prepara a sala de aula para que seja um ambiente rico em aprendizagem. A criança tem a liberdade de escolher a atividade na qual quer trabalhar (seja sozinha, com outra criança ou em grupos), e o professor observa para ver quem precisa de ajuda ou de uma nova lição. Com idades mistas, as crianças mais velhas dão o exemplo para as menores e as ajudam. Ao fazer isso, as crianças mais velhas reforçam o próprio aprendizado. E, naturalmente, as crianças menores aprendem muito observando as maiores.

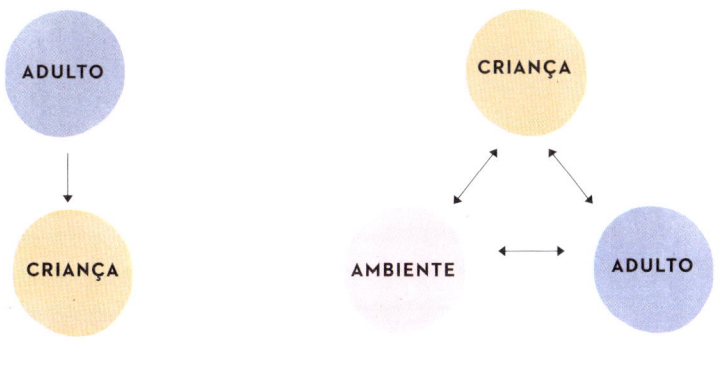

Ao observar uma sala de aula Montessori pela primeira vez, é difícil acreditar que ninguém fica dizendo às crianças o que devem fazer e que elas são automotivadas para dominar novas habilidades e adquirir novos conhecimentos.

Da mesma forma, é possível preparar belos espaços em casa com objetos e atividades convidativos para os bebês explorarem, observar quando precisam de ajuda e deixá-los fazer descobertas sozinhos.

ALGUNS PRINCÍPIOS IMPORTANTES DO MÉTODO MONTESSORI

A filosofia Montessori é baseada em alguns princípios básicos, que incluem entender a natureza, as características e as necessidades de cada criança. É essencial compreender esses princípios Montessori para aplicá-los aos nossos bebês.

1. MENTE ABSORVENTE

A mente absorvente é um estado mental especial que as crianças têm do nascimento até os 6 anos de idade. Graças a ela, é possível aprender com mais facilidade e captar as características e elementos culturais de seu entorno. As crianças fazem isso inconscientemente e sem esforço. Veem e ouvem coisas ao seu redor, as absorvem e, então, reproduzem o que assimilaram. É a mente absorvente que facilita que as crianças aprendam os idiomas falados em seu ambiente. É por isso que elas reproduzem os mesmos gestos das pessoas com quem convivem, ou aprendem facilmente a dançar quando são cercadas por dançarinos. Cada aspecto do ambiente — tangível (como a língua) ou intangível (como nossas atitudes) — é absorvido pelas crianças mais novas.

Em um experimento comum na escola primária, as crianças põem uma planta ou um talo de aipo em um pote com água e um pouco de corante alimentar, então ficam observando as folhas e pétalas mudando de cor. É exatamente assim que a mente absorvente dela funciona — absorve as características do ambiente, as quais se tornam parte inseparável da criança.

A mente absorvente é uma ferramenta excelente, mas, como a maioria das ferramentas, seus benefícios dependem de seu uso. Além de ser uma grande oportunidade, também implica uma enorme responsabilidade.

> O bebê absorve a vida acontecendo nele e se funde a ela.
>
> — Doutora Maria Montessori, *Mente Absorvente*

Saber disso é uma grande dádiva para nós, pois, como pais, podemos moldar o comportamento e atitude desejados para nossos filhos, cercá-los de beleza e da natureza, falar com eles usando uma linguagem rica e proporcionar experiências memoráveis, sabendo que desde o nascimento estão absorvendo todas essas coisas, as quais se tornarão uma parte indelével deles.

2. TENDÊNCIAS HUMANAS

Humanos nascem com instintos ou propensões naturais. Essas tendências humanas guiam nossos comportamentos, percepções e reações às nossas experiências.

Quando entendemos no que as tendências humanas padrão estão guiando o comportamento do nosso bebê, conseguimos perceber e interpretar melhor suas necessidades e agir adequadamente.

Certas tendências evidentes desde a infância são:

Orientação

É o desejo de saber onde estamos, de nos familiarizarmos com o meio e ter noção do que está acontecendo ao nosso redor. Como adultos, quando vamos a um lugar novo, é comum tentarmos nos orientar mediante marcos familiares ou achando alguém que conheça o lugar e possa nos guiar. Os bebês também têm necessidade de se familiarizar com seu entorno e com o que está acontecendo à sua volta.

Nós podemos ajudá-los provendo marcos ou conexões familiares.

Quando o bebê nasce, a Terra é um ambiente desconhecido e sem "pontos de referência". Mas a voz e os batimentos cardíacos da mãe — que ele já ouvia dentro do útero — são marcos familiares, ou pontos de referência, que o ajudam a se orientar em seu novo entorno. As mãos do bebê são outro marco familiar, pois ele tocava seu rosto e mexia os braços e as pernas quando estava no útero, de modo que elas podem acalmá-lo. Muitas vezes, privamos o bebê dessas referências ao colocar luvas ou "empacotá-lo", impedindo a livre movimentação delas.

Com o passar do tempo, um móbile pendurado, uma foto em seu quarto ou lugares designados para diversas atividades serão pontos de referência para ele. À medida que cresce, o bebê vai adquirindo esses elementos norteadores, mas a presença e a voz da mãe são marcos durante toda a sua infância.

Ordem

Os seres humanos, inclusive os bebês, anseiam por constância. Ordem e constância os ajudam a se orientar e a se sentirem seguros. No ambiente do nosso bebê deve haver um lugar para tudo e as coisas devem estar em seu lugar. Os dias e atividades do bebê devem ser previsíveis. Para ajudá-los, devemos manter os ambientes em ordem e criar rotinas e elementos norteadores para que saibam onde estão e o que irá acontecer a seguir. Deve haver um lugar para tudo — um lugar para se alimentar, para dormir, para cuidados físicos, para se movimentar e brincar e até um lugar fixo para objetos no ambiente.

Comunicação

Comunicar-se é partilhar nossos sentimentos, experiências, pensamentos e necessidades. Os humanos se comunicam desde o nascimento. Os bebês se comunicam com gestos, linguagem corporal, choros (sim, para avisar que estão precisando de alguma coisa), balbucios e, mais tarde, com as palavras. Eles também prestam atenção para absorver e gradualmente começam a entender o que lhes dizemos. Desde o início, somos programados para a comunicação bilateral.

Portanto, para nos comunicarmos com o bebê, conversamos, sorrimos, fazemos os gestos adequados e também ficamos conscientes da nossa linguagem corporal. Até a maneira com que o tocamos é uma forma de comunicação e uma mensagem para ele. Também devemos prestar atenção, ouvir e buscar entendê-lo quando se comunica, a fim de atender às suas necessidades.

Exploração e atividade

Os seres humanos são exploradores. Nós interagimos com o entorno para entendê-lo e dominá-lo. Os bebês olham as coisas, experimentam seu gosto, cheiram-nas, tocam-nas, mudam-nas de lugar, batem nelas, arremessam-nas e geralmente as exploram. É assim que passam a entender como as coisas funcionam. Cabe a nós proporcionarmos oportunidades para essa exploração, disponibilizando objetos, tempo necessário para que os decifre e tornando o ambiente seguro.

Resolução de problemas

Os seres humanos resolvem problemas usando sua mente matemática. Muitas vezes, sem querer, não damos aos bebês a oportunidade de exercer essa faculdade. Talvez você duvide que um bebê possa resolver problemas, mas ele faz isso alcançando um brinquedo, se não o colocarem em sua mão, ou usando o olfato e a visão para descobrir o mamilo da mãe ou a mamadeira, ao invés de ser direcionado a eles, ou engatinhando até uma bola, ao invés de recebê-la de alguém, ou descobrindo como soltar a mão que ficou presa sob seu corpo. Essas pequenas oportunidades permitem que o bebê calcule a distância, considere as opções e resolva problemas, de acordo com a tendência humana de usar a mente matemática. Para reforçar essa tendência no bebê, devemos fornecer oportunidades para que ele brinque e explore à vontade.

Repetição

Observe um bebê que esteja aprendendo a sentar, levantar ou andar. Muitas vezes, ele se ergue um pouco, senta ou ajoelha, então fica em pé repetidamente, caso não seja interrompido. A repetição é uma tendência humana que nos permite dominar habilidades. Ao observar bebês repetindo uma ação, ao invés de supor que estão entediados ou tendo dificuldades, o correto é lhes dar tempo e chance para praticar a repetição.

Imagens abstratas e imaginação

Abstração é a capacidade de ver além do concreto, interpretar e generalizar. Significa imaginar ideias, conceitos ou coisas que não estão fisicamente presentes. Desde muito pequenos, conseguimos ver coisas que não estão diante de nós e imaginar soluções para nossas necessidades. O bebê aprende que tem uma mãe e um pai mesmo quando estão ausentes. Eles procuram coisas que não estão presentes.

Essa necessidade e capacidade de imaginar também nos ajuda a resolver problemas e a suprir as próprias necessidades. Projetar e abstrair requerem um conhecimento e entendimento da realidade. O bebê consegue entender o que é um copo e para que serve, pois viu, usou e observou outra pessoa utilizando esse objeto. Ao completar 7 meses de idade, é provável que já tenha usado um copo antes de tentar utilizar outro recipiente para substituí-lo. Desde muito cedo, bebês conseguem usar controles remotos como telefones.

À medida que cresce, essa tendência, presente desde o nascimento, torna-se mais forte e mais aparente. Portanto, os bebês também precisam de muitas experiências práticas para consolidar sua capacidade de imaginar e abstrair.

3. PERÍODOS SENSÍVEIS

Um período sensível é quando o bebê sente uma atração ou interesse irresistível por alguma coisa, seja uma ação/habilidade ou um determinado aspecto do ambiente. Em geral, é possível reconhecer quando ele está em um período sensível, pois demonstra um interesse intenso e constante por algo específico. Períodos sensíveis são como holofotes que fazem a mente absorvente do bebê focar em certos aspectos do seu meio.

Há um período sensível para o aspecto motor, que inclui rolar, engatinhar e andar. Há também períodos sensíveis para a linguagem, a introdução de alimentos sólidos e objetos pequenos. Cada um desses períodos sensíveis faz o bebê adquirir novas habilidades e se tornar mais independente.

Alguns dos períodos sensíveis na infância são:

Ordem: bebês passam por um período sensível em relação à ordem e anseiam por ela de maneiras tangíveis e intangíveis. Um bebê que é sempre colocado no lado esquerdo de sua cama pode notar e reagir negativamente se for colocado no lado direito. Portanto, para ajudá-lo, preparamos um ambiente bem-arrumado, no qual tudo tem um lugar certo e somos o mais consistentes possível em nossos processos e rotinas de cuidados. Assim como no caso de dar uma ajuda para sua orientação (ver **página 29**), nós providenciamos marcos ou pontos de referência que ajudam a criança a absorver a ordem. Tais pontos de referência podem ser auditivos (um som ou uma canção) ou até olfativos (um odor que avisa à criança que é hora de dormir ou de comer).

Movimentos: desde o nascimento, as crianças estão em um período sensível à movimentação. No primeiro ano de vida, passam por estágios motores e vão se aperfeiçoando. Ao longo de várias etapas intermediárias, elas aprendem a alcançar, segurar, rolar, engatinhar, sentar, fica em pé e andar.

É preciso praticar muito para progredir de um estágio motor para o seguinte.

Para que o bebê aproveite ao máximo cada período, devemos preparar um ambiente seguro no qual possa se movimentar à vontade e sem pressa.

Linguagem: esse período sensível é associado à tendência humana de se comunicar. Devido à necessidade de nos fazer entender, desde o nascimento, o foco está na linguagem. Ao observar um bebê de 3 meses quando um adulto conversa com ele, vemos como ele foca no som e presta atenção no movimento labial do adulto.

Eles se esforçam muito para emitir sons e criar linguagem. Embora não seja evidente no início, isso está de fato acontecendo.

Portanto, devemos conversar com os bebês usando linguagem rica e bonita. Ao invés de falas sem sentido ou palavras imaginárias, usamos as palavras mais belas que sabemos, nomeamos objetos que o bebê vê, contamos o que está acontecendo ao redor dele e também ouvimos e reconhecemos quando ele se comunica, mediante sons e balbucios.

Desde o início da vida do bebê, deve-se criar o hábito de conversar com ele. Ao acordar de manhã, diga: "Bom dia, meu raio de sol! Você dormiu bem?". Aguarde a resposta, que pode ser um sorriso ou um movimento sutil. Então, acrescente: "Sim, dormiu bem. Hoje nós vamos passear no parque, mas antes vou trocar sua fralda. Posso pegar você no colo?".

Comer alimentos sólidos: a introdução de alimentos sólidos faz o bebê aprender sobre o próprio corpo.

A uma certa altura, o bebê começa a demonstrar interesse por comida e até baba tentando pegar o que estamos comendo. Em geral, isso ocorre quando os dentes dele estão despontando e esta é a fase ideal para começar a introduzir alimentos sólidos.

Assimilação de imagens e objetos pequenos: do nascimento até os 3 anos, as crianças ficam muito interessadas em detalhes e objetos pequenos. Elas gostam de olhar imagens atentamente por bastante tempo. Portanto, devemos mostrar imagens de acordo com o nível dos bebês e dar tempo para que usufruam delas. Quando estivermos andando com ele e notarmos que está olhando atentamente alguma coisa, devemos parar e dar tempo para que a absorva.

Dá para notar quando as crianças perdem o interesse pelas coisas. Faça caminhadas lentas e deixe que olhem tudo à vontade.

À medida que crescem, elas também gostam de olhar ilustrações bem detalhadas em livros.

4. OBSERVAÇÃO

Após aprender sobre a natureza da mente do bebê, suas necessidades e tendências e como os períodos sensíveis funcionam, devemos usar esses conhecimentos para observar a criança.

Ao observar o bebê, começaremos a ver essas características atuando e poderemos captar o que pode estar acontecendo com ele interiormente. A observação realmente é a chave para aplicar o método Montessori, pois nos ajuda a conhecer nosso bebê e a agir adequadamente.

A observação nos permite:

- **Entender e acompanhar o desenvolvimento do bebê:** ao notar mudanças sutis em suas habilidades, proporcione um ambiente e atividades que ofereçam o desafio adequado. Somente a observação indica se o bebê está seguindo as tendências humanas. Ele consegue explorar livremente? Ele está tendo oportunidades para repetir?

- **Notar os esforços e as habilidades do bebê:** veja como ele interage com o ambiente: como está usando os sentidos para interagir com o ambiente? Observando com os olhos? Colocando na boca? Tocando? Testando? Tentando modificar? Suas ações são intencionais? Quais intenções ele pode ter?

- **Identificar períodos sensíveis:** qual é o atual interesse dele? O que está constantemente buscando, repetindo e em que está investindo sua concentração?

- **Detectar e eliminar obstáculos para o desenvolvimento do bebê:** quais são os obstáculos para que possa se movimentar, comunicar e agir? O que pode estar atrapalhando sua independência?

- **Saber quando ajudar e que tipo de ajuda oferecer:** se o bebê estiver tentando engatinhar, por exemplo, e as roupas o estiverem atrapalhando, você pode trocá-las ou ajudá-lo a tirar o pé preso na bainha.

Com seu primeiro bebê, Junnifa descobriu o poder da observação.

Nos 3 meses iniciais, o bebê dormia na cama dela e suas sonecas geralmente duravam 2 a 2 horas e meia. Ela, então, resolveu transferi-lo para uma cama rente ao chão no quarto dele (há mais detalhes sobre esse tipo de cama na **página 89**). Junnifa o mantinha no colo até ele dormir e depois o colocava na cama, achando que esse seria um bom expediente para o bebê se habituar ao próprio quarto, até dormir a noite toda em sua cama. Mas, quando o colocava deitado para a soneca, ele acordava 40 minutos depois, o que era bem menos do que as 2 horas habituais, levando-a a considerar a ineficácia da cama rente ao chão. Em uma conversa com uma de suas mentoras Montessori, Pilar Bewley, Junnifa foi indagada sobre o que havia notado quando observava seu filho. E Junnifa percebeu que mal o observava.

No outro dia, quando o colocou no quarto dele para uma soneca, ela ficou observando-o, notou que ele dormiu por cerca de 40 minutos, acordou, ergueu a cabeça, olhou em volta e voltou a dormir por um pouco mais de 2 horas.

No dia seguinte, ela fez o mesmo, porém no quarto dele. Como no anterior, ele acordou após uns 40 minutos, ergueu a cabeça, olhou em volta, mas sua expressão facial denotou que não sabia onde estava. Ou seja, ele estava desorientado!

Ele começou a chorar, ela o pegou no colo... Assim Junnifa descobriu o problema.

Nos dois dias seguintes, Junnifa e seu filho passaram mais tempo no quarto dele quando ele estava acordado. Como agora sabia que ele acordava após cerca de 40 minutos de soneca, ela ficava por perto para que a visse — seu marco — e voltasse a dormir. Ela também pôs uma foto da família acima da cabeceira da cama e começou a observar a uma distância cada vez maior. Ele acordava, olhava em volta, mirava a foto por alguns minutos e dormia novamente. Após alguns dias, Junnifa parou de ficar de olho e ele só emitia um som quando acordava após 2 horas. A observação nos ajuda a entender os comportamentos, necessidades e tendências do bebê, e nos dá uma diretriz de como agir em relação a eles.

Devemos observar tudo informalmente. Sempre que estivermos com o bebê, devemos observá-lo, a fim de entendê-lo a fundo. Nós também podemos reservar um tempo rotineiramente para especular e anotar o que vemos, como um cientista estudando os movimentos e sons, as coisas que lhe despertam a atenção, como ele come, dorme, brinca, e quaisquer interações sociais.

A observação aprofunda o entendimento e o amor pelo bebê, e gera respeito por suas habilidades.

- Enquanto estamos a observar, é aconselhável se manter o mais invisível possível, para que o bebê aja sem se dar conta da nossa presença.

- Quando notamos que o bebê está focado em alguma coisa, mesmo que seja algo simples, como olhar as próprias mãos ou brincar com os pés, é importante não interromper. Quando observamos, começamos a reconhecer as capacidades surpreendentes do bebê, e surge o impulso de elogiá-lo imediatamente, mas na medida do possível, o ideal é observar sem interferir nem atrapalhar o seu foco.

5. AMBIENTE PREPARADO

A doutora Montessori chamava os espaços que criamos para aprendizagem de "ambiente preparado".

Ao entender as necessidades do bebê, devemos preparar exatamente o que precisa para se desenvolver e ir ajustando as coisas conforme ele for crescendo — o que inclui espaços internos, espaços ao ar livre na natureza e até as pessoas do convívio. O ambiente preparado deve ser rico para a aprendizagem e seguro para o bebê explorar.

> O período inicial da infância é indubitavelmente o mais rico e deve ser utilizado para a educação de todas as formas possíveis e imagináveis. O desperdício dessa fase da vida dificilmente pode ser compensado. Ao invés de ignorar os primeiros anos, é nosso dever cultivá-los com o máximo de empenho.
>
> — Doutor Alexis Carrel (citado pela doutora Montessori em *Mente Absorvente*)

ALGUMAS COISAS PARA OBSERVAR NO BEBÊ

MOVIMENTOS

- Reação física a estímulos visuais ou auditivos;
- Movimentos por reflexo; movimentos intencionais.

HABILIDADES MOTORAS FINAS

- Como segura e mantém objetos;
- Quais dedos e qual mão usa;
- Como segura um chocalho ou colher;
- Quais habilidades motoras finas está praticando (como usar a preensão em pinça ou dedos contra a palma da mão).

HABILIDADES MOTORAS GROSSAS

- Como ele fica em pé ou se senta;
- Como ele anda — distância entre as pernas ou movimentos com os braços;
- Equilíbrio;
- Se ele escolhe atividades motoras grossas;
- Se o ambiente ajuda ou atrapalha seus movimentos.

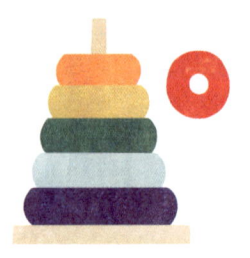

COMUNICAÇÃO

- Sons que emite para se comunicar;
- Sorrir;
- Chorar — intensidade, volume, duração;
- Linguagem corporal;
- Como se expressa;
- Contato visual durante conversas;
- Linguagem usada;
- Como reage à comunicação.

DESENVOLVIMENTO COGNITIVO

- Em que está interessado;
- O que está praticando e aprendendo a dominar;
- As atividades que consegue concluir;
- Quanto tempo passa com uma atividade;
- Quantas vezes repete uma atividade ou a explora de outra maneira.

DESENVOLVIMENTO SOCIAL

- Interações com os outros — irmãos, outros bebês/crianças e adultos;
- Se ele observa os outros;
- Como ele pede ajuda;
- Se ele inicia interações;
- Como os outros reagem às tentativas dele;
- Como ele reage a pessoas desconhecidas.

DESENVOLVIMENTO EMOCIONAL

- Quando ele chora, sorri e dá gargalhadas;
- Como ele é consolado ou se consola;
- Como ele reage a estranhos;
- Como ele lida com momentos de separação;
- Como ele reage a contrariedades.

ALIMENTAÇÃO

- O seio ou a mamadeira, incluindo quantidade ou duração;
- O que e quanto come;
- Como esses horários são/foram estabelecidos;
- Quem o alimenta;
- Como para de se alimentar;
- Se é passivo ou ativo — se precisa ser alimentado ou se alimenta-se sozinho;
- Se é estimulado ou ensinado a comer sozinho;
- Já na fase dos alimentos sólidos, quais alimentos são oferecidos e com qual frequência;
- Reação dos adultos a tentativas de se alimentar, se comunicar e posições corporais.

SONO

- Ritmo de sono/vigília;
- Rotina noturna;
- Como adormece;
- Qualidade do sono;
- Posição durante o sono;
- Como volta a acordar — duração do processo e humor quando acorda.

INDEPENDÊNCIA

- Relação simbiótica com a mãe e outros membros da família;
- Se há ajuda ou obstáculos para adquirir mais independência.

VESTUÁRIO

- Se as roupas ajudam ou atrapalham os movimentos e a independência;
- Se tenta pôr ou tirar as roupas;
- Se expressa preferências pelas roupas.

AUTO-OBSERVAÇÃO

- Registre sua comunicação — o que você diz e como interage com ele;
- O que lhe ocorre quando o observa;
- Como você reage se ele não come ou dorme;
- O que você diz quando ele não faz algo que você queria ou que reprova.

PARA PRATICAR

- Você reflete seriamente sobre o que o bebê irá absorver?
- Você notou o bebê reproduzindo o que viu ou experimentou?
- Que pontos de referência familiares você está proporcionando para o bebê se orientar?
- Você está indo com calma e dando tempo e oportunidades para o bebê absorver os detalhes do ambiente?
- Você está dedicando tempo de observação para conhecer melhor o bebê?
- Você analisa os ambientes preparados para ver o que está oferecendo ao bebê?

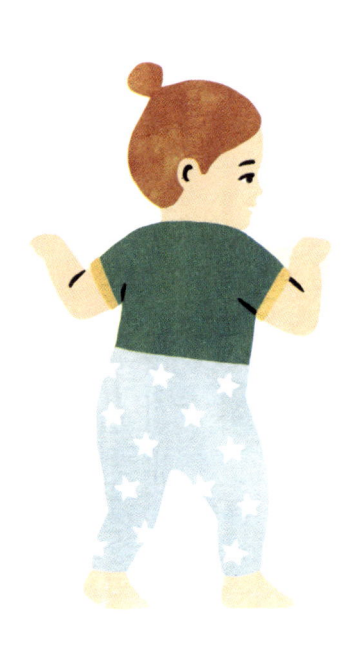

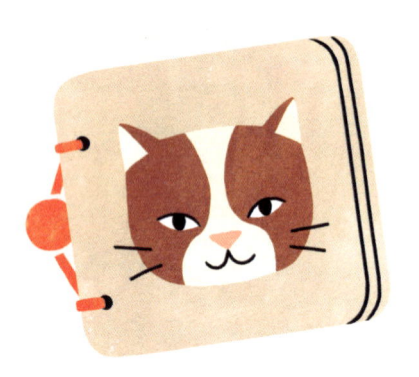

DA CONCEPÇÃO ÀS SEIS SEMANAS INICIAIS

3

44 Concepção: preparando o primeiro ambiente do bebê
45 Durante a gravidez: o primeiro ambiente do bebê
53 O nascimento
59 Simbiose — as primeiras 6 a 8 semanas com o bebê
   60 Dicas para o período simbiótico
      63 Experiências táteis
      64 Experiências auditivas
      65 Experiências visuais
68 A voz do recém-nascido: uma entrevista com Karin Slabaugh

Sabemos que famílias bem distintas irão recorrer a esse livro. No passado, a Pedagogia Montessori tinha uma visão bem tradicional e centrada na mãe como a cuidadora primária. Naturalmente, essa visão não abarca muitas famílias atuais, mas é possível criar bebês conforme os princípios Montessori seja lá quem for o cuidador primário e em qualquer tipo de famílias. Isso vale também para mães que não querem ou não conseguem amamentar, pais adotivos que não acompanharam a gestação ou as primeiras semanas ou meses de vida do bebê, e para os pais que voltam a trabalhar fora de casa logo após o nascimento do filho. Esse livro se propõe dar as ferramentas para que todos adaptem os princípios Montessori e os apliquem de acordo com suas próprias constelações familiares.

Estimulamos todos os pais inexperientes a lerem as partes a seguir, a fim de aprender coisas úteis sobre a vida intrauterina e sobre a experiência materna no parto.

CONCEPÇÃO: PREPARANDO O PRIMEIRO AMBIENTE DO BEBÊ

O útero é o primeiro *ambiente preparado* do bebê. Mesmo antes da gravidez, vale a pena pensar bem sobre o ambiente físico e emocional no qual o bebê será acolhido.

As mulheres querem estar fisicamente fortes e precisam aprender a cuidar de si mesmas para abrigar um bebê até o parto. O pai biológico deveria aprender a produzir esperma saudável, ao passo que pais adotivos e os demais precisam se preparar emocionalmente para receber o bebê.

Nós também podemos preparar nosso ambiente emocional, acrescentando amor e aceitação para que o bebê chegue sabendo que é bem-vindo e amado. Quando um bebê não é planejado, cabe aos adultos adquirirem uma postura de aceitação durante a gravidez para que ele se sinta desejado e amado. Deve-se dizer ao bebê que estamos concebendo ou foi concebido: "Você é muito desejado e amado".

Parte da preparação para receber o bebê envolve ficar a par do que significa cuidar e criar uma criança. Trata-se de um trabalho desafiador 24 horas por dia, por ao menos 18 anos. Ao mesmo tempo, é maravilhoso desenvolver um vínculo com uma criança e ajudá-la a crescer e se tornar a melhor versão de si mesma. Além de ler livros, é recomendável passar tempo (de preferência, dias inteiros) ajudando a cuidar de um bebê, para ver o que é preciso fazer.

No caso de haver um parceiro, o casal deve começar a conversar antes da concepção e durante a gravidez sobre as esperanças e sonhos para a família e, principalmente, acerca dos princípios que desejam transmitir. "Quem cuidará do bebê e como? Por que estamos trazendo um bebê para este mundo?".

É preciso também examinar as expectativas e nos preparar (na medida do possível) para muitas mudanças. Quem está habituado a ter pleno controle da própria vida deve levar em conta que terá de abrir mão de muitas coisas, pelo menos por algum tempo. Portanto, é preciso trabalhar para ter paz interior, a qual será muito necessária nos dias um tanto caóticos que se seguirão.

É preciso desacelerar e ponderar. Se você está tentando conceber um bebê, é preciso abrir espaço para ele em sua vida, fazendo algumas mudanças na rotina diária, exercícios de respiração e meditação, e arrumando tempo para refletir, de modo que seu corpo, mente e coração desacelerem e fiquem prontos para a concepção. Prontos para o bebê.

DURANTE A GRAVIDEZ:
O PRIMEIRO AMBIENTE DO BEBÊ

Como é possível que um bebê se desenvolva com tanta perfeição? Como as células se dividem e sabem exatamente o que devem fazer? A gravidez e o parto provavelmente são os processos mais complexos e naturalmente inteligentes operados pelo corpo de uma mulher.

Além da sabedoria adquirida no treinamento Montessori, que abrange a concepção e a gravidez, uma das nossas fontes favoritas para esses assuntos é Pamela Green, educadora Montessori, doula de partos — profissional que dá orientação e apoio à mãe e ao bebê durante o parto — e parteira assistente há mais de 30 anos. Sua experiência e conhecimento estão na base de grande parte do que compartilhamos aqui.

A vida do bebê está se desenvolvendo no útero e podemos aprender muito com e sobre ele. Aqui estão dez coisas a fazer durante a gravidez para conhecer o bebê e preparar-se para a parentalidade.

1. Admita que o bebê já está absorvendo muita coisa

O bebê no útero não é passivo e já absorve muita coisa, incluindo seu primeiro ambiente, por meio dos seus sentidos em desenvolvimento.

A tabela na página a seguir mostra parte desse desenvolvimento: "O que o bebê no útero já está absorvendo".

2. Conecte-se com o bebê e lhe dê as boas-vindas

Ao conversar com o bebê no útero, cantar para ele e massageá-lo, alisando-nos a barriga, vamos formando uma conexão mútua. Nossas vozes, toques, movimentos, música e ritmos corporais serão pontos de referência importantes após o seu nascimento. Essas conexões criam um ambiente emocional seguro e amoroso no útero, fazendo-o se sentir bem-vindo. Ao tocar um instrumento, tocar alguma música favorita, dançar e ler para ele, notamos suas reações.

O pai pode se conectar com o bebê massageando a barriga da mulher, conversando e cantando para ele, contando-lhe histórias ou piadas. De igual maneira, irmãos ou outros membros da família também podem criar seus laços com ele. Dá para notar se o bebê reage diferente às ressonâncias de vozes distintas.

Caso tenha outros filhos, a mulher pode até se esquecer de que está grávida, pois vive ocupada atendendo às necessidades deles. Mas, durante o dia, é importante tirar um tempo para escutar o bebê, envolver as outras crianças e talvez reservar um momento especial à noite para fortalecer a conexão.

A prática semanal de ioga pré-natal é valiosa para a mulher ter um tempo para relaxar, desacelerar e se conectar consigo e com o bebê.

À medida que o parto se aproxima, a família inteira pode fazer rituais e dançar para comemorar a chegada iminente do bebê, e organizando encontros com amigos queridos.

> Vale a pena os casais procurarem grupos de canto pré-natal que seguem o trabalho de Marie-Louise Aucher. Além da conexão com o bebê por meio das suas vozes e ressonância, há muitos benefícios fisiológicos. O canto também pode ser útil durante o parto (a sabedoria antiga liga a abertura da garganta à abertura do colo do útero) e mantido após o nascimento como um meio de conexão com o bebê.

3. Aprenda a observar o bebê no útero

Observe como o bebê responde a estímulos em seu primeiro ambiente. Por exemplo, ao pôr as mãos em sua barriga, faça uma pausa e note que movimento o bebê faz. Pode ser que reaja ao seu toque, que venha em direção à sua mão ou fique mais agitado. Também pode acontecer de ele se afastar de vozes e toques que não reconhece. É possível notar padrões, ainda no útero, em seu ritmo de dormir e acordar. Fique sempre atenta.

Observar o bebê e atender às suas necessidades será seu trabalho quando ele nascer, então comece já esse processo sendo aberta, curiosa e anotando suas observações em um diário.

O QUE O BEBÊ NO ÚTERO JÁ ESTÁ ABSORVENDO

TATO
- Com 5 semanas e meia, o embrião já é sensível na área da boca e do nariz.
- Com 12 semanas, o corpo inteiro consegue sentir (menos o alto e a parte de trás da cabeça, que só ficam sensíveis após o nascimento).

SENTIDO VESTIBULAR (SENSO DE EQUILÍBRIO E MOVIMENTO, POR EXEMPLO)
- Com 10 semanas no útero, o bebê movimenta partes do corpo em reação ao estímulo interno.

OLFATO
- Com 28 semanas, o feto já sente cheiros, inclusive do que a mãe comeu.

PALADAR
- Sabores são sentidos no útero mediante o líquido amniótico. Alguns pesquisadores dizem que os bebês sentem o gosto do que a mãe comeu a partir de 21 semanas.

VISÃO
- A partir de 32 semanas no útero, impulsos elétricos passam pelo nervo óptico do bebê permitindo alguma visão (por exemplo, claro *versus* escuro).
- A visão de um bebê recém-nascido é bem primitiva. Ele foca até 30 centímetros, que é a distância da mãe quando o coloca para mamar e ainda não consegue rastrear visualmente.

AUDIÇÃO
- Com 23 semanas, ele consegue ouvir sons (nossas vozes, canto, música etc.) fora do corpo da mãe.
- A partir de 30 semanas no útero e até alguns meses após o nascimento, as células auditivas podem ser danificadas por ruídos altos prolongados.

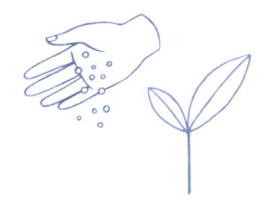

4. Proporcione um ambiente saudável no útero

Além de preparar minuciosamente o ambiente doméstico para acolher o bebê após seu nascimento, é preciso criar um ambiente propício no útero.

Você está se nutrindo bem e repousando para que o bebê cresça e floresça? Você está se cuidando para manter um nível ótimo de saúde — comendo na medida certa, fazendo exercícios e repousando?

Quando você está grávida, o bebê também absorve suas emoções — os altos e baixos. Nem sempre é possível evitar grandes oscilações emocionais, já que elas fazem parte da vida. Mas, na medida do possível, a mulher deve se esforçar para manter a estabilidade emocional, a fim de ajudar o bebê a crescer e florescer.

É essencial se cuidar, ser cuidada e às vezes cancelar um compromisso social quando for necessário repousar. Você está disposta a ser cuidada por outras pessoas (seu parceiro, uma amiga ou um profissional, como um quiroprático, osteopata, parteira ou doula)?

Se sentir muitas oscilações emocionais, busque ajuda profissional. Algumas mulheres recorrem a um médico ou psicólogo antes e após o nascimento, para cuidar de sua saúde mental durante essa enorme transição.

5. Prepare o primeiro ambiente do bebê fora do útero

Para receber o bebê, começamos a preparar a casa. Essa é a hora de criar um espaço simples e aconchegante para ele, sem se deixar ser tragada pela pressão comercial. Afinal de contas, bebês não precisam de muita coisa.

Aproveite o período da gestação para elaborar algumas coisas para recepcionar o seu filho. Junnifa preparou caixas com roupas e algumas atividades simples que ela mesma fez ou comprou, destinadas a cada mês. Após o parto, quando estava cansada e ocupada com o filho, bastava pegar a caixa adequada e ter prontamente algumas coisas à mão.

Por exemplo, almofadas para os momentos de amamentação nos primeiros meses, atividades para o bebê em diferentes fases, roupas de vários tamanhos, e utensílios como tigelas e talheres para uso por volta dos 6 meses.

6. Escolha sua comunidade de pais e rede de apoio

É valioso estar cercada de pessoas que a apoiem e queiram participar de sua comunidade de pais. Alguns grupos e escolas montessorianas oferecem aulas para casais grávidos, o que facilita encontrar famílias do mesmo estilo.

Os amigos, a família e até estranhos certamente lhe darão muitos conselhos não solicitados. O ideal é se preparar bem e defender suas escolhas com firmeza.

A gravidez também é a fase de formar uma rede de apoio para o nascimento do bebê. Quem você quer nessa equipe? Quem faz você se sentir segura e apoiada? Pense em contar com uma doula para ajudá-la no processo do parto — algumas trabalham voluntariamente para famílias de baixa renda.

Em grupos voltados à amamentação, você aprende com outras mulheres que estão amamentando seus bebês, forma uma rede e fica a par de especialistas que podem ser necessários após o nascimento.

E quem pode ajudá-la preparando refeições, lavando roupas e fazendo faxina após o bebê nascer? Organize isto com antecedência, para não ficar ainda mais sobrecarregada após o bebê nascer.

7. Explore as opções de parto

Durante a gravidez há tempo para pesquisar as opções de parto que, naturalmente, dependem de onde você mora e outras circunstâncias. É fundamental saber as opções disponíveis e fazer a escolha mais adequada.

Pense no tipo de ambiente físico e emocional em que você gostaria de dar à luz.

Pode ser sua casa, um centro de partos ou um hospital, desde que ofereça as condições para o tipo de parto que você prefere.

Algumas grávidas querem contar com uma banheira ou uma bola de pilates. É possível se sentir à vontade nesse lugar? Há espaço para se movimentar? O lugar lhe dá liberdade de escolha?

O ambiente emocional será criado por quem estiver ao seu redor durante o processo de nascimento — portanto, escolha só quem lhe dá apoio.

Como parir é uma escolha pessoal é impossível ter controle sobre todas as consequências, mas sinta-se empoderada para escolher o ambiente do parto e as pessoas que a acompanharão. Após fazer essas escolhas, entregue-se ao parto sendo uma participante ativa, expressando o que quer, escolhendo as posições e entendendo quais são as alternativas durante todo o processo. É preciso deixar claro o que você quer e ter alguém a par disso para poder apoiá-la durante o parto.

8. Explore as histórias sobre parto e parentalidade

Em suas aulas de preparação para o parto, a doula e educadora montessoriana Pamela Green dá espaço para as famílias explorarem suas ideias sobre parto e parentalidade.

Sempre surgem histórias geracionais herdadas das próprias famílias ou da sociedade. Certas histórias são marcadas por medo ou ansiedade; outras, por aceitação, mas é importante investigá-las.

Talvez você queira conversar com sua mãe para saber como foram seus partos. Se a mulher já perdeu os pais, resta explorar o que já ouviu falar sobre o parto.

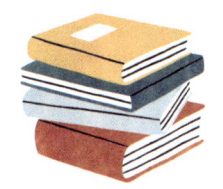

RECOMENDAÇÃO DE LIVROS

Os livros *Ina May's Guide to Childbirth* e *Spiritual Midwifery*, de Ina May Gaskin, dão muitos exemplos de experiências positivas com partos, e salientam que as dores no parto são as únicas "boas", pois trazem nossos bebês ao mundo. Estar a par dessas histórias comprova que é possível ter uma experiência positiva com o parto.

Explore suas ideias pelo viés artístico, seja trabalhando com argila, desenhando, fazendo um molde da sua barriga ou pintando. Ou faça mandalas, escreva cartas e acenda velas.

Há também a opção de reescrever as histórias negativas que ouvimos e internalizamos, transformando-as em exemplos fortes e positivos. Quando a mulher está relaxada, à medida que o parto se aproxima, o bebê também fica tranquilo.

9. Transição para se tornar mãe

Cuidar de um bebê requer energia e amor. Trata-se de um tempo especial; se possível, tente desacelerar e usufruir dele. A gravidez é um período de transição para a parentalidade ou, se você já é mãe, para lidar com uma família maior. Não é preciso que tudo "gire em torno do bebê". Reserve tempo para conhecê-lo ainda em seu útero, e o inclua no seu cotidiano.

Informe-se sobre as mudanças fisiológicas. Entender as mudanças em si mesma e no bebê durante a gravidez e o parto, ajuda muito na transição para a parentalidade e no estabelecimento do relacionamento entre vocês.

10. Faça os preparativos adicionais

É essencial se preparar fisicamente para o parto. Além de opções como hipnoterapia e parto ativo, nosso treinamento Montessori indica o TDA (Treinamento de Drenagem Autogênica), uma técnica respiratória para controlar as dores durante o parto. A mãe aprende a usar a respiração para relaxar e praticar isso durante a gravidez até virar algo automático. Mulheres relatam ter parido sem dor, graças à prática da drenagem autogênica.

Se for possível, faça, também durante a gravidez, um curso de primeiros-socorros para crianças. Ele traz informações valiosas e a deixa mais confiante caso haja alguma emergência. Ao sentir-se preparada, você transmite uma sensação de segurança ao bebê. Lembre-se de que dificilmente haverá tempo para fazer um curso desses depois que ele nascer.

Outros preparativos incluem curar-se do passado, conectar-se com o bebê e se preparar para lhe dar as boas-vindas com muito amor, respeito e aceitação. É o que desejamos a todos os bebês no mundo.

O NASCIMENTO

Muitas vezes, o parto é considerado um procedimento médico doloroso e atemorizante. Mas ao saber que ele pode ser um belo processo de conexão para conhecer o bebê, podemos ansiar pelo nascimento e relaxar mais.

A seguir, há sugestões de escolhas sobre o parto desejado, mas pode ser muito difícil concretizá-lo. Os obstáculos incluem restrições do plano de saúde, falta de cobertura, despesas fora do nosso alcance e acesso limitado a centros de parto ou ao aparato para o parto em casa. Se possível, procure um médico ou parteira que a apoie para realizar o tipo de parto que se pretende. Caso não dê certo ou não seja possível, lembre-se de que está fazendo o melhor que pode e que a grande meta é dar à luz um bebê saudável.

O ambiente físico terá papel importante no processo. Para se sentir segura, a mãe geralmente quer privacidade, familiaridade, um pouco de aconchego e recolhimento. É possível criar um lugar sagrado para o parto, com luzes baixas, silêncio ou talvez com música suave. Se o parto não for em casa, dá para levar itens como uma bola de pilates, uma banheira e outros materiais para o centro de partos ou hospital, a fim de facilitar o processo e criar um ambiente familiar. O ambiente ideal para o nascimento varia conforme a pessoa, mas deve dar uma sensação de confiança, segurança e liberdade de escolha e movimentos.

A mãe e o bebê trabalham juntos, com ele girando e descendo como um participante ativo. Quando tem liberdade, a parturiente se movimenta, emite sons, canta e respira no próprio ritmo. Caso tenha praticado relaxamento ou hipnoterapia no período pré-natal, isso a ajuda a ir mais fundo em si mesma a cada contração, em um processo de entrega e aceitação. Ela sabe que está chegando o momento de dar as boas-vindas ao bebê.

A parturiente pode ficar muito ciente do que acontece ao seu redor. Mesmo sentada com os olhos fechados, ela nota alguém entrando no recinto, luzes sendo acesas ou pessoas falando. Portanto, quem estiver ali não deve perturbá-la, e sim movimentar-se e falar discretamente, além de manter a iluminação e a temperatura constantes. Uma interrupção pode retardar ou parar o parto.

O parceiro, membros da família, a parteira, o obstetra e a doula, presentes no ambiente, devem dar espaço à mãe e ao bebê. Significa estarem disponíveis e observando sem intrusões nem interrupções ao processo. Caso seja necessário ajudar, precisam fazê-lo de forma delicada e depois se afastar.

Pamela Green, doula de partos e educadora montessoriana, descreve a situação como uma dança. Os assistentes agem em sincronia com a parturiente, fazem seu trabalho discretamente e se afastam. Um profissional experiente em partos focará mais na parturiente do quem em medições. Ele procura sinais como a altura em que está o bebê e se concentra mais em colocá-lo em um bom alinhamento do que na dilatação.

Quando o bebê coroa, a parturiente e o pai podem colocar as mãos em sua cabeça. Ela então o recebe e o coloca no peito.

Um ponto interessante é que, na maioria das vezes, a mãe coloca o bebê no lado esquerdo do peito, perto de seus batimentos cardíacos ritmados, conhecidos por ele desde o útero.

Idealmente, o bebê fica no peito da mãe, pele contra pele, até o cordão umbilical parar de pulsar. O cordão umbilical naturalmente vai se esgarçando até poder ser cortado. A alegria e alívio no rosto da mãe são evidentes ao ver que o filho é perfeito e tem caráter e personalidade próprios. Se estiver presente, o pai poderá se juntar à nova unidade familiar e, quando tudo se estabiliza, podem ficar juntos sem a presença de estranhos.

Após esse tempo de conexão, os assistentes voltam para pesar e tirar as medidas do bebê. Esse é o primeiro contato social da criança fora da própria família. Para fazer os procedimentos de maneira positiva e respeitosa, eles pedem a permissão prévia do bebê, aproximando-se de seu rosto para fazer contato visual, explicando o que farão e, se o bebê não estiver preparado, esperam.

Após ser pesado e devolvido aos pais, o bebê, apoiado na pele da mãe, procura o seio para a primeira mamada. Isso acontece uma ou duas horas após o nascimento. Se necessário, a parteira ou enfermeira podem ajudar no procedimento.

Talvez você duvide que seja possível ter essa experiência especial em um hospital, mas a resposta é sim, desde que você possa escolher a equipe que irá atendê-la. Hoje em dia, muitos hospitais permitem que o pai se hospede no quarto com a mulher e o bebê, além de dar outras possibilidades.

JUNNIFA COMPARTILHA LIÇÕES DE SEUS PARTOS

Meus três partos foram bem diferentes, mas todos foram lindos por motivos distintos.

Meu primeiro filho nasceu em uma banheira de um maravilhoso centro de partos, após cerca de 6 horas de contrações e 2 minutos de esforço de expulsão. Ele nasceu na água, e *en caul*, o que significa que sua membrana fetal estava intacta.

ALGUMAS COISAS QUE ME MARCARAM:
- Lembro-me de que estava bem consciente do trabalho que meu bebê estava fazendo durante o parto e essa foi nossa primeira colaboração. Eu estava ligada em seus movimentos e me mexia de acordo com eles. Meu filho batalhou para ganhar a independência do meu útero, e eu fui sua ajudante. Esse conhecimento fez diferença no parto, pois eu seguia os comandos dele e estava ciente de que ele estava tendo muito mais trabalho do que eu.
- Eu tive uma parteira de confiança e que acreditava em mim. Ainda ouço a voz dela dizendo: "Relaxe, seu corpo sabe o que fazer".
- Meu marido e minha mãe — meus maiores pilares de apoio — estavam comigo o tempo todo e isso fez uma grande diferença.

Meu segundo filho nasceu no hospital após poucas horas de contrações no centro de partos. Eu sempre ouvira falar que o segundo parto era mais rápido do que o primeiro. Quando me dei conta de que estava sendo mais demorado, fiquei preocupada de que algo estivesse errado.

Minha mãe não estava lá e eu havia deixado meu filho mais velho com pessoas da família estendida. Minha ansiedade em voltar para ele era evidente. O processo do parto novamente estava sendo lindo, mas senti um bloqueio e optei por ir ao hospital.

Alguma coisa no trajeto deve ter ajudado, pois assim que cheguei ao hospital senti que o bebê finalmente estava pronto para nascer.

Eu me lembro da enorme diferença entre o centro de partos e o hospital. As luzes eram fortes, as enfermeiras e médicos falavam muito alto e, quando eu disse que o bebê estava pronto para nascer, uma enfermeira me examinou com rudeza e declarou que eu estava me machucando quando fazia força para empurrar o bebê. Isso era o oposto da calma e confiança transmitidas no centro de partos por minhas parteiras, mas me lembrei da parteira no parto anterior dizendo que meu corpo sabia o que fazer. Eu insisti que o bebê estava vindo e ele nasceu 2 minutos depois.

Apesar da insistência do médico, eu recusei as injeções pós-parto. Quando veio examinar o bebê e a mim um pouco mais tarde, ficou surpreso de ver como estávamos fortes e alerta.

Minha terceira bebê nasceu em uma banheira comum, esse foi meu parto mais rápido. Ela literalmente escorregou para fora.

AS LIÇÕES QUE APRENDI COM O PARTO NO HOSPITAL:

- Confie em seu corpo e em seus instintos.
- Deixe as outras crianças sob os cuidados de pessoas de confiança para que possa relaxar e se empenhar pelo tempo que for preciso.
- Descubra parteiras ou médicos que partilhem seus valores para criar uma confiança mútua.
- Certifique-se de contar com a presença de seus pilares de apoio.
- Ao contrário do que se difundiu, às vezes o parto do segundo ou terceiro filho é bem mais longo do que o parto do primeiro. Saber e aceitar isso aumenta sua força.
- Às vezes, andar de carro ou caminhar no quarteirão pode ajudar a iniciar o trabalho de parto.

Eu fiquei preocupada após precisar ser transferida para um hospital no segundo parto. Rezei muito para ter um parto rápido, pois queria voltar logo para casa e ficar com meus outros filhos que tinham menos de 3 anos. Lembro que peguei o carro e fui a uma loja, a fim de fazer compras. Ao sair do estabelecimento, vi um grande arco-íris duplo. Não sei por que isso me impactou a ponto de chorar, então disse aos meus meninos que o bebê nasceria naquele dia. Eu não estava preparada, mas tinha certeza disso. Fui para casa, botei as roupas do bebê na máquina de lavar, preparei todos para dormir e deitamos enquanto chovia muito lá fora. Recordo-me de pensar que aquela seria a última vez em que ia para a cama com apenas duas crianças.

Poucas horas depois, acordei e enviei uma mensagem para a parteira dizendo que a hora havia chegado. Ela duvidou e disse para eu fazer algumas coisas, mas insisti que o bebê ia nascer logo e disse que estava indo à sua casa.

Chegando lá, deitei um pouco, mas senti vontade de vomitar e fui ao banheiro. Minha filha nasceu 40 minutos depois.

MAIS UMA VEZ CONFIRMEI:
- Na verdade, o bebê faz a maior parte do trabalho, então observe com atenção e escute.
- Confie em seu corpo e em seus instintos.

Todos os meus partos foram vaginais e eu não tive lacerações. Eu andava enquanto estava parindo e também pari parcialmente na água. Fui muito ativa durante todas as minhas gravidezes, tentava comer de maneira saudável e me manter feliz.

Desejo que seus partos sejam melhores ou tão lindos quanto os meus.

ALGUMAS NOTAS ADICIONAIS SOBRE O PARTO

Caso tenha preferências em relação ao parto, explique-as para outras pessoas que possam representá-la durante o processo de dar à luz. Ao mesmo tempo, saiba que as coisas podem mudar, mas o parto seguro é o que mais importa.

Entenda que em um parto vaginal:

- seu corpo foi feito para parir crianças;
- hormônios naturais, como a oxitocina, ajudam o corpo a se transformar durante o parto;
- caso queira, movimente-se, coma e relaxe;
- não existem partos iguais — o que ajuda uma pessoa no primeiro parto pode não funcionar nos próximos;
- no primeiro estágio, imagine o colo do útero se abrindo e se estreitando para abrir caminho para o bebê;
- no segundo estágio, imagine o bebê descendo e saindo;
- cerque-se de pessoas que a encorajem, a massageiem, a alimentem e a deixem à vontade.

Às vezes, os bebês nascem com cesariana por escolha; outras vezes, por necessidade.

A ausência de dilatação do colo do útero leva à imprescindibilidade da cesárea. Quando isso acontece, a mulher que deseja parto normal pode ficar deprimida. É importante que não se reprima este sentimento. Por outro lado, ela deve ficar feliz por ter tido um parto seguro. Nas primeiras semanas após passar por uma cesariana, a mulher precisa de ajuda para se movimentar e levantar coisas, pois ainda tem dores causadas pela cirurgia.

Os bebês nascidos com cesariana não passam pelo canal vaginal, o que os ajudaria a eliminar fluidos dos pulmões e a receber bactérias naturais, importantes para sua imunidade. Para contrabalançar e estimular a microbiota, algumas parteiras recolhem a secreção vaginal materna e aplicam as bactérias presentes com uma gaze ou compressa no bebê recém-nascido.

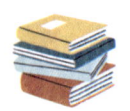

RECOMENDAÇÃO DE LIVRO

Mindful Birthing: Training the Mind, Body, and Heart for Childbirth and Beyond, de Nancy Bardacke.

SIMBIOSE — AS PRIMEIRAS 6 A 8 SEMANAS COM O BEBÊ

> O recém-nascido é extremamente sensível, incompreendido e tratado de maneira muito atabalhoada. Suas necessidades mais profundas não são reconhecidas. Os primeiros dias de sua vida são os mais importantes.
>
> — Adele Costa Gnocchi, *Quaderno Montessori*, volume 39, 1993

O método Montessori chama as primeiras 6 a 8 semanas de vida do bebê de **simbiose**, o que significa "uma vida em conjunto". É uma linda maneira de considerar a primeira fase na qual acolhemos o bebê em casa, travamos conhecimento e nos adaptamos mutuamente.

Para a ciência, uma simbiose mutuamente benéfica ocorre quando dois organismos convivem e há vantagens para ambas as partes. Corais e algas, por exemplo, têm uma relação simbiótica mutuamente benéfica — os corais abrigam as algas, ao passo que elas colorem os recifes de coral e fornecem nutrientes a ambos os organismos.

Isso se aplica às primeiras semanas de vida do bebê. A relação entre a mãe e o bebê é **mutuamente benéfica** — ao mamar, o bebê recebe o alimento perfeito, enquanto que amamentar ajuda a mãe a contrair o útero. Segurar o bebê substitui a sensação de vazio que a mãe pode sentir após o nascimento. O pai pode se envolver cuidando e protegendo essa nova unidade familiar: como guardião, ele administra ligações e mensagens, faz as compras, toma outras providências práticas, dá banho e deixa a mulher dormir, assim fortalecendo os laços com ela e o bebê. Os três estão se tornando uma família.

O **vínculo** com o recém-nascido é reforçado por meio das mamadas, cantigas, banhos, toques gentis e cuidados em geral.

O bebê cria **confiança** por meio do contato estreito com os pais, que o pegam no colo e atendem às suas necessidades.

Ao simplificar o ambiente e as atividades nas primeiras semanas, os pais conseguem desacelerar para se conectar e estabelecer o relacionamento com o bebê. Para entender o que ele está dizendo. Para ficar juntos e conversar sobre o lugar em que estão e o que está acontecendo. Para cuidar uns dos outros. Muitas culturas têm rituais para os primeiros 40 dias após o nascimento, e cada família pode criar alguns.

O apego forte construído durante esses primeiros meses dá uma base sólida para os meses e anos vindouros. Após os primeiros meses, o bebê está pronto para começar a testar mais o mundo ao seu redor, incluindo ser apresentado à família estendida e aos amigos dos pais.

> Desenvolver o tipo certo de apego durante o período simbiótico abre caminho para o distanciamento natural que propicia o nascimento psicológico.
>
> — Doutora Silvana Montanaro, *Understanding the Human Being*

É importante a mãe e o pai contarem com muito apoio nessa fase, pois pode haver um enorme impacto emocional e físico após o nascimento. Às vezes, o amor que esperávamos sentir não ocorre imediatamente — pode haver uma certa melancolia ou até depressão pós-parto. Mesmo que o parto tenha corrido bem e a conexão seja fácil, há menos tempo para dormir, para fazer as tarefas da casa e até para tomar banho com um recém-nascido em casa. A rotina confusa é a graça e o desafio dessa fase. Portanto, vale a pena combinar de antemão que alguém da família, uma amiga ou faxineira venha ajudar e dar apoio ao casal.

DICAS PARA O PERÍODO SIMBIÓTICO

1. O AMBIENTE DOMÉSTICO

- Durante o período simbiótico, o bebê está fazendo uma transição importante do útero (onde a vida era tranquila em termos de temperatura, alimentação e iluminação) para fora (onde a vida é mais imprevisível, ruidosa e, muitas vezes, mais fria e luminosa).

- Nos primeiros dias, é recomendável manter a casa um pouco mais aquecida e a iluminação mais suave. Para evitar estímulo excessivo para o recém-nascido, recebam poucas visitas e dediquem mais tempo para se conectar e aprender sobre o novo integrante de sua família.

- Muitos pais adoram uma almofada fina e acolchoada chamada "topponcino", cujo uso pode ser feito nos primeiros meses, durante o período simbiótico, e facilita o intervalo de transição para o bebê. Um pouco mais longa, e mais larga do que o bebê, ela é feita de tecido natural e serve para segurar a criança ou colocá-la deitada. O *topponcino* se torna um ponto de referência para o bebê e lhe dá uma camada macia de proteção. O bebê sente segurança e um odor familiar — seu próprio cheiro e o cheiro de seus pais e irmãos — na almofada. Ela evita o estímulo excessivo quando ele é segurado pela família e os amigos, e permite transferi-lo dos braços para a cama sem desencadear sua reação de alarme. Muitos pais levam o *topponcino* para todos os lugares. Há instruções para a confecção de um *topponcino* no *site*: workman.com/montessori, ou veja os que estão à venda na internet.

- Se houver crianças maiores em casa, será difícil manter um ambiente calmo e silencioso durante o período simbiótico. Todavia, o bebê estará aprendendo sobre seus irmãos, ajustando-se aos ritmos da casa e descobrindo seu lugar na família.

2. CABE AOS ADULTOS

- Começar a observar o bebê e seus primeiros ritmos.
- Aprender a alimentá-lo e a ajudá-lo a dormir.
- Cantar e dançar com ele — nossas vozes e movimentos são familiares desde quando estava dentro do útero.
- Fazer do banho uma ocasião especial.
- Reservar tempo para amamentar — que é uma maneira de se comunicar de corpo inteiro com o bebê e repousar (sem ficar bisbilhotando no celular).

- Reservar tempo para o bebê ter contato pele a pele com a mãe e o pai — isso acalma e reforça o vínculo entre eles; regula a pulsação cardíaca, respiração e temperatura do bebê; pode estimular o interesse por comida e ajudar a fortalecer a imunidade.

- Partilhar o maravilhamento com o mundo ao redor.

- Achar maneiras de o pai desenvolver um vínculo com o bebê. Os pais têm um jeito especial de lidar com ele e a conexão entre os dois é muito importante. O jeito masculino de se movimentar, conversar, cantar e dar banho pode acalmá-lo, e até o jeito como coloca o bebê no ombro pode aliviar as cólicas da criança.

- Ter alguém para cozinhar, lavar e limpar, a fim de ter mais tempo para cuidar do bebê e descansar. Alguns casais podem contar com a família e os amigos. Mas quem não tem família estendida por perto tem que ser criativo para fazer acontecer, de modo que é uma boa ideia organizar esse tipo de coisa de antemão, pois depois que o bebê chegar, os pais ficam muito ocupados e cansados. Antes que ele chegue, pode-se pedir a uma amiga que faça uma lista de refeições, solicitar *vouchers* de restaurantes como presentes pelo nascimento do bebê, ter refeições no *freezer*, contratar uma faxineira que venha uma vez por semana, e arranjar uma babá ou vizinha que tome conta de uma criança maior enquanto os pais descansam. Em alguns países, é costume alguma parente do casal se hospedar na casa deste para apoiá-lo. Na ausência desse esquema, é preciso formar uma rede de apoio.

- Simplificar as coisas — ter o mínimo de visitas e compromissos.

- Anotar as experiências com o bebê em um diário. A simbiose também é uma fase para processar qualquer trauma com o parto ou sentimentos de perda por não estar mais grávida.

- Às vezes, o amor natural pelo bebê demora mais para aflorar. Há também melancolia alguns dias após o nascimento e a possibilidade de uma depressão pós-parto.

Por favor, busque ajuda médica se necessário e aceite o apoio de outras pessoas. Isso não é fraqueza, e sim a melhor coisa que você pode fazer pelo bebê.

- Para pais adotivos, o período simbiótico com o bebê pode ocorrer mais tarde. É possível criar conscientemente essa conexão especial reservando 6 a 8 semanas para que vocês se tornem uma família, a fim de construir o vínculo e a confiança, para aprender sobre o bebê e para que ele os conheça.

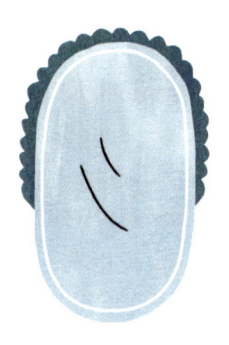

Topponcino

- Se o bebê for adotado, talvez seja possível pedir à mãe biológica que relate quaisquer pontos de referência quando a criança estava no útero (por exemplo, músicas tocadas durante a gravidez ou mensagens que dizia para o bebê).

3. O RECÉM-NASCIDO

Um recém-nascido tem algumas lembranças vagas — táteis, auditivas e visuais — da vida pré-natal. Então, é recomendável propiciar experiências nas primeiras semanas que sejam familiares para ele, a fim de ajudá-lo a se orientar e continuar estimulando seus sentidos. A seguir estão algumas ideias para ajudar o bebê a se ajustar ao ambiente externo durante o período simbiótico.

Experiências táteis

- Na medida do possível, as mãos do bebê devem ficar descobertas para que possa colocá-las na boca, conforme fazia quando estava no útero.
- O bebê é sensível a todos os toques em seu corpo, os quais são sensações totalmente novas. Devemos lidar com ele fazendo os movimentos mais eficientes, leves e lentos possíveis. Dessa maneira, ele aprende novidades como a troca de fraldas, o banho e ser vestido.

- As roupas devem ser bem macias, feitas de fibras naturais, sem colchetes nem presilhas duros e não devem ser enfiadas pela cabeça do bebê. Pense em usar fraldas de pano, pois elas são macias para a pele do bebê, melhores para o meio ambiente e permitem que ele sinta a umidade quando faz xixi ou cocô (essa sensação desagradável será útil posteriormente para o desfralde). Caso opte por fraldas descartáveis, deixe o bebê nu bastante tempo, deitado sobre uma manta ou toalha macia.

- Use um *topponcino* (ver **página 61**) como ponto de referência e para suavizar o estímulo para o bebê.

- Quando o bebê estiver acordado, dê colo e deixe-o se alongar em um tapete para movimentos. O tapete para movimentos é um colchão fino com tamanho suficiente para o bebê alongar os braços e as pernas em todas as direções (ver **página 80**) para saber mais sobre a preparação da área para movimentos. Quando vocês forem a algum lugar ao ar livre, leve um acolchoado para o bebê se movimentar.

- Massagens suaves confortam o bebê e fortalecem a conexão com ele.

Experiências auditivas

- O bebê tem pontos de referência auditivos desde o útero, o principal deles é a voz da mãe, que ele ouviu durante toda a gravidez. Portanto, continue conversando e cantando para ele.

- Os sons do coração e do sistema digestivo da mãe são familiares, então coloque o bebê deitado em sua barriga.

- Sons de aves são interessantes para um recém-nascido.

- Tocar música — seja de uma caixinha de música ou música suave gravada (especialmente aquelas que a mãe ouvia quando o bebê estava no útero).

Experiências visuais

- Um bebê recém-nascido só enxerga a uma distância de 30 centímetros. Segure o bebê de modo que ele possa focar em sua face. Rostos humanos fascinam os bebês — pesquisas mostram que eles começam a fazer movimentos de sucção quando veem traços faciais.

- Se o bebê estiver diante de uma fonte de luz, uma mão entre essa fonte e o bebê parecerá escura e os dedos da pessoa podem se movimentar lentamente. Um bebê os observará durante bastante tempo, então desviará o olhar, mostrando que o interesse acabou.

- Móbiles também proporcionam experiências visuais. Eles devem ser leves e balançar com as correntes de ar naturais no recinto. Conforme abordaremos posteriormente, há uma bela série de móbiles montessorianos, a qual inclui um móbile preto e branco, móbiles coloridos simples e outros com dançarinos ou coisas que voam (veja mais sobre móbiles na **página 167**). Eles não são colocados acima do lugar para dormir, mas onde o bebê possa explorá-los quando está acordado.

- O bebê começará a observar seus irmãos, inicialmente sem focar, porém acompanhando seus movimentos. Os irmãos se tornam alvos de interesse desde os primeiros dias, e ele ficará fascinado por eles, às vezes até durante longos períodos.

Muitos recém-nascidos não querem sair do colo, pois são muito apegados e adoram ficar junto à mãe. A simbiose é a fase para proporcionar muito aconchego e conforto, mas também é preciso começar a deixar o bebê passar algum tempo no tapete para movimentos, especialmente quando ele fica mais vigilante, após as 2 semanas iniciais.

O *topponcino* pode ser usado para transferir o bebê dos braços à área para movimentos, mantendo a almofada debaixo dele. Outra opção é deitar o bebê sobre a sua barriga na área para movimentos. Na próxima vez, tente tirá-lo da sua barriga e colocá-lo no tapete para movimentos ao lado, pois assim ele consegue vê-la, ouvi-la e sentir seu cheiro. Se ficar incomodado, pouse uma mão nele, olhe em seus olhos, diga palavras doces ou cante. No decorrer do tempo, ele ficará mais à vontade deitado no tapete, mesmo que você esteja um pouco mais afastada. Esse também é o método para ajudar o bebê a se acostumar a dormir no próprio quarto. (Veja a **página 220**)

PARA PRATICAR

1. Como devo me preparar para o parto?
    - a preparação física, por exemplo, envolve nutrição adequada, repouso etc.
    - combine com outras pessoas para que lhe deem apoio.
    - leia sobre experiências positivas de parto.
    - faça um plano para o parto, incluindo alternativas no caso de ocorrer imprevistos.
2. Como devo me preparar o período simbiótico (as primeiras 6 a 8 semanas)?
    - como ajudar o bebê na transição do útero para o ambiente externo?
    - como adaptar a casa (temperatura, iluminação etc.)?
    - como me adaptar (segurar o bebê devagar e com suavidade, por exemplo)?
    - como estimular os sentidos dele (tato, audição e visão)?
    - como arranjar tempo para aprender sobre o bebê e ele sobre nós?

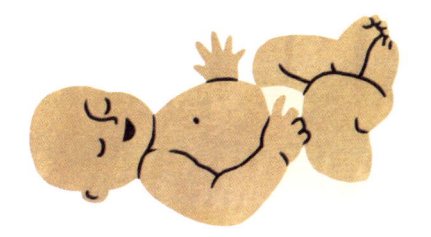

A VOZ DO RECÉM-NASCIDO: UMA ENTREVISTA COM KARIN SLABAUGH

Em memória de Grazia Honegger Fresco (30 de setembro de 2020).

Desde 1992, Karin, que se baseia no trabalho dos primeiros montessorianos formados nos anos 1950, é educadora especializada na primeira infância e no cuidado com os recém-nascidos. Ela observou esses bebês por mais de 500 horas, estudando sua linguagem comportamental, comunicações e incrível sensibilidade, a qual fica evidente na reação deles à mãe e ao ambiente.

O que significa o princípio da doutora Montessori "de educação desde o nascimento"?

Significa eliminar obstáculos para o desenvolvimento natural e deixar que as crianças se regulem e se desenvolvam desde o momento de seu nascimento.

Você pode nos falar sobre seu amor pelos recém-nascidos?

O recém-nascido é a forma de vida humana mais pura que existe. Ele começa a aprender desde que nasce — na verdade, até antes. Ao nascer, um bebê é totalmente isento de condicionamentos, pois aprender basicamente é experimentar e criar respostas habituais às sensações que a vida está oferecendo. Logo após o nascimento, assim que os sentidos começam a absorver todos esses estímulos novos do mundo fora da mãe, os recém-nascidos respondem a tudo isso. Se sentem confiança ou amor, medo ou terror, isso fica gravado e "aprendido".

Você fala da capacidade de um bebê recém-nascido de olhar nos olhos de outra pessoa.

Nos anos 1960, o psicólogo desenvolvimental americano Robert Fantz demonstrou que os bebês recém-nascidos não só veem como também têm claras preferências visuais. A capacidade visual possibilita que o recém-nascido ache o seio, que é sua fonte de sobrevivência, buscando o círculo escuro da aréola. As pupilas negras e o branco dos olhos no rosto da mãe são outro alvo visual que dá ao recém-nascido um ponto de referência importante e acessível para sua capacidade visual limitada. Os bebês nascem programados para procurar os olhos de suas mães, pois é assim que estabelecem o primeiro elo.

Você pode descrever o "primeiro estado de alerta" que observou em recém-nascido logo após o parto?

Durante minha pesquisa, observei uns 100 recém-nascidos nas horas seguintes ao parto. Quando um bebê nasce de parto natural, fica em um ambiente com luz suave e pode passar suas primeiras horas nos braços da mãe, geralmente ele fica muito alerta. Nessa posição segura, aquecido pelo calor corporal dela, pele contra pele, sentindo o odor do colostro, ouvindo os sons da voz e do coração dela batendo, ele pode começar a absorver a realidade de que está do lado de fora. Com a posição, ele fica em condições semelhantes às que tinha no útero. Após entender onde está, ele pode começar a abrir a boca, estirar a língua e virar a cabeça, que são reflexos que o ajudarão a achar e sugar o seio pela primeira vez.

O que você sentia quando olhava nos olhos de tantos recém-nascidos?

Durante a segunda hora após o nascimento, muitos dos bebês estavam alertas e de olhos abertos na incubadora. Eu ficava a 30 centímetros do rosto deles para que pudessem me ver. Naturalmente, eles estavam procurando o rosto da mãe, e eu ficava triste por estar ocupando o lugar dela. Mas era um privilégio "cruzar" olhares com tantas pessoinhas com as quais eu sentia uma conexão profunda simplesmente pelo fato de nos olharmos.

Você pode dar algumas ideias para que pais inexperientes tratem as crianças com respeito e dignidade desde o nascimento?

A primeira coisa que me ocorre em relação a isso é respeitar o processo que o recém-nascido terá que passar para achar seus próprios ritmos. Como nunca se alimentou nem dormiu fora do útero, ele precisa de tempo para estabelecer os ritmos que irão aflorar de seu interior. Portanto, é preciso ter muita cautela para não impor um ritmo à criança, caso contrário a interrompemos e ela não consegue achar seu ritmo natural.

O que os pais devem fazer desde o nascimento é realmente focar em observar outra pessoa, a fim de entender quem ela é, como está se comunicando. Como se expressam por meio de um repertório grande de linguagem corporal e de vocalizações, devemos aprender a entender seus esforços. A linguagem deles é bem diferente e, assim como aprender qualquer idioma novo, isso requer empenho e tempo. Além da linguagem do choro, há a linguagem comportamental. A linguagem vocal deles é como o latido de um cão ou o miado de um gato. Esses animais têm muitos comportamentos — sentam-se ao lado da porta, demonstram felicidade com o corpo inteiro e parecem tristes e deprimidos quando querem sair de casa e sabem que não os levaremos. Então, além do choro, há muita comunicação para entender nas expressões e movimentos de um recém-nascido, os quais derivam das reações de seu sistema nervoso, autônomo a vários estímulos. Sua linguagem corporal nos diz como ele se sente, do que precisa e até quais são suas preferências, então temos que aprendê-la, a fim de respeitá-lo.

Como tratar um recém-nascido com dignidade é uma pergunta muito interessante. Você gostaria de ser manipulado por outras pessoas, digamos, durante a estada hospitalar, como se o ignorassem, revirando-o e tocando-o sem ser consultado nem informado sobre o que está acontecendo? Dignidade é simplesmente levar em conta o que a outra pessoa está sentindo ou precisando, e agir de acordo. Com que frequência realmente levamos em conta as necessidades reais e urgentes do recém-nascido, no sentido de processar todos os novos estímulos e se sentir seguro ao longo desse período de adaptação fora do útero, uma realidade que é 100% diferente do mundo ao qual estava habituado?

É possível trocar a fralda de um recém-nascido sem que ele chore?

Chorar é apenas uma expressão de medo, desconforto ou desregulação fisiológica. Um recém-nascido tem um nível alto de sensibilidade a dados sensoriais como a temperatura do ar, movimentos excessivamente rápidos ou as sensações causadas pela roupa em sua pele. A pele dele é muito sensível. Portanto, é preciso levar em conta a alta sensibilidade dessa pessoa a estímulos. Naturalmente, no decorrer do tempo há uma adaptação, de modo que, ao longo dos dias, semanas e meses, todas essas ações e sentimentos se tornam normais. Então, se você prestar bastante atenção desde o início a todas essas coisas e fizer o melhor possível para que o bebê não chore nem faça uma expressão de desagrado com a experiência, ele vai se condicionando (criando uma reação aprendida) no sentido de que essas coisas acontecem regularmente e não são incômodas.

Muitos pais cometem o erro de trocar as fraldas rapidamente, então o choro também desata rapidamente, e aí eles acalmam o bebê. Mas vale a pena tentar não transtorná-lo.

Meu conselho prático aos pais é que desacelerem ao máximo, pois esta é a chave: faça tudo com um recém-nascido reduzindo a 5% sua velocidade normal. Ao invés de se estressar com a ansiedade e o choro do bebê, transmita uma energia calma. Isso se chama corregulação. Diga a ele o que irá acontecer na sequência. Avise que irá pegá-lo no colo. Antes de cada ação, faça uma pausa e olhe nos olhos dele a uma distância de 30 centímetros, para ver como ele está e o que está pensando. Se você quiser ver como funciona, no início do documentário *Loczy: A Place to Grow*, de Bernard Martino, disponível na internet, há uma cena na qual a cuidadora prepara um recém-nascido para o banho. Isso mostra o nível de sensibilidade dessa pessoa com o recém-nascido.

O nascimento é a primeira experiência chocante para os sentidos do recém-nascido, pois ele sai do corpo da mãe e entra no mundo. Geralmente, ele reage chorando, mas não necessariamente. Frédérick Leboyer mostrou isso ao mundo em seus livros e no filme *Birth Without Violence*, que expõe partos em que os bebês nascem com os olhos bem abertos, curiosos sobre onde estão, olhando em volta na luz suave e frequentemente não choram.

Portanto, se um bebê vem ao mundo sem sensações que o incomodem a ponto de chorar, você pode obter um resultado melhor em toda troca de fralda e tudo o que faz com o recém-nascido, desde que considere as necessidades básicas e urgentes dessa pessoa. Que nível de luz a sala de parto precisa ter para um recém-nascido momentos após seu nascimento? O que é confortável para um recém-nascido de um dia em termos do nível de ruído ao seu redor? O que um recém-nascido precisa em seu terceiro dia em termos do nível de estímulo na troca de fralda e de roupas pela quinquagésima vez? Um recém-nascido precisa do quê? Essa é a questão primordial.

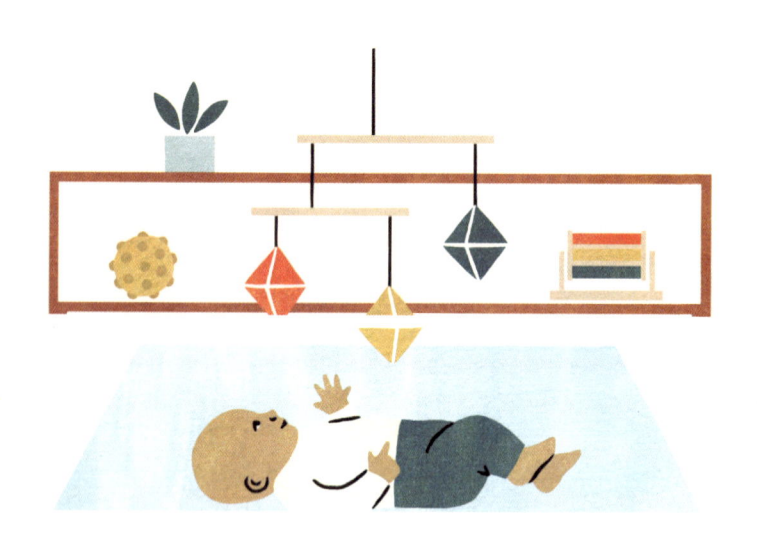

PREPARANDO A CASA

4

74	Preparando espaços no estilo Montessori
74	Bebês não precisam de muita coisa
76	Crie espaços "liberados"
78	*Kit* Montessori para a casa com um bebê
79	Observe, guarde e alterne
79	Cômodo por cômodo
88	Diretrizes sobre sono e a SMSI
89	Perguntas sobre a cama no chão
91	Dicas para situações complicadas
	91 Quando há crianças mais velhas
	92 Espaços pequenos
	92 Livre-se do acúmulo de coisas supérfluas
93	A seguir: preparando a casa para uma criança pequena
95	Benefícios de arrumar a casa no estilo Montessori
99	Uma casa Montessori pela perspectiva do bebê Zach, de 16 meses
103	Giro pela casa

PREPARANDO ESPAÇOS NO ESTILO MONTESSORI

Jamais subestime o quanto sua casa pode se tornar convidativa, aconchegante, atraente e interessante para o bebê.

Educadores montessorianos usam a sala de aula como uma "segunda professora", pois nela é feita grande parte do trabalho. Levamos um tempo preparando atividades para que as crianças vejam o que está disponível; o espaço todo é preparado com muito amor e carinho, e as crianças retribuem tratando-o com respeito; e o toque de beleza é dado com plantas vivas e trabalhos artísticos colocados na altura das crianças. A doutora Montessori batizou sua primeira sala de aula de *Casa dei Bambini* ("Casa das Crianças"). A sala de aula faz a criança se sentir importante e acolhida.

Não é preciso transformar a casa radicalmente para que pareça uma sala de aula montessori, mas a ideia é criar espaços intencionais em cada recinto para fazer o bebê se sentir especial, bem-vindo e ter uma sensação de segurança, pois cada espaço se torna um ponto de referência para ele.

É possível fazer isso até em casas pequenas. Espaços pequenos ou difíceis requerem apenas criatividade.

BEBÊS NÃO PRECISAM DE MUITA COISA

O consumismo generalizado passa a ideia de que precisamos de muitos móveis, roupas, brinquedos e suprimentos para um novo bebê. Nós podemos comprar almofadas luxuosas para usar na amamentação, berços e cômodas no mesmo estilo, um aparador para trocar as fraldas, uma banheira para o bebê, um carrinho que recline virando uma caminha, outro para as saídas e talvez um terceiro para as viagens.

Uma das nossas coisas favoritas na abordagem Montessori é que ela se alinha à ideia de que *menos é mais*. Compre só o necessário, coisas simples e bonitas, e só invista mais dinheiro em alguns itens naturais de melhor qualidade. Essas coisas especiais e muito mais sustentáveis para o meio ambiente podem ser reutilizadas pelas crianças que nascerão depois na família, doadas ou repassadas para outra família.

Dicas para preparar sua casa

1. **Tamanho infantil.** Procure móveis pequenos que o bebê aprenda a usar sem ajuda — como uma cama baixa na qual ele suba e desça engatinhando (ver **página 76**).
   Quando o bebê aprender a se sentar, é recomendável haver uma mesa e uma cadeira baixas nas quais ele possa comer, brincar com suas atividades e se levantar. Para que as pernas do bebê fiquem confortáveis e seus pés se apoiem no chão, serre as pernas da mesa e das cadeiras caso sejam muito longas.

2. **Beleza no espaço.** Exponha arte, fotos da família e plantas a uma altura baixa para que o bebê possa apreciá-las (as plantas devem ficar fora do alcance de bebês curiosos que queiram colocá-las na boca ou puxá-las).

3. **Independência.** Para ajudar o bebê dependente a ganhar mais independência no primeiro ano, coloque atividades simples em uma prateleira ou cesta baixa para que ele aprenda a escolhê-las. Bebês mais crescidos conseguirão rolar, serpentear ou engatinhar para alcançar as coisas que queiram usar, e devemos buscar maneiras de facilitar que eles se virem sozinhos.

4. **Atividades atraentes.** As atividades convidativas e adequadas para cada estágio de desenvolvimento do bebê devem ficar bem arrumadas em prateleiras, e não em caixas de brinquedos.

5. **Menos é mais.** Expor apenas poucas atividades ajuda o bebê a desenvolver a concentração. Disponibilize apenas aquelas que o bebê está batalhando para dominar, para que não se sinta sobrecarregado.

6. **Um lugar para tudo e tudo em seu lugar.** Quando há um lugar para tudo e tudo está no devido lugar, o bebê aprende onde as coisas devem ficar (e as crianças pequenas aprendem a colocá-las de volta no lugar certo).

7. **Analise o espaço pelos olhos dele.** Agache-se na altura do bebê em cada espaço para entender a perspectiva dele. Tire cabos elétricos emaranhados e o que mais estiver atulhado.

8. **Guarde e alterne.** Faça um depósito fora da vista do bebê — por exemplo, um armário do chão ao teto que se confunda com a parede ou recipientes que possam ser empilhados em uma área fora de mão ou atrás de um sofá. Disponibilize poucas atividades, guarde as outras e alterne-as quando o bebê estiver em busca de novos desafios.

CRIE ESPAÇOS "LIBERADOS"

Nas salas de aula montessorianas, nós eliminamos obstáculos para o desenvolvimento da criança. Ao preparar a casa, devemos fazer o mesmo. Devemos criar espaços "liberados" nos quais o bebê possa explorar, tocar e alcançar tudo com segurança, o que reduz drasticamente a necessidade de dizermos "não" (o termo "espaços liberados" se origina de Magda Gerber e da abordagem RIE — Recursos Educativos para Cuidadores de Crianças).

Os pais adoram a sala de aula de Simone porque sabem que o espaço foi minuciosamente preparado para que os bebês o explorem livremente em segurança. Tudo é preparado pensando nos bebês — móveis baixos nos quais possam se apoiar, espaços abertos para que aprendam a rolar, correr e engatinhar, nada de cabos nem fios elétricos, apenas objetos que sejam seguros para porem na boca.

Em casa, devemos:

- tirar tudo que o bebê não deva alcançar — isto significa guardar essas coisas por algum tempo ou deixá-las fora do alcance do bebê;

- tornar o espaço convidativo para exploração, com poucas atividades simples em uma prateleira baixa, incluindo cestas com objetos interessantes para o bebê investigar;

- caso não seja possível "liberar" todos os espaços, pode-se transformar uma área grande da casa em um espaço "liberado", no qual o bebê possa se movimentar à vontade. Seja criativa e use, por exemplo, os móveis para montar uma barreira segura ou instale uma cancela nessa área;

- se for preciso isolar uma área, é melhor evitar barreiras muito coloridas e utilizar opções sutis que não despertem a atenção do bebê.

Nosso objetivo é que o bebê (desde o nascimento) veja tudo e tenha liberdade para se movimentar. Por isso, não usamos berços nem cercadinhos em casa, já que eles restringem os movimentos do bebê e as grades impedem que ele tenha uma visão clara do espaço inteiro. Por mais polêmico que isso seja, também não usamos cadeiras altas para alimentação. Tais recursos são convenientes para os pais, não para a criança.

A instrutora montessori de Simone, Judi Orion, disse que a única situação em que se usa um cercadinho é na hora de passar roupas. Quando você precisar ir ao banheiro, coloque o bebê no "espaço liberado", onde ele fica seguro e entretido.

Como é importante dar liberdade ao bebê, nós precisamos nos assegurar de que a casa é segura para ele. Produtos químicos de limpeza ficam trancados e fora do alcance, puxadores de cortinas ficam atados a uma altura inacessível, cabos elétricos ficam envoltos em canaletas de plástico presas na parede, prateleiras são fixadas nas paredes, e há travas nas janelas. Se houver escada, é recomendável isolá-la com um portão gradeado, para que o bebê só treine subir e descer nela com a supervisão dos adultos.

> Lembre-se de que um ambiente propício às vezes se distingue mais pela ausência de objetos do que por aqueles que estão presentes.
>
> — Susan Stephenson, *The Joyful Child*

KIT MONTESSORI PARA A CASA COM UM BEBÊ

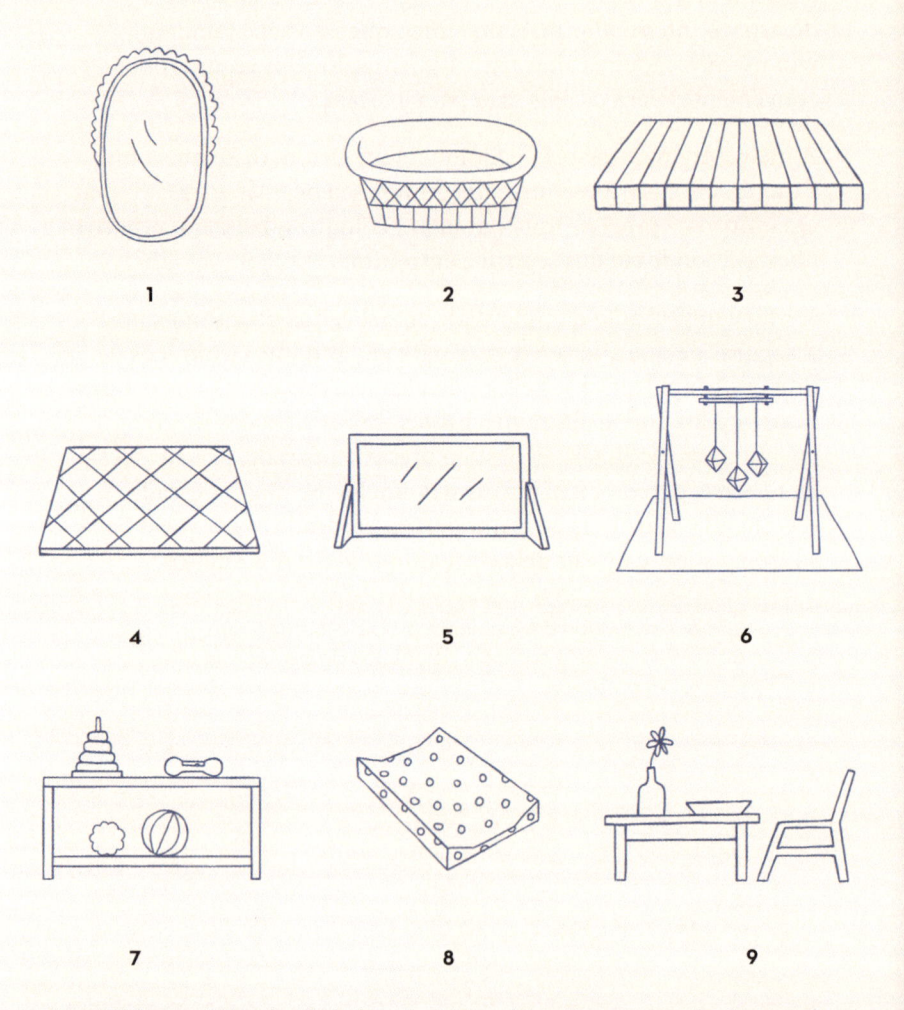

1.

2.

3.

4.

5.

6.

7.

8.

9.

1. Um *topponcino* (uma almofada fina e acolchoada) **2.** Uma cestina (ou "moisés") para o bebê (recém-nascido até 3 meses) dormir **3.** Um colchão baixo para ele dormir **4.** Tapete no chão para ele se movimentar **5.** Um espelho horizontal longo para movimentos **6.** Um lugar para pendurar um móbile **7.** Uma prateleira baixa para expor atividades simples **8.** Um fraldário — que deve ser guardado após cada uso **9.** Uma mesa baixa para refeições (assim que o bebê conseguir se sentar)

OBSERVE, GUARDE E ALTERNE

Um dos segredos do sucesso dos espaços que criamos intencionalmente é limitar o número de atividades disponíveis para o bebê, deixando apenas aquelas que ele está batalhando para desvendar.

O ideal é deixar seis de suas atividades favoritas em uma prateleira baixa na área para movimentos. Uma seleção menor facilita a escolha para o bebê e gera menos bagunça para arrumarmos depois. Essas atividades devem representar o desafio certo para a fase atual.

Devemos ficar observando. Ao notar que o bebê não está mais interessado em uma atividade ou que ela parece demasiado fácil ou difícil para ele, nós a guardamos por algum tempo e oferecemos outra.

Guardar móbiles é um pouco mais difícil porque eles ficam emaranhados facilmente. Então, pendure-os em ganchinhos na parede quando estiverem fora de uso, o que também cria um efeito atraente. Pendure o móbile no qual o bebê está interessado em um gancho acima da área para movimentos.

No Capítulo 6 abordaremos mais opções de atividades. Por ora, lembre-se de observar, guardar e alternar.

CÔMODO POR CÔMODO

ENTRADA

- Coloque ganchos baixos na entrada para pendurar o casaco, chapéu, bolsa e outras coisas do bebê. À medida que for crescendo, ele vai absorvendo naturalmente onde ficam suas coisas.
- Quando ele já estiver andando, deve haver uma cesta para os seus sapatos.

SALA DE ESTAR   *Área para movimentos*

- Um tapete ou colchonete para o bebê se alongar, movimentar os braços e as pernas, alcançar os dedos dos pés, observar um móbile e se olhar em um espelho baixo é muito melhor do que uma cadeirinha de balanço, que restringe a livre movimentação. Não ponha travesseiros no tapete para não atrapalhar os movimentos dele.
- Quando o bebê estiver engatinhando, o tapete para movimentos deve ser tirado e para que a área de atividades se amplie (esteja sempre atenta à segurança).
- Um espelho baixo horizontal para o bebê se ver de corpo inteiro (e aprender, por exemplo, quais partes compõem seu corpo e sua aparência geral).
- Um lugar para pendurar um móbile — seja na parede, pregado em algum móvel ou em uma estrutura de madeira acima do bebê.
- Uma cesta com cinco ou seis livros de papelão.
- Quando o bebê estiver preparado para se erguer, deixe-o se apoiar em móveis resistentes e ir de um lado para o outro. Usar um canapé pesado ou mesa de centro pode ser um bom exemplo de mobília útil; a instalação de uma barra horizontal com um espelho atrás, na parede, deixariam o pequeno encantado nas expedições, quando poderia se ver durante o percurso.
- Como os bebês gostam de ver cenas e objetos familiares, pendure figuras atraentes de plantas, animais e fotos da família em uma altura baixa na parede. Gravuras de livros antigos emolduradas também são uma bela opção.

- À medida que o bebê cresce, a mesa e a cadeira baixas (ver a parte sobre cozinha a seguir) devem ser postas na área de movimentos para ele se apoiar, fazer atividades e se alimentar. Quando estiver prestes a andar, a cadeira se tornará um apoio para se erguer e empurrá-la.
- Há uma tendência de revestir superfícies mais duras com quadrados de espuma coloridos, mas nós questionamos se isso é necessário. Esses quadrados de espuma podem fazer o bebê tropeçar quando começar a se erguer sobre os pés, e as cores aumentam muito o ruído visual no espaço. O tapete para movimentos é melhor por ser uma superfície macia para o bebê explorar enquanto ainda não engatinha. Quando ele tenta se sentar sem ajuda, o tapete evita grande parte dos solavancos. E quando há tropeços e solavancos, o bebê vai aprendendo os limites do seu corpo. A cada estágio novo de desenvolvimento, os bebês reaprendem a se orientar no espaço físico — esse é o processo natural.

COZINHA

- É recomendável haver um armário ou gaveta baixa para guardar os pratos, tigelas, talheres e copos do bebê. Assim, ele aprenderá onde encontrar suas coisas antes de começar a andar.
- Antes que comece a andar e enquanto você trabalha na cozinha, ponha o bebê sentado e deixe-o explorar uma cesta com um batedor de ovos, uma colher de madeira, uma colher de metal, um pote pequeno e a tampa.

Área para alimentação

- Quando o bebê conseguir se sentar, deve haver uma mesa para ele se alimentar. As pernas da mesa e da cadeira devem ser baixas para que o bebê apoie bem os pés no chão. Ponha um vaso com uma flor para que a hora de comer seja uma ocasião especial.

- A mesa e a cadeira baixas servem tanto para lanches quanto para a hora das refeições.
- Simone gosta que o bebê fique à mesa com a família na hora das refeições para que ele aprenda os aspectos sociais envolvidos. Uma cadeira alta sem bandeja e com cinto de segurança facilita a participação do bebê nas refeições em família e é melhor do que o cadeirão tradicional, pois em breve ele conseguirá subir nela sozinho e não haverá bandeja separando-o da mesa.

QUARTO

Lugar para dormir

- A cama rente ao chão consiste em um colchão com 15 centímetros de espessura. Há também armações baixas como *futons* e outras com bordas elevadas que impedem o bebê de rolar para fora, porém baixas o suficiente para que o bebê que já está engatinhando suba sem ajuda. (Veja mais sobre camas rentes ao chão na **página 89**).
- Para um recém-nascido, a cestina (moisés) pode ser colocada no colchão desde o nascimento — o bebê aprende que esse é o lugar para dormir e um ponto de referência. A cestina pode ser usada, caso queira, enquanto o bebê couber nela.
- A fim de manter o espaço calmo para dormir, não pendure um móbile acima da cama.
- Se o bebê tiver o costume de rolar para fora do colchão, coloque uma superfície macia ao lado no piso. (Verifique se esse espaço está de acordo com as diretrizes sobre a Síndrome da Morte Súbita Infantil [SMSI] citadas na **página 88**)
  Nota: Quando estão dormindo, os bebês vão para a beira do colchão e depois se afastam dela, o que adultos também fazem inconscientemente durante o sono.

- Uma das diretrizes atuais sobre a SMSI é que o bebê durma no quarto dos pais. Algumas pessoas têm uma área no quarto do bebê para sonecas diurnas, o que pode ajudar em sua transição definitiva para dormir lá todas as noites.
- Algumas famílias preferem dormir juntas — no quarto dos pais ou na mesma cama. Se for possível, uma cama rente ao chão para toda a família permite que depois o bebê aprenda a sair dela engatinhando com segurança (pesquise os riscos da SMSI quando toda a família dorme junto).
  Nota: Nem todas as famílias gostam da cama rente ao chão. Nesse caso, nós recomendamos transferir o bebê para uma caminha assim que ele conseguir subir e descer dela com independência (entre os 12 e 15 meses). Inicialmente, podemos aproveitar as sonecas diurnas para orientar o bebê sobre seu novo lugar de dormir. Podemos nos sentar ao lado nos primeiros dias até ele cair no sono, para ajudá-lo a se situar, e depois sair do quarto.

Área lúdica calma para movimentos

- Uma prateleira baixa com algumas atividades tranquilas ou uma cesta com livros de papelão — quando já estiver serpenteando e engatinhando, o bebê pode explorá-los assim que acordar.
- Se houver espaço, a área para movimentos também pode ser montada no quarto. (Veja a **página 80** para mais sobre a preparação da área para movimentos.)

Lugar para trocar fraldas

- Um lugar para trocar fraldas — um fraldário ou almofada — pode ser posto no piso (se a mãe não tiver problemas nas costas) e depois guardado; ou as fraldas podem ser trocadas em uma mesa ou cômoda na altura dos quadris dos adultos (sempre segure o bebê com uma mão quando estiver em um lugar elevado).

- Deixe tudo que é preciso para as trocas de fraldas à mão: uma cesta com fraldas limpas, panos e lencinhos, pomadas e um recipiente para fraldas sujas etc.
- Quando o bebê conseguir se sentar com firmeza (a partir dos 9 meses), um banquinho bem baixo que assegure a ele apoiar bem os pés no chão pode servir para as trocas de roupas. Isso o permite colaborar no processo e, quando for mais independente, ter mais facilidade para vestir as calças, a cueca ou a calcinha. Um banquinho de madeira é mais resistente e fácil de usar do que um de plástico.
- Quando já conseguir ficar em pé, o bebê pode relutar em deitar no fraldário — então a troca de fraldas deverá ser feita no banheiro, caso haja espaço, com ele em pé e a mãe sentada em um banquinho baixo.

Lugar para alimentação

- Se houver espaço, uma cadeira comum confortável é ideal para amamentar à noite sem perturbar o bebê. A mãe deve deixar à mão um copo com água, lencinhos etc.
- É possível também amamentar deitada na cama rente ao chão.

Uma observação sobre decoração

- Itens decorativos podem ser simples e atraentes.
- Pendure na altura da criança imagens realistas de animais, da natureza e de pessoas da família. Um princípio Montessori é expor trabalhos artísticos que representem coisas reais que o bebê vê e com as quais têm contato na vida cotidiana. Vai levar algum tempo até ele conseguir imaginar coisas que não estão visíveis.
- Elementos feitos em casa como bandeirinhas ou algo significativo para a família também podem ser pendurados para dar toques pessoais aconchegantes.

- É possível ter algo mais ousado do que papel de parede padronizado e criar um espaço aconchegante usando, por exemplo, uma prateleira ou móveis mais neutros para gerar tranquilidade e facilitar que as atividades se destaquem e sejam atraentes para o bebê explorar.

BANHEIRO

- Embora ainda faltem alguns meses para o bebê usar o banheiro sem ajuda, você já pode escolher um lugar acessível para deixar a escova de dentes dele e um espelho no qual possa se ver ao lavar o rosto.
- Por volta dos 12 meses, alguns bebês ficam interessados em usar penico, então é hora de lhes oferecer um ao trocar a fralda ou vesti-los com calções de treinamento para desfralde (feitos de algodão com revestimento extra para absorver o xixi). Outras crianças levam mais tempo para parar de usar fraldas. Siga sempre o ritmo da criança. Assim que crescer mais um pouco, ela conseguirá usar o banheiro (ver **página 235**).
- Algumas mães não se comunicam bem com seus bebês desde os primeiros dias e querem apressá-los a usar o penico. O ideal é ficar atenta aos sinais do bebê para saber o momento certo de lhe oferecer um penico.

AO AR LIVRE

- Leve um cobertor macio ou uma manta de piquenique para o bebê se deitar quando vocês forem ao parque, à praia, à floresta ou a outros lugares ao ar livre. Os bebês adoram ficar deitados sob as árvores olhando as sombras mudarem e o movimento das folhas e galhos.
- Muitos bebês gostam de caminhadas ao ar livre acomodados em um *sling* ou carrinho. É recomendável conversar com eles sobre o que vemos e aproveitar os momentos calmos para ouvir o mundo ao nosso redor. Até os 3 meses, o bebê deve ficar de frente para os pais nas caminhadas, para poder vê-los e acompanhar as conversas. Posteriormente, ele pode ficar voltado para a rua vendo o que acontece.

> Podemos também parar o carrinho e ficar ao lado do bebê quando ele procurar por nós.
> - Um bebê que já se senta pode gostar dos balanços no *playground* (ou em casa, se houver espaço).
> - Quando o bebê já fica em pé, em breve irá querer empurrar seu carrinho. Evite *jumpers* e andadores nos quais ele fique reto, pois isso lhe pressionará os quadris. Espere até que ele consiga se erguer e empurrar o carrinho sem ajuda.

A princípio, essas mudanças em casa podem parecer inatingíveis. Você pode questionar: "Meu bebê não irá mexer em tudo que estiver acessível?". Sim, provavelmente ele fará isso inicialmente, mas depois perderá o interesse, ou você ainda poderá lhe mostrar outras coisas com as quais brincar. Tranque os armários que têm produtos químicos ou objetos perigosos. Quanto ao resto, é uma questão de confiança. Ele achará algumas coisas que não deve, mas faz parte de sua evolução explorar o mundo ao seu redor.

Portanto, na medida do possível, crie espaços "liberados" e isole coisas perigosas, assim o bebê aprenderá que dói quando prende os dedos em gavetas, e os pais estarão de braços abertos para consolá-lo, caso seja necessário.

PARA OBSERVAR

- O bebê está relaxado no espaço? Entediado? Excessivamente agitado?
- Deite-se ao lado do bebê para ver o espaço pela perspectiva dele. O que você vê? É possível tornar o espaço interessante para ele sem "atulhá-lo"?
- O bebê consegue vê-la? Ter os pais à vista deixa o bebê mais seguro para explorar por conta própria.
- O que é preciso ajustar no espaço à medida que o bebê cresce? Ele está saindo do tapete para movimentos? Que tal retirar o tapete? Ele consegue se erguer? É melhor colocar o espelho horizontal em posição vertical?
- Há obstáculos ao desenvolvimento e liberdade de movimento que devam ser retirados? Por exemplo, um cercadinho ou o berço?
- É preciso trocar alguma atividade? Guarde aquelas que não estão sendo usadas e apresente-as novamente quando o bebê estiver procurando algo novo.

A partir dessas observações, você aprendeu algo novo sobre seu bebê. Gostaria de mudar alguma coisa? Algo no ambiente? Outra maneira de apoiar o bebê? É possível eliminar mais obstáculos? Incluir alguma intervenção? Mantenha a alegria!

DIRETRIZES SOBRE SONO E A SMSI

Aqui estão as diretrizes atuais da Academia Americana de Pediatria (AAP, na sigla em inglês) sobre a SMSI.

1. O bebê sempre deve dormir de costas.

2. O bebê deve dormir em uma superfície firme.

3. O bebê deve dormir no quarto dos pais e perto da cama deles, mas em uma superfície separada e adequada ao seu tamanho. É aconselhável que isto aconteça, no mínimo, nos 6 meses de vida iniciais, embora o ideal fosse durante o primeiro ano de vida.

4. Mantenha objetos macios e contas soltas longe do lugar onde a criança dorme.

5. Considere oferecer a chupeta nas sonecas e à noite — estudos mostram que ela diminui o risco de SMSI.

7. Evite o excesso de cobertas e jamais cubra a cabeça da criança.

8. Não use dispositivos comerciais que não seguem as recomendações para um sono seguro, como calços, posicionadores e outros, colocados na cama de casal a fim de posicionar ou separar a criança na cama.

9. Não use monitores cardiorrespiratórios caseiros como estratégia para diminuir o risco de SMSI.

10. Não há comprovação científica de que cueiros diminuam o risco de SMSI.

PERGUNTAS SOBRE A CAMA NO CHÃO

O meu bebê não irá cair da cama rente ao chão?

- Se a cama rente ao chão for uma novidade, o bebê pode rolar para fora, mas há pouca chance de que ele se machuque. Se essa cama for usada desde o nascimento, quando o bebê não se mexe muito, gradualmente ele aprenderá os limites do colchão.
- Após algumas vezes, o bebê sentirá inconscientemente a beira da cama, pois está aprendendo sobre o próprio corpo, seu ambiente (a beira da sua cama) e sua força (o quanto é preciso se acomodar bem na cama *versus* cair dela).
- Se o piso for muito duro, estenda um cobertor macio, que não escorregue nem se emaranhe facilmente, no chão, o que seria um risco para a SMSI.
- Se o bebê já souber rolar, coloque uma toalha enrolada sob o colchão, ao longo da beira que não está contra a parede.
- Algumas pessoas usam uma armação em volta do colchão alta o suficiente para impedir o bebê de rolar para fora, mas que permita que ele suba ou saia do colchão ao acordar.

O bebê não vai sair da cama à noite para brincar?

- Uma vantagem da cama rente ao chão é que, se acordar à noite, o bebê pode sair engatinhando, brincar com algumas atividades e depois voltar (ou dormir no chão do quarto mesmo). Mantenha o quarto seguro e com atividades tranquilas para o bebê explorar.

Como garantir que meu bebê, que engatinha/anda, fique na cama rente ao chão?

- Um bebê que sempre teve a cama rente ao chão como ponto de referência sabe que esse é o lugar para descansar e muitas vezes até engatinhará até a cama quando quiser dormir.
- Se a cama rente ao chão for novidade e o bebê já estiver engatinhando ou andando, deixe-o explorá-la. Ao notar que ele dá sinais de cansaço, coloque-o na cama, sente-se ao lado, talvez pondo a mão suavemente sobre ele, e relaxe enquanto ele aprende que esse é o novo lugar para dormir. Após alguns dias, você pode

- ficar mais longe do colchão e, por fim, não precisará mais ficar no quarto para que ele fique na cama.
- No decorrer do tempo, ele mesmo irá optar por dormir ou se levantar para brincar sem chamá-la. Saiba que todas as famílias montessorianas passaram por isso.

Nós moramos em um clima quente — não há risco de haver insetos na cama da criança?

- Um piso ou um tapete de cores claras no quarto facilita detectar insetos. Mantenha também o local limpo e de porta fechada quando não estiver sendo usado.
- A cama rente ao chão também tem a vantagem de ser mais fresca para o bebê.

Nós moramos em um clima frio — a criança não vai se gripar por dormir no chão?

- Bloqueie correntes de ar que entrem sob a porta com uma cobra de pano recheada de areia ou uma toalha enrolada.
- Ponha um forro de lã sob o lençol.
- Vista o bebê com um pijama quentinho e meias, para que possa movimentar os pés.
- Coloque o bebê em um saco quente de dormir enquanto ele não começar a engatinhar ou andar.

Deve haver uma armação em volta do colchão?

- Depende da preferência pessoal.
- Uma armação bonita e uma aba baixa em volta do colchão podem evitar que o bebê role para fora. A armação também separa um pouco o colchão do piso e deixa o ar circular.
- Pôr o colchão diretamente no chão também é uma boa ideia.

De que tamanho deve ser a cama rente ao chão?

- Pode ser do tamanho de um colchão para berço ou um pouco maior.
- Quando há espaço suficiente, muitas famílias preferem uma cama maior rente ao chão, pois assim podem se deitar com o bebê para niná-lo ou acalmá-lo.

DICAS PARA SITUAÇÕES COMPLICADAS

QUANDO HÁ CRIANÇAS MAIS VELHAS

Uma das perguntas mais comuns sobre a casa em estilo Montessori é como prepará-la de modo a atender às necessidades de crianças de idades diferentes. O desafio é ainda maior se a casa for pequena. Então aqui vão algumas dicas:

1. **Use prateleiras mais altas para as crianças maiores.** Uma boa ideia é ter uma estante com três prateleiras — a prateleira mais baixa é para o bebê e para atividades com peças grandes que sejam seguras para todas as idades; e as prateleiras mais altas são para atividades com peças menores para as crianças maiores.

2. **Procure recipientes "à prova de bebês" para peças pequenas.** Você pode utilizar um jarro com tampa rosqueada ou um recipiente com tampa bem fechada para colocar preguinhos para martelar, blocos pequenos de construção, como os da LEGO, e outras peças pequenas, como pinos, que são usadas pelas crianças maiores.

3. **Prepare um espaço no qual cada criança possa ficar sem precisar de ajuda.** Uma criança maior pode ficar muito frustrada se a torre que montou for destruída pelo bebê enquanto engatinha. Até mesmo o bebê pode querer ficar sossegado, ao invés de ser importunado por um irmão ou irmã mais velha que fica interferindo e estragando sua brincadeira.

   Uma alternativa é colocar materiais de montar na mesa de jantar ou da cozinha, fora do alcance do bebê; uma manta com um aviso de "Privado" pode ser posta no espaldar de algumas cadeiras, então você ensina ao bebê que não pode mexer ali. Use algumas prateleiras baixas ou um tapete no chão para marcar a área do bebê e reserve outra área para as crianças maiores.

Com certeza haverá discussões entre as crianças, mas isso servirá de treino para resolver problemas e achar maneiras de atender às necessidades de todas. À medida que as crianças crescem, continuamos ajustando nossos espaços e achando maneiras para torná-los melhores para todos.

ESPAÇOS PEQUENOS

Em espaços menores, é ainda mais importante ter um lugar para tudo e tudo em seu lugar. Caso contrário, o espaço rapidamente fica atulhado e desagradável para o bebê.

Se houver pouco espaço, seja criativa.

- Enrole o colchão de manhã para abrir mais espaço.
- Se houver um lugar para encaixe no alto das paredes, pinte-o da mesma cor que as paredes para disfarçá-lo e guarde algumas coisas ali.
- Tire os móveis desnecessários — uma mesa ou sofá que raramente sejam usados — para ganhar mais espaço.
- Prefira móveis leves e de cores claras, pois dão a impressão de haver mais espaço.
- Combine com amigos de fazer trocas de brinquedos. Em alguns lugares, é possível alugar brinquedos por uma taxa mensal, ao invés de comprar coisas que precisam ser guardadas.
- O armazenamento inteligente também é essencial em um espaço pequeno, no qual só as coisas que o bebê ainda esteja usando são mantidas à mão.

RECOMENDAÇÃO DE LIVRO

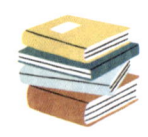

O método de arrumação de Marie Kondo ficou mundialmente famoso porque é muito certeiro. Kondo estimula as pessoas a só manterem coisas que ainda despertam alegria ou são úteis. E, na hora de se desfazer das outras coisas, deve-se dizer "obrigada", pela alegria que sentimos ao recebê-las. Saiba mais sobre esse método lendo o livro *A Mágica da Arrumação*.

LIVRE-SE DO ACÚMULO DE COISAS SUPÉRFLUAS

Uma vantagem de arrumar a casa no estilo Montessori antes de o bebê nascer é que não há um excesso de brinquedos e parafernálias dele.

No entanto, podemos nos desfazer de muitas coisas supérfluas para tornar a casa mais calma e organizada para receber o bebê.

É uma boa ideia analisar e se desfazer do que não tem mais serventia, a fim de abrir mais espaço para bebês curiosos, que são exploradores natos. E precisamos estar sempre conscientes do que introduzimos em casa para o bebê.

A SEGUIR:
PREPARANDO A CASA PARA UMA CRIANÇA PEQUENA

Em um piscar de olhos, o bebê se torna uma criança pequena e cheia de energia. Aqui estão algumas ideias para preparar a casa para a próxima fase do seu filho ou filha.

COZINHA

As crianças pequenas adoram se envolver nas atividades da cozinha. Elas querem ver o que está sendo preparado e ajudar em tarefas simples. Uma escadinha de mão ou torre de aprendizagem é útil quando elas já conseguem se manter em pé com firmeza.

Elas começarão por carregar pratos, copos e talheres até sua mesa de lanche, então guarde-os em uma gaveta ou armário baixo. Também é recomendável deixar uma área — com filtro, copinhos, *dispenser* ou com uma jarrinha com água — para que as crianças se sirvam e possam fazer lanches simples (mantido em recipientes que consigam abrir sozinhas).

QUARTO

Uma criança pequena pode querer mais espaço no quarto para explorar e se movimentar quando estiver acordada. Portanto, tire a cadeira que era usada para amamentação e coloque atividades mais difíceis em uma prateleira baixa para desafiá-la. Mas em geral, as atividades no quarto devem ser tranquilas.

Como uma criança pequena irá se levantar, ficar em pé e subir nas coisas, torne o espaço o mais seguro possível. Talvez seja necessário colocar travas nas janelas e fixar bem as prateleiras de livros nas paredes. Tire os itens que devem ficar fora de alcance, pois crianças pequenas são muito engenhosas.

SALA DE ESTAR

O tapete para movimentos pode ser retirado a fim de abrir espaço para mais explorações.

Crianças pequenas adoram subir nas coisas — se houver espaço, uma estrutura de escalada, como um triângulo Pikler com escorregador, será muito utilizada. Para espaços menores, existem versões dobráveis que podem ser guardadas ou penduradas no alto de uma parede quando não estiverem em uso.

Tocos de madeira, uma passarela para se equilibrar ou uma embaladeira dão oportunidades maravilhosas para as crianças pequenas treinarem movimentos. Crianças que estão aprendendo a andar também gostam muito de empurrar carrinhos.

Continue atualizando as atividades até as crianças as dominarem e alterne com outras que estão guardadas quando novos desafios forem necessários.

A leitura de livros se torna uma das atividades favoritas de muitas crianças pequenas. Crie um cantinho aconchegante com prateleiras abertas com alguns livros, almofadas, um pufe ou uma cadeira baixa e confortável para as leituras. Quando necessário, alterne os livros na prateleira com outros que estejam na área de depósito, para manter o interesse da criança pequena, sem sobrecarregá-la.

BANHEIRO

Crianças pequenas querem lavar as mãos, alcançar a escova de dentes e possivelmente subir na pia sem ajuda. Ter acesso a um banquinho baixo será muito útil.

Algumas crianças pequenas podem demonstrar interesse em usar o vaso sanitário, ofereça-lhe um penico ou um banquinho para alcançar o vaso sanitário, providencie um recipiente para roupas molhadas, outro para calções secos e deixe panos de limpeza à mão.

ENTRADA

Agora é hora de preparar a entrada com alguns ganchos baixos para mochila, casaco, chapéu etc. Uma cesta para sapatos e outra para cachecóis e luvas serão úteis para as crianças pequenas saberem o lugar certo das coisas e achá-las facilmente.

O espelho da área para movimentos pode ser colocado em posição vertical na entrada, para as crianças se verem. Deixe lenços de papel e protetor solar em uma mesinha a fim de facilitar os últimos preparativos antes de sair de casa.

AO AR LIVRE

A criança pequena está se tornando cada vez mais ativa. Quando já fica em pé e anda, ela ganha um novo mundo para explorar. Dê oportunidades para ela correr, pedalar — consiga-lhe, por exemplo, um triciclo pequeno, que ela ponha em movimento impulsionando sozinha com as pernas — pular, se pendurar com os braços, balançar e escorregar.

Explorar um jardim e caminhar em uma mata são experiências ricas para crianças pequenas. Ache pedras, conchas, penas e outras coisas na natureza para iniciar uma coleção junto com seu filho ou filha. A criança pode começar a querer trabalhar no jardim, ajudar a colher legumes na horta, regar as plantas e varrer as folhas.

BENEFÍCIOS DE ARRUMAR A CASA NO ESTILO MONTESSORI

É sempre surpreendente como preparar nossas casas dessa maneira cria uma atmosfera mais calma e leve para a família. Além disso, a casa preparada desta maneira:

1. Dá um senso de segurança ao bebê, pois ele conta com pontos de referência constantes.

2. Permite que o bebê absorva a beleza e sinta que cuidamos bem da nossa casa.

3. Deixa a casa bem arrumada, com um lugar certo para tudo e tudo mantido em seu lugar — os objetos necessários no dia a dia, tanto dos adultos quanto das crianças devem estar em fácil acesso.

4. Tem obras de arte, cerâmicas e outros elementos culturais que fazem o bebê absorver aspectos de sua cultura.

5. Ajuda na transição da dependência para a colaboração e, posteriormente, para a independência.

6. Tem espaços designados para ajudar o bebê a aprender como afeta o mundo movimentando seu corpo, explorando e experimentando diversas atividades.

7. Dá um senso de pertencimento ao bebê por estar incluído em todas as áreas da casa e na vida em família.

Ao criar esses espaços pensando no bebê, assentamos a base para os meses e anos vindouros. Mas o trabalho de adequar a casa nunca termina, pois os bebês se tornam crianças pequenas, maiores e depois adolescentes. No entanto, como há uma base forte desde o nascimento, fica mais fácil ajustá-la à medida que as crianças crescem.

PARA PRATICAR

- O bebê pode usar seus espaços da maneira mais independente possível (por exemplo, usando um tapete para movimentos ao invés de uma cadeirinha de balanço)?
- Os espaços em sua casa são bonitos e sem empecilhos para o bebê explorar?
- Você coloca atividades atraentes de modo que o bebê possa ver o que está disponível e comece a aprender a fazer escolhas?
- Você tem um lugar fixo para ele mamar, ter as fraldas trocadas, tomar banho e dormir?
- Você reservou espaço suficiente para guardar atividades e itens que não estão sendo usados?
- Você já se deitou no chão ao lado do bebê para ver o espaço pela perspectiva dele?

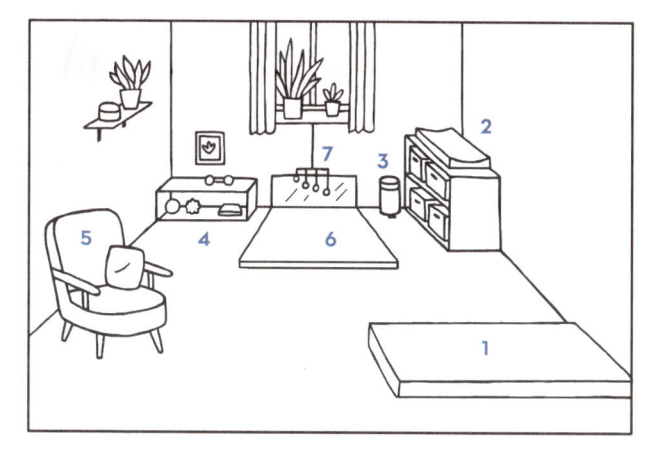

AMBIENTE PARA OS 5 MESES

1. Cama rente ao chão
2. Lugar para trocar e guardar roupas
3. Recipientes para resíduos ou roupas sujas
4. Prateleiras
5. Cadeira comum
6. Tapete para movimentos e espelho ao lado
7. Móbile

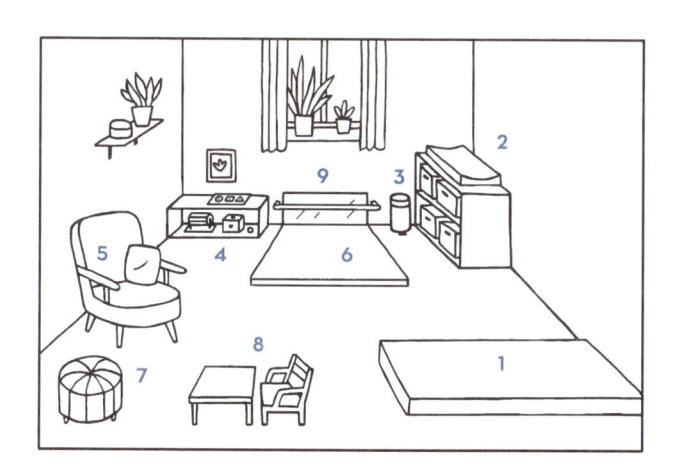

AMBIENTE PARA 5 A 9 MESES

1. Cama rente ao chão
2. Lugar para trocar e guardar roupas
3. Recipiente para resíduos ou roupas sujas
4. Prateleiras
5. Cadeira comum
6. Tapete para movimentos e espelho ao lado
7. Pufe
8. Mesa e cadeira de tamanho infantil
9. Barra na parede

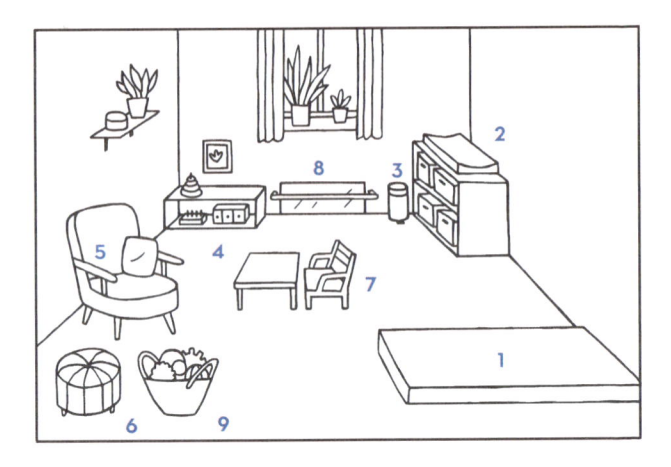

**AMBIENTE PARA
9 A 12 MESES**

1. Cama rente ao chão
2. Lugar para trocar e guardar roupas
3. Recipiente para resíduos ou roupas sujas
4. Prateleiras
5. Cadeira comum
6. Pufe
7. Mesa e cadeira de tamanho infantil
8. Barra na parede
9. Cesta com bolas

Esses ambientes são baseados em ilustrações de Gianna Gobbi no treinamento de Ajudantes para a Infância.

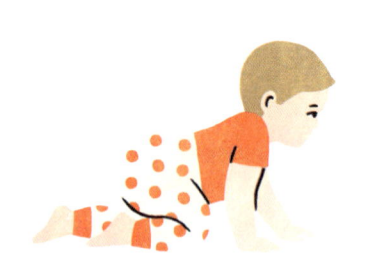

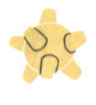

UMA CASA MONTESSORI PELA PERSPECTIVA DO BEBÊ ZACH, DE 16 MESES

> *Divirta-se com esse "passeio guiado" por Zach, no qual ele relata como sua casa foi preparada para ajudar no seu desenvolvimento e o quanto lhe dá alegria explorá-la desde o nascimento. O "passeio" foi imaginado e redigido por sua mãe, Pilar Bewley, que tem o site* Mainly Montessori.

Bem-vindos! Entrem... Eu sou o Zach e esta é minha casa. Eu nasci no quarto dos meus pais, no andar de cima, e sempre morei aqui — ou seja, nos últimos 16 meses. Adoro o que meus pais fizeram com a decoração e quero mostrar meus lugares favoritos a vocês.

Vamos começar pela cozinha. Quando comecei a ter força para abrir as gavetas, mamãe teve que fazer algumas mudanças. Ela colocou todos os produtos químicos no banheiro (onde fica o único armário da casa com fechadura resistente a crianças). Ela guardou os recipientes de vidro em uma gaveta mais alta para evitar que eu os quebre sem querer quando estiver brincando com outros recipientes, e pôs os talheres (menos as facas afiadas) em uma gaveta baixa ao meu alcance. Fora isso, tudo continuou onde estava. Algumas vezes, eu tentei investigar os itens delicados guardados em certas gavetas, mas ela logo aparecia e dizia: "Não, essas coisas não são para você!", então me mostrava com quais gavetas eu podia brincar. Agora aprendi! Meus dedos ficaram presos duas vezes nas gavetas pesadas, mas já consigo fechá-las direitinho.

Perto da cozinha há um pequeno armário de madeira onde guardo meus brinquedos. Mamãe o achou em um bazar de trocas e eu o adoro porque seu tamanho é perfeito para mim! Guardo meus carros em uma cesta no chão e minhas bolas em outra. Mamãe diz que cestas são ótimas, e eu concordo! Gosto especialmente de despejar tudo para fora e colocar de volta (ou, dependendo do estado do meu humor, largar tudo e deixar uma bagunça imensa para trás).

Ao lado dos meus brinquedos fica minha mesa de desmame, onde fiz minha primeira refeição com uma tigela e uma colher!

Usei a mesa pela primeira vez aos 4 meses de idade, mas eu precisava de ajuda para me sentar direito. Agora basta mamãe dizer: "É hora de comer!" que eu corro para minha mesa, puxo minha cadeira e me sento sozinho!

Às vezes eu compartilho minha mesa com meu amigo James. A gente se diverte muito almoçando juntos! Meu pai e minha tia Debbie fizeram essa mesa com uma chapa de compensado que estava no porão. Eles também fizeram minha torre de aprendizagem [como a da Montessori], que eu levo para a cozinha quando preciso lavar as mãos ou ajudar no preparo das comidas. Espero ser tão hábil quanto eles quando crescer.

Eu tomo o desjejum e janto com mamãe e papai na mesa da sala de refeições. Tenho uma cadeira Tripp-Trapp que ganhei dos meus avós, tia, tio e primos. É muito bom saber que toda a família ajuda na minha independência. Estou aprendendo a subir e descer sozinho da cadeira, e é ótimo fazer as refeições com mamãe e papai. Nós sempre acendemos uma vela e usamos louça, talheres e copos. Eu adoro comer sem ajuda, o que pode gerar um pouco de bagunça, mas também é bem divertido. Já quebrei alguns copos e pratos, mas agora tenho muito respeito por eles e sou tão cuidadoso que levo os pratos e talheres à mesa na hora do jantar!

Tomem cuidado com esses degraus! Talvez vocês queiram se segurar na cerquinha baixa que meu pai instalou para que eu possa subir e descer sozinho, e ir ao banheiro quando preciso usar o penico. Aqui fica meu banheirinho e tenho outro no andar de cima. Aqui estão meus calções e meus livros. Mamãe e eu passamos bastante tempo lendo livros, cantando canções e esperando a hora de eu fazer minhas necessidades. Quando faço xixi ou cocô, esvazio orgulhosamente o penico no vaso sanitário, enquanto mamãe recua e finge que não está louca para me ajudar.

Ah, vejam, do lado de fora do banheiro fica a tigela com água para os cachorros. Eu fazia a maior bagunça toda vez que passava por ali — era irresistível virar a tigela e derramar a água para todo lado! Agora que estou muito mais maduro, noto quando a tigela está vazia e levo-a para a mamãe colocar água. Na primeira vez que levei a tigela e disse: "Água". Ela não entendeu e me disse: "Não, a tigela está sem água". As mães podem ser tão distraídas! Eu persisti e, por fim, ela entendeu e ficou realmente empolgada com meu novo "nível de consciência", conforme contou ao papai. Chame isso como quiser, mamãe, mas alguém tinha de dar água aos cachorros!

Vamos até o andar de cima, mas cuidado com o portão na base da escada, que agora só é usado para manter os cachorros no andar de baixo. Nós ainda usamos o portão no alto da escada quando mami está tomando banho e eu estou no andar de cima.

Este é meu quarto. Eu dormi em uma cama rente ao chão durante muitos meses. Na verdade, era um colchão de berço posto no piso e eu gostava muito da liberdade que ele me dava para explorar meu quarto após uma soneca ou quando estava sem sono. Infelizmente, rolo muito quando durmo e no inverno rolava para fora da cama e sentia muito frio dormindo no piso de madeira. Meus pais então acharam a solução perfeita: essa cama da IKEA! Ao invés de usar ripas para erguer o colchão do piso (como era a ideia do *design* original), meu pai teve a ideia de pôr o colchão no chão para que houvesse uma parede baixa em volta dele. Há pouca possibilidade de entrar e sair em uma ponta da armação da cama, mas também sou craque em subir e descer pela lateral (caí de cara no chão nas primeiras vezes que tentei fazer isso, mas agora não tem erro). Ao lado da cama ficam meu banquinho e meu cesto de roupas sujas. Mamãe diz que sou como um peixe ensaboado; ela tenta me manter sentado para me vestir, mas muitas vezes eu saio correndo meio nu pela casa. Eu adoro pôr minhas roupas sujas no cesto!

No banheiro do andar de cima, tenho um banquinho para alcançar a pia e escovar os dentes, e também outro penico igual àquele que fica no andar de baixo. No quarto dos meus pais, tenho alguns brinquedos em uma prateleira, que uso mais quando mamãe está se vestindo. Essa era minha área para movimentos quando eu era mais novo; havia móbiles, um espelho e uma barra para eu me levantar e circular. Em breve, haverá uma parede de escalada para fazer estrepolias e minha mãe ter mais ataques do coração!

Bem, por hoje é só, pessoal! Espero que vocês tenham gostado do giro em nossa casa Montessori. Obrigado pela visita e voltem logo!

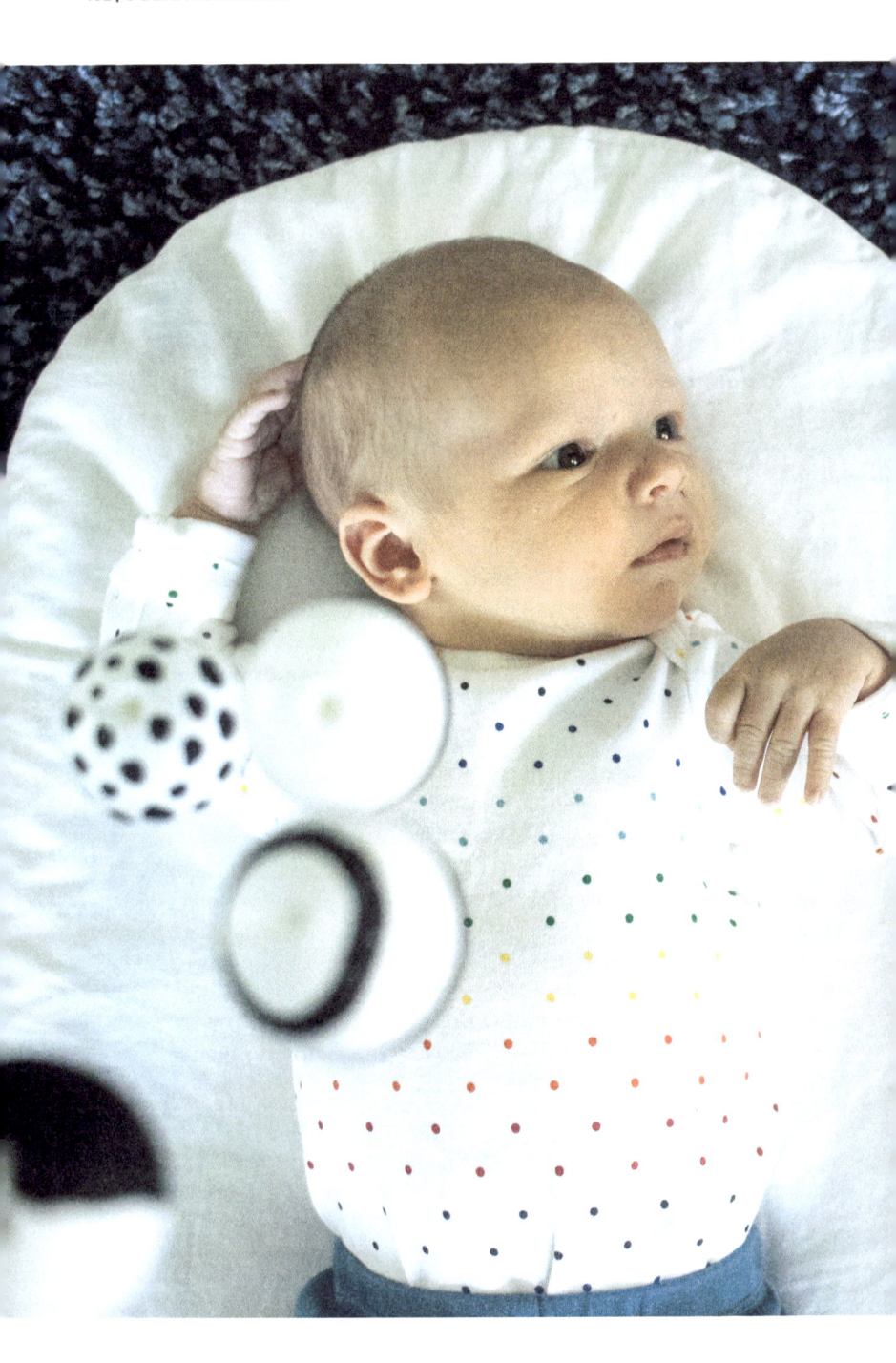

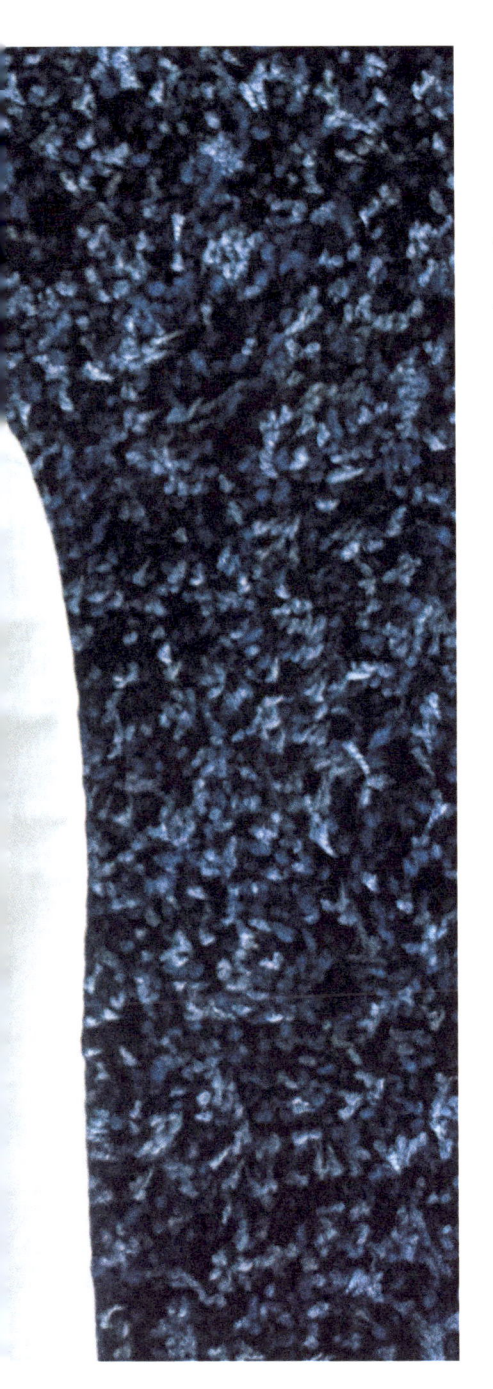

GIRO PELA CASA

Vamos conhecer a casa de Nicole, fundadora do site The Kavanaugh Report e mãe de quatro crianças. O espaço está preparado para atender às necessidades de todas, inclusive do membro mais novo da família.

Vemos aqui um móbile preto e branco feito em casa, inspirado no móbile Munari, e o *topponcino*.

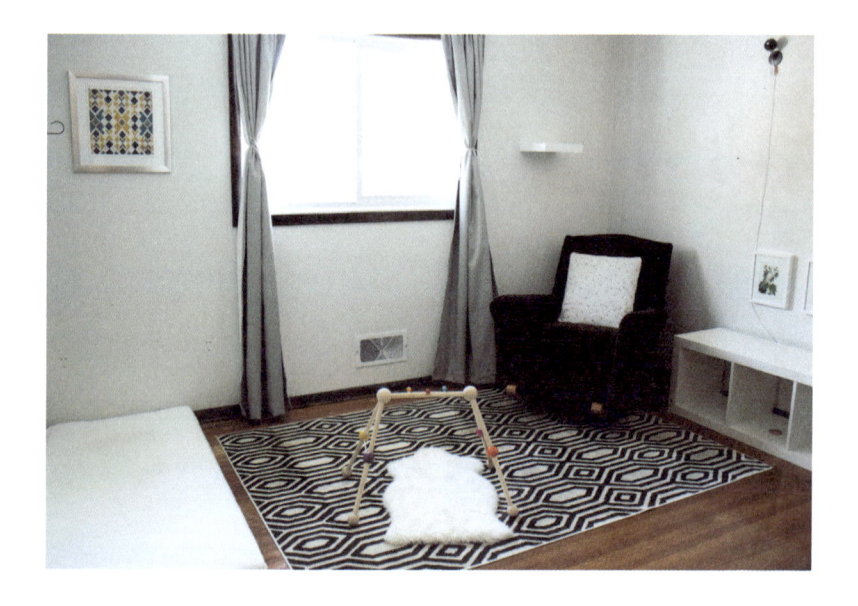

QUARTO

O quarto é calmo e relaxante. Um colchão no chão serve de cama, um tapete encimado por um móbile de madeira é a área para movimentos, e prateleiras baixas expõem atividades simples. Quadrinhos mostrando plantas ficam em altura que o bebê possa apreciar quando está acordado, e há uma cadeira no canto para que ele seja amamentado no quarto durante a noite. O espaço é bem seguro para o bebê explorar.

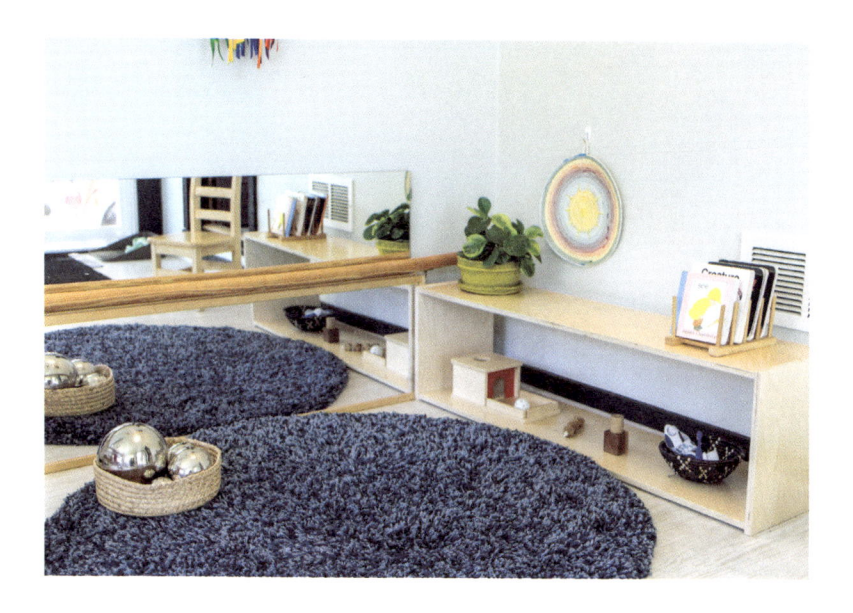

ÁREA PARA MOVIMENTOS

Há um tapete macio para o bebê se movimentar livremente, alongar-se e explorar seu corpo e as coisas ao redor. Um espelho permite que ele se olhe, entenda sua anatomia e também veja seus irmãos entretidos ao lado. Há uma barra na parede que o bebê usará quando conseguir se erguer e se locomover.

Uma prateleira baixa tem alguns objetos para explorar — uma caixa com uma bola, colares de miçangas para manusear, um cilindro para preensão palmar, uma cesta com objetos e alguns livros simples de papelão.

Uma planta e um enfeite na parede tornam o espaço mais aconchegante e convidativo.

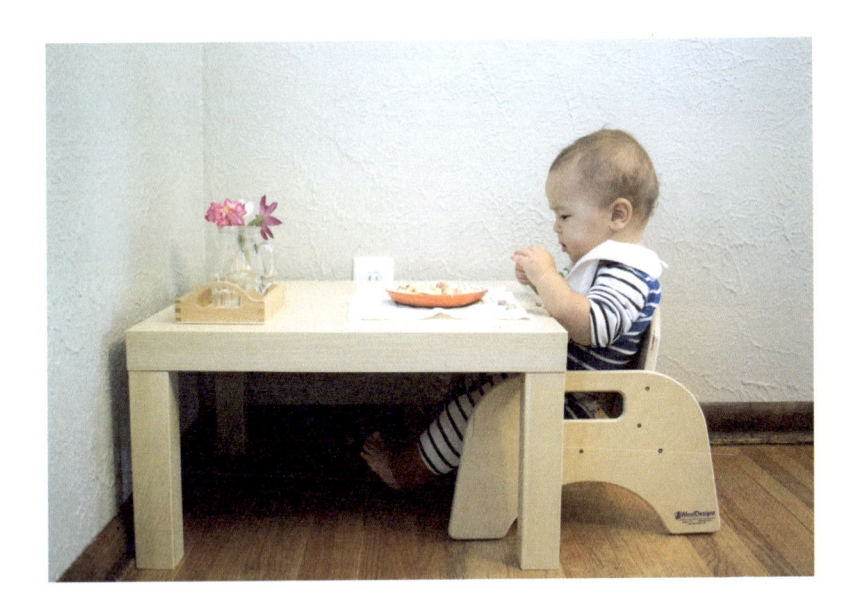

LUGAR PARA ALIMENTAÇÃO

A mesa e a cadeira de tamanho adequado servem para o bebê fazer suas primeiras refeições e lanches. Há uma bandeja com um copinho e um jarro com água, assim como algumas flores e um jogo americano de pano que mostram que esse lugar foi preparado com muito amor e carinho.

A mesa tem 30 centímetros de altura, e o assento da cadeira, 13 centímetros, para que o bebê apoie os pés no piso.

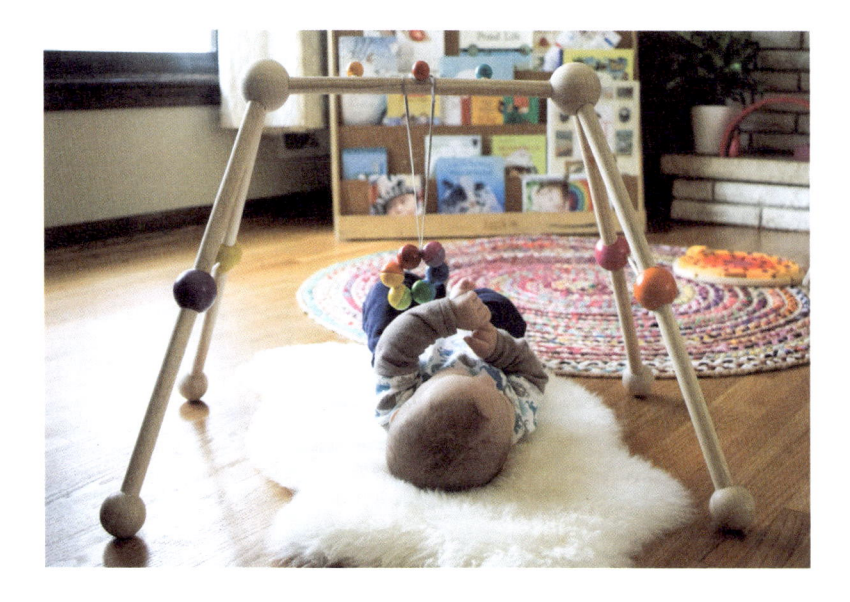

SALA DA FAMÍLIA

Essa foto mostra o bebê integrado na vida da família. Ele tem espaço para fazer descobertas — deitado em um tapete com um objeto para investigar — e também enxerga os irmãos e os pais entretidos com outras brincadeiras. Ao fundo, vemos uma prateleira com livros das crianças maiores e um quebra-cabeça grande em uma esteira ao lado do bebê, porém, fora de seu alcance por uma questão de segurança.

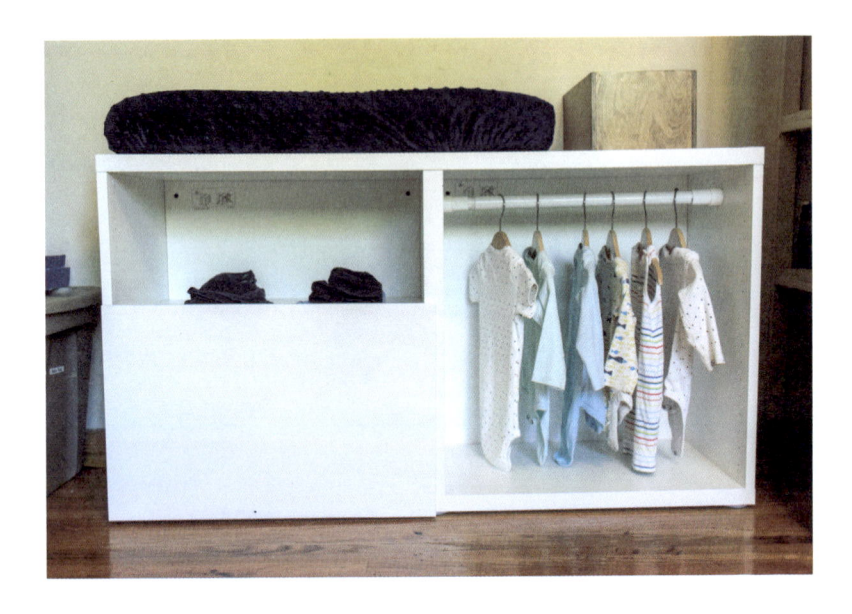

LUGAR PARA TROCAR FRALDAS

As roupas do bebê estão visíveis e, quando ele conseguir se deslocar, poderá ir até ali e indicar as que prefere usar. Isso também estabelecerá um senso de ordem quando ele se vestir sem muita ajuda e já souber onde ficam suas roupas. Não é preciso tê-las em quantidade e pode-se alterná-las sazonalmente e à medida que a criança cresce.

No topo da prateleira baixa há um fraldário, que também pode ser posto no chão quando o bebê estiver maior e for possível trocar sua fralda com ele em pé (e a mãe sentada em um banquinho). Isso requer prática, mas os bebês deitados de costas podem se sentir mais vulneráveis e passivos. Ficar em pé dá um senso da capacidade de agir, requer sua participação e muitas vezes suscita menos resistência às trocas de fraldas.

CUIDANDO DO BEBÊ MONTESSORI

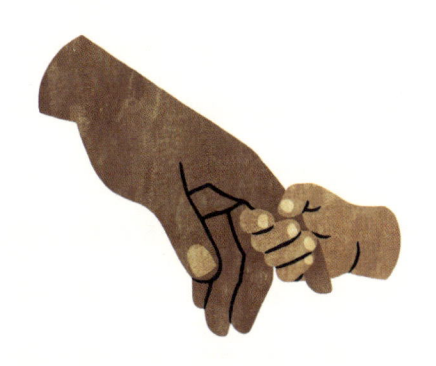

5

110 Confiança
112 Aceitação
112 Respeito
118 Estabeleça limites claros e bondosos
120 Estimule a concentração
123 Liberdade de movimento
124 Um apego seguro
125 Quando o bebê chora
127 Seja a guia do bebê
129 Moldando a visão dos bebês sobre o mundo
131 Uma lista prática para fomentar a conexão com o bebê
132 Desacelerando

CONFIANÇA

Assim como tantas outras mães, Junnifa passou muito tempo pensando e pesquisando quais seriam os melhores presentes para o primeiro aniversário de seu filho. Sua lista de possibilidades incluía blocos de madeira para empilhar, um triciclo e instrumentos musicais. Certo dia, enquanto observava o bebê, ela se deu conta de que os melhores presentes para o primeiro ano não podiam ser comprados, pois não eram materiais, e sim psicológicos. As confianças básicas são presentes ainda mais especiais porque só podem ser dadas no primeiro ano e sob as condições certas.

As duas confianças básicas são a **confiança no ambiente** e a **autoconfiança**.

Confiança básica no ambiente: em geral, ela é adquirida no final do segundo mês de vida, o qual também marca o término de uma fase muito importante no crescimento do bebê: o período de adaptação ao seu novo mundo. Nessa fase de simbiose já abordada no capítulo 3, a mãe e o bebê são interdependentes para suprir as necessidades físicas e psicológicas. A fase também estabelece a base para a personalidade da criança e sua visão sobre o mundo e a vida. Uma criança que tenha confiança básica no ambiente abordará a vida com otimismo, segurança e fé no mundo como um lugar bom onde poderá florescer.

Autoconfiança básica: essa segunda confiança básica geralmente é adquirida no nono mês, o qual marca o final da exterogestação, ou gravidez externa. O bebê terá passado tanto tempo fora do útero quanto dentro. A autoconfiança básica estabelece a base para uma autoestima forte. A criança que confia em si mesma e em suas habilidades enfrentará os desafios e não desanimará com os fracassos. Ela será curiosa e ousará explorar o mundo.

Essa dádiva pode ser dada ao bebê o ajudando a ganhar independência crescente e dando oportunidades para se movimentar, explorar e se comunicar.

Cada vez que o bebê consegue fazer algo novo, sua autoconfiança básica aumenta. É importante não interrompê-lo nem tentar "ajudá-lo demais" como, por exemplo, colocar o sino ou a fita do móbile tátil nas mãos dele. Além de desenvolver sua autoconfiança básica, o bebê também está formando sua capacidade de se concentrar, de modo que a família e os outros cuidadores devem respeitar esse processo.

Nós devemos preparar um ambiente propício para o bebê adquirir a autoconfiança básica, continuar o observando para detectar mudanças e então ajustar o ambiente para equilibrar os desafios com sua capacidade de vencê-los. É importante também continuar moldando seu comportamento e as expectativas sociais e dar retorno para suas ações. Nós conversamos, cantamos e, principalmente, escutamos e dialogamos com ele. Os pais observam os sinais verbais e não verbais dados pela criança em relação a fome, cuidados, sono etc., respondem e fomentam a linguagem. Gradualmente, o bebê melhora sua capacidade de se comunicar por meio de uma palavra, um sinal ou um gesto, como trazer o babador quando está com fome. Ele sabe que pode se comunicar e indicar suas necessidades — outro ganho para sua autoconfiança básica.

Adquirindo esta autoconfiança, antes de completar 1 ano, o bebê sorrirá para nós e engatinhará ou andará para outro lugar. Ele olhará para trás, mas continuará se distanciando de propósito. Ele sumirá das nossas vistas e esperaremos que volte, mas temos de procurá-lo. Ele estará sentado explorando sua prateleira ou à mesa comendo um lanche. Talvez esteja usando seu copo para tomar água ou em seu cantinho de leitura, folheando um livro que escolheu sozinho.

Perceberemos, então, que ele recebeu os melhores presentes em seu primeiro aniversário. Ele confia no ambiente e em si mesmo. Como é otimista, sabe que o mundo é um lugar bom, confia nas próprias habilidades e não teme explorar tudo de maneira independente.

Saberemos que as bases para uma vida com felicidade, aprendizagem constante e exploração foram assentadas.

E, embora o papel dos pais continue sendo fundamental, qualquer cuidador bem preparado pode nos apoiar fomentando as duas dádivas da confiança básica.

ACEITAÇÃO

Imagine que você pretende visitar um lugar e antes de chegar lá, recebe uma mensagem dos seus anfitriões dizendo o quanto estão ansiosos para recebê-la. Ao chegar, você os encontra empolgados à sua espera e vê que arrumaram a casa com todo o esmero. Isso não faria uma grande diferença na sua estadia?

Ao receber nossos bebês dessa maneira, transmitimos uma mensagem de aceitação que ficará gravada pelo resto da vida e servirá de base para todos os futuros relacionamentos e transições deles. Essa mensagem de aceitação é transmitida durante as interações com nossos bebês desde o momento da concepção.

Quando uma mulher grávida acaricia a barriga, conversa com o bebê no útero, chama-o pelo nome, lê livros e canta para ele, ela envia a mensagem de que o aceita e está ansiosa para acolhê-lo em sua vida. Estar feliz e o mais relaxada possível durante a gravidez ajuda a manter os hormônios equilibrados e também envia uma mensagem de aceitação, ao contrário do que ocorre se houver estresse e infelicidade.

A mensagem de aceitação deve continuar sendo transmitida após o nascimento mediante o modo com que a mulher se prepara e também seu ambiente para o bebê. O tempo que ela passa segurando o bebê, como o olha, toca-o, demonstra amor e dá atenção plena durante os cuidados rotineiros reforçam a mensagem. O bebê sente que era muito aguardado e que a mãe está feliz em recebê-lo.

Essa mensagem enviada e reforçada durante a gravidez, após o nascimento, diz ao bebê que ele é querido e está em um lugar seguro. A doutora Silvana Montanaro, uma das colaboradoras da doutora Montessori, acreditava que a mensagem calava fundo na criança por toda a vida, imprimindo uma visão otimista do mundo, que lhe permitia se adaptar positivamente.

RESPEITO

A maioria das pessoas não associa a palavra "respeito" a bebês ou a crianças em geral, mas a doutora Montessori acreditava que "as crianças são seres humanos que merecem respeito, já que são superiores aos adultos devido à sua inocência e às possibilidades melhores em relação a seu futuro" (*Dr. Montessori's Own Handbook*).

A parentalidade montessoriana é baseada no respeito pela criança como ela é e pelas inúmeras possibilidades de seu futuro.

Há muitas maneiras de mostrar respeito por nossos bebês desde o nascimento.

Respeite o corpo do bebê: a primeira interação que o bebê tem com o mundo exterior é por meio do toque, o qual continua sendo a interação predominante durante o primeiro ano. Os bebês são muito tocados por seus cuidadores que os alimentam, trocam suas fraldas e roupas, e os seguram no colo. Tais ocasiões são ideais para demonstrar respeito por eles.

O correto é pedir permissão ao bebê antes de pegá-lo, trocar-lhe as fraldas e as roupas, dar-lhe banho e passá-lo para outra pessoa, especialmente se for desconhecida. Diga, por exemplo: "Olá, bebê, posso pegar você no colo?". Após perguntar se podemos tocá-lo ou pegá-lo no colo, normalmente dá para perceber se ele concorda ou não. Basta estender as mãos para ele, fazer o pedido e esperar. Em geral, há uma mudança corporal ou em sua expressão facial. Se ele sorrir ou se movimentar em nossa direção, isso significa um "sim", podemos pegá-lo. Dizemos então "obrigada" e reconhecemos sua aceitação verbalmente. Caso ele franza as sobrancelhas, desvie o olhar ou se encolha, basta dizer: "Sem problema, quem sabe na próxima vez". Dessa maneira, desde o início o bebê aprende que é dono de seu corpo e tem escolha sobre como é tratado.

O bebê deve ser aninhado e tratado pelos adultos da maneira mais suave e gentil possível. Nossas mãos ou lhe transmitem paz ou violência.

Mãos gentis, lentas e cuidadosas demonstram respeito e infundem serenidade.

Os cuidados físicos, incluindo trocas de fraldas e banhos, dão aos cuidadores chances de demonstrar respeito pelo bebê.

Agradeça ao bebê: é comum agradecer aos adultos por várias coisas, mas raramente temos a mesma cortesia com as crianças. Quando nos habituamos a fazer isso com os bebês, eles registram o aprendizado, pois estão absorvendo tudo e reproduzirão os bons exemplos.

"Obrigada por me deixar pegá-lo no colo".

"Obrigada por estar aqui comigo".

"Obrigada por tirar uma soneca e me dar uma pausa".

Confie nas habilidades do bebê: nós podemos confiar que os bebês controlam seus corpos, mas não devemos colocá-los em posições para as quais não estão preparados. Nós podemos confiar que eles fazem escolhas sobre como se movimentar e interagir com o ambiente que preparamos para eles.

Devemos confiar que eles resolvem problemas e nem sempre correr para ajudar ou resolver suas dificuldades.

Ao respeitar as habilidades do bebê, incitamos sua colaboração em cada estágio. Isso inclui esperar que o recém-nascido encontre o mamilo; dizer algo para o bebê de 3 meses e observar sua reação; espetar o garfo no abacate para o bebê de 7 meses e esperar que o pegue e leve à boca; ou abrir a manga da camisa do bebê de 9 meses e esperá-lo enfiar o braço. Todos esses pequenos gestos mostram ao bebê que os pais confiam em sua capacidade e também fomentam o desenvolvimento de sua independência funcional. Os pais oferecem o mínimo de ajuda possível, mas o quanto for necessário; observam antes de intervir e deixam o bebê resolver problemas.

Observar é uma forma de respeito: quando observamos a crianças antes de responder ou para entendê-la, estamos dizendo: "Você sabe algo que eu não sei, então me mostre e me ajude a te entender melhor".

Respeite a individualidade do bebê: cada criança é singular e tem sua própria cronologia, personalidade e expressão. Simone tem duas crianças e Junnifa tem três — e ficamos maravilhadas com o quanto os irmãos diferem entre si. Embora vivam no mesmo ambiente e sejam tratadas de maneira igual, cada criança é um ser à parte.

Quando aceitamos isso desde o início, conseguimos respeitar a sua individualidade. Ao invés de comparar ou ter expectativas em relação a uma criança com base na outra, é preciso observar o bebê para entender e apoiar sua singularidade. Até em termos de sono as crianças podem diferir. Um bebê pode relaxar facilmente e ir dormir, enquanto outro pode relutar muito para cair no sono.

Até esse aspecto da individualidade deve ser respeitado. Primeiramente, é preciso aceitar o jeito de ser do bebê e depois achar maneiras de ajudá-lo a florescer em sua individualidade.

Considere as necessidades do bebê: leve sempre em consideração suas necessidades e períodos sensíveis e tente entender o que pode estar motivando as ações dele (veja mais sobre períodos sensíveis na **página 32**).

Siga os ritmos do bebê: cada bebê é diferente e terá de descobrir seu próprio tempo. Portanto, tenha como prioridade criar situações que possibilitem que ele faça isso, o que inclui ritmos em relação à alimentação, sono, trocas de fraldas e o dia em geral. Desde o nascimento, note os sinais do bebê, cultive rotinas compatíveis com eles e mantenha a constância.

Estimule as atividades do bebê: em seu livro *The Child in The Family*, a doutora Montessori nos exorta a "tentar entender e respeitar todas as formas razoáveis de atividade nas quais a criança se envolva". Mas como distinguir o que é razoável?

Uma atividade segura pode ser considerada razoável e basta ficar observando para tentar entendê-la. Se analisarmos o bebê tocando ou encarando algo, movimentando-se de uma certa maneira e geralmente explorando, respeitamos sua atividade sem interferir nem intervir.

Muitas vezes, os bebês se deparam com dificuldades, mas nem sempre precisam de ajuda. Por meio da observação, os pais aprendem a distinguir quando ele precisa de auxílio e então o oferecem na medida necessária. Quando está brincando ou tentando alcançar alguma coisa, o bebê pode emitir pequenos sons que indicam seu esforço e talvez uma certa dificuldade.

O primeiro instinto dos pais é se aproximar para ajudar, mas é melhor continuar observando a uma certa distância e ter a alegria de ver o bebê conseguir o que quer sem interferência, o que também o deixa muito contente.

Sabendo que todas as atividades agregam em seu desenvolvimento, é preciso respeitar seu esforço e concentração sem interrompê-lo. Às vezes, até as nossas palavras de reconhecimento são uma forma de interrupção. O ideal é recuar e respeitar as explorações ativas do bebê, observando para entendê-lo e apoiá-lo da melhor forma.

> Nunca ajude uma criança em uma tarefa que ela queira fazer sozinha.
>
> Qualquer ajuda desnecessária é um obstáculo para o desenvolvimento da criança.
>
> — Doutora Maria Montessori

Respeite o ritmo do bebê e desacelere: respeitar as habilidades do bebê também significa entender que as crianças precisam de mais tempo para processar e desvendar as coisas, e não apressá-las. Quando lhe dizemos algo, pode levar 8 a 10 segundos para que entenda, então damos uma pausa e aguardamos sua resposta.

Mais tempo também é requerido para alimentar, trocar as fraldas e vestir o bebê e em outras situações cotidianas. Vale a pena não ter pressa com ele, pois isso o deixa menos irritado e estabelece a base para que desenvolva concentração, foco, habilidades de independência e ânimo para explorar o ambiente.

Respeite as escolhas do bebê: por respeito ao bebê, damos escolhas reais sempre que possível e aceitamos sua vontade. Ao invés de impor nossos pensamentos ou emoções, nós o escutamos e entendemos desde os seus 3 meses. Ofereça duas camisetas e veja para qual ele sorri ou faz um gesto.

Ofereça dois livros e veja qual ele prefere. Coloque dois chocalhos perto dele e deixe-o escolher um e usar como quiser. Um bebê maior selecionará um objeto entre 3 a 5 itens em uma cesta. Dar opção é uma forma de respeito. Portanto, respeite as escolhas do bebê. Isso, à medida que o filho for crescendo, treina o pai para aceitação das escolhas dele. A criança não decide o país em que a família irá viver nem a escola que irá frequentar, mas permitimos que ela faça as escolhas apropriadas para cada idade.

> Nós precisamos aprender a cuidar de uma criança recém-nascida e a acolhê-la com amor e respeito.
>
> — Doutora Maria Montessori

ALTERNATIVAS A ELOGIOS

É difícil se livrar do hábito de elogiar nossos bebês. Com frequência, quando as crianças fazem alguma coisa, os pais sentem necessidade de parabenizá-las. Mas quando elogiamos demais, ensinamos ao bebê a querer sempre nossa aprovação.

Na Pedagogia Montessori a ideia é fomentar o senso intrínseco do *self* da criança, ao invés de acostumá-la a depender de elogios e validações externos. Ao invés de elogiar, parabenizar ou bater palmas para o bebê, tente as seguintes alternativas:

1. Fique neutra, para que o bebê desfrute o momento como quiser.
2. Narração esportiva — diga o que você o viu fazer: "Você pôs a bola no buraco".
3. Descreva o que observa em relação aos sentimentos do bebê: "Você parece contente/empolgado!".
4. Reconheça o esforço do bebê: "Você se esforçou bastante tempo para fazer isso" ou "você conseguiu".
5. Dê um sorriso gentil.
6. Dê estímulo: "Eu sabia que você ia conseguir".
7. Fale sobre o que acontecerá a seguir: "Vejo que você terminou. Que tal tirar uma soneca?".
8. Ou fale como você se sente: "Estou muito empolgada com o que você conseguiu fazer".

ESTABELEÇA LIMITES CLAROS E BONDOSOS

A filosofia Montessori prega a "liberdade com limites" para ajudar as crianças a desenvolverem a autodisciplina desde o nascimento. Na medida do possível, nós tentamos dar liberdade ao bebê, levando em conta os limites de segurança e suas habilidades.

Oferecer escolhas, dar tempo e oportunidades para movimentação e atividades, e deixar o bebê comer sozinho são maneiras de lhe dar liberdade.

"Liberdade" pode ser uma palavra difícil de entender, pois geralmente significa resistir a alguma coisa, como regras ou a obrigação de trabalhar. No contexto Montessori, o bebê/criança tem liberdade para fazer coisas — como escolher o que vai vestir, movimentar-se e se expressar. Isso não significa licença para fazer qualquer coisa — e sim liberdade de acordo com as regras da família e da sociedade.

Mas é preciso também impor limites e aqui estão algumas maneiras de fazer isso com bebês:

Limite as opções ou escolhas: ao preparar o ambiente para o bebê, inclua apenas itens seguros para ele usar. Ofereça opções que você aprove e ache aceitáveis.

Mantenha-os seguros ou dê alternativas seguras: Os bebês tentam entender o mundo por meio de explorações e, às vezes, se aventuram além das áreas seguras da casa ou do espaço e fazem coisas perigosas. Quando isso acontece, é preciso deter o comportamento perigoso e redirecionar ações inaceitáveis. Se o bebê engatinhar até uma tomada elétrica, dizemos que ela é perigosa e o levamos para uma parte segura do recinto. Um bebê que está atirando objetos inadequados deve ser redirecionado para uma cesta com bolas ou objetos mais adequados para serem jogados longe.

Responda a uma necessidade ou mensagem comunicada por ele: o comportamento do bebê geralmente visa comunicar uma necessidade ou uma mensagem. Um bebê que fique atirando objetos talvez esteja precisando de mais estímulos motores grossos, e se estiver atirando comida, talvez esteja simplesmente sinalizando que está satisfeito ou sem interesse pela refeição. Os pais devem responder com base na observação e interpretação.

Modifique o ambiente ou um processo: se o bebê sempre derrama a água no copo quando não está bebendo, modifique o processo mantendo o copo à parte até o momento de o bebê tomar água ou só colocando água suficiente e retirando o copo após ele tomá--la. Se o bebê continuar se aproximando de uma tomada elétrica, cubra-a ou a esconda posicionando um móvel na frente. Dessa maneira, há limites no ambiente.

Prepare-se para repetir certas coisas muitas vezes: não adianta impor muitos limites, pois os pais precisam repetir todas as recomendações muitas vezes até o bebê passar a se refrear sozinho (por exemplo, deixando de tocar alguma coisa que queira explorar). O córtex pré-frontal dele, que é responsável por inibir certos comportamentos, está nos estágios iniciais de desenvolvimento e continuará se desenvolvendo até a faixa de 20 e poucos anos. Portanto, os pais têm de agir como o córtex pré--frontal da criança.

Ensine ao bebê o que fazer, ao invés de dizer o que não quer que ele faça: como os bebês chegaram recentemente ao mundo e estão descobrindo como as coisas funcionam, os pais devem ser seus guias ajudando-os e mostrando como tudo funciona. Portanto, quando o bebê ultrapassa os limites, aproveite para lhe ensinar o comportamento adequado e aceitável. Esse entendimento ajuda os pais a responderem da melhor forma. Para ensinar ao bebê o que é aceitável, diga-lhe: "A água fica no copo e, depois de tomá-la, você deixa o copo aqui", ao invés de "não derrame a água" ou "por que você continua derramando a água?".

Dê também o exemplo lhe dizendo: "Eu vejo que você terminou de tomar água. Vou lhe mostrar onde deixar o copo". Dar o exemplo é muito importante para o bebê aprender os limites.

UMA OBSERVAÇÃO SOBRE LINGUAGEM POSITIVA

Na maioria das ocasiões, tente dizer as coisas de uma maneira mais positiva. As crianças se desligam quando ouvem constantemente "não faça isso" e "não". Portanto, diga o que quer que elas façam: "Mantenha os pés no chão", ao invés de "não suba na mesa". Dessa forma, elas entendem melhor seu pedido. Ao ouvir alguém dizer: "não ponha as mãos na cabeça", a criança pensa primeiro na cabeça e depois onde deve por as mãos.

Comece agora, pois quando os bebês crescerem um pouco e quisermos que cooperem, esse tipo de atitude se tornará automática.

ESTIMULE A CONCENTRAÇÃO

Os bebês conseguem se concentrar. Se contarem com tempo livre e um espaço preparado e ordenado, eles se concentram desde o nascimento. Portanto, cabe aos pais criar as condições propícias para isso.

1. Assegure-se de que o bebê está dormindo o suficiente

Os bebês com 1 a 12 meses precisam de 14 a 15 horas de sono por dia. Portanto, fique atenta aos sinais de que seu filho está cansado e ajude-o a relaxar e dormir. Evite acordá-lo. Quando não dormem o suficiente, os bebês têm dificuldade para se concentrar, mesmo que o ambiente seja bem preparado.

2. Mantenha o bebê bem hidratado e nutrido

Quando passam a comer alimentos sólidos, os bebês precisam de refeições balanceadas que incluam carboidratos, proteínas, gorduras, frutas e legumes, e não devem consumir alimentos processados nem açúcares. Até adultos têm dificuldade para se concentrar quando estão com fome ou ingeriram açúcar em excesso. Portanto, ensine-o a tomar água quando tiver sede. Um bebê de 7 ou 8 meses consegue engatinhar até uma canequinha com água ou mamadeira com canudinho.

3. Prepare um ambiente ordenado

A ordem externa leva à ordem interna. Os bebês precisam de ordem e isso significa um ambiente organizado, com um lugar para tudo e tudo em seu lugar, de modo que possam fazer escolhas e se concentrar. Caso tenham tendência para acumular, os pais devem tentar limitar a bagunça a uma área de depósito inacessível ao bebê.

4. Deixe o bebê ter paz e silêncio

Qual é o nível de barulho em casa? Há momentos de silêncio e paz para o bebê usufruir todos os dias, sem ninguém falando ao telefone, com o rádio e a TV desligados, e sem movimentação na cozinha? Estes são os momentos ideais para a concentração. Junnifa tenta oferecer isso à sua família muitas vezes por dia, quando os únicos sons audíveis são o ventilador, indispensável no calor nigeriano, e a voz do bebê cantarolando enquanto explora alguma coisa. Uma hora calma por dia faz bem para a alma dos adultos e do bebê.

5. Limite o entretenimento passivo

Não é preciso entreter constantemente os filhos, pois isso se torna exaustivo para os pais e pode ser prejudicial. Os bebês aprendem por meio de experiências ativas e não quando são entretidos. Portanto, devemos propiciar um ambiente, desde o nascimento, que os estimule a se distraírem sozinhos. Brinquedos que cantam, piscam, falam, apitam e fazem outras coisas quando o bebê aperta um botão, também afetam a concentração. Esse tipo de entretenimento gera passividade e elimina aquele senso de maravilhamento e realização devido a uma descoberta direta. Magda Gerber, a criadora da abordagem RIE, descreveu isso muito bem ao afirmar que o ideal são brinquedos passivos e crianças ativas, não brinquedos ativos que deixam as crianças passivas.

6. Evite telas antes dos 2 anos e elimine ou disponibilize poucas telas após os 2 anos

Faça o seguinte experimento: ligue a televisão e sintonize em um desenho animado ou um programa infantil corriqueiro. Pegue um cronômetro e conte quantas mudanças de cena e cor acontecem em 3 minutos.

O mundo real se movimenta com muito mais lentidão. As crianças que se acostumam com esse ritmo frenético e ruidoso do entretenimento passivo, mostrado na TV, terão dificuldade para desacelerar e se concentrar. Os bebês aprendem melhor usando as bocas e mãos, então, desligue as telas e deixe-os descobrir as belezas do mundo em que vivemos.

7. Escolha brinquedos e materiais simples e adequados para a fase atual de desenvolvimento

Os bebês se empenham para desenvolver muitas habilidades que não requerem material algum. Quando um bebê descobre as próprias mãos, por exemplo, ele as observa por bastante tempo. Questão similar ocorre quando está aprendendo a se virar; às vezes tenta por mais de 30 vezes seguidas. A maioria das explorações de um bebê só demanda espaço e tempo sem interrupções. Móbiles e brinquedos bem simples que o bebê possa explorar de diversas maneiras também fomentam a concentração.

8. Observe

A filosofia Montessori estabelece como um de seus pilares a observação da criança. O método defende que é preciso ficar atento para constatar se o bebê descansa o suficiente; se não está com fome ou desidratado; quais são seus interesses; seu estágio de desenvolvimento (para que seja possível apoiá-lo); e quando é superestimado. Apenas com essa investigação é possível compreender as particularidades da criança e reconhecer seus momentos de concentração, para, então, poder respeitá-lo.

9. Evite interromper

Quando veem que o bebê está concentrado, os pais não devem interromper, ajudar, parabenizar ou corrigir. É indicado que apenas sorriam, vibrem com as vitórias dele e o observem à distância. Durante o desenvolvimento do bebê, a concentração é frágil, facilmente perdida e, após isso acontecer algumas vezes, talvez ele pare de tentar se concentrar. É lindo ver um bebê totalmente absorvido com alguma coisa.

LIBERDADE DE MOVIMENTO

Desde o nascimento, o bebê deve ter liberdade para se movimentar. Já falamos muito sobre isso nesse livro, mas voltamos a enfatizar os diversos benefícios, incluindo o desenvolvimento de habilidades motoras grossas e finas, maior conscientização corporal, determinação e o início da aprendizagem da resolução de problemas.

Veja a seguir algumas maneiras de dar liberdade de movimento para o bebê:

Ofereça o peito e o espere mamar. Desde o nascimento, o bebê pode ser posto sobre a barriga e o peito da mãe e basta esperar um pouco que ele encontrará o seio sem ajuda.

Evite enfaixá-lo com cueiros. Os bebês mexem os braços e pernas livremente dentro do útero, portanto, devem ter esta mesma liberdade fora dele. No início, eles têm uma reação de alarme ao sair da segurança do útero, mas gradualmente ficam à vontade. Se necessário, os pais podem colocar um cueiro frouxo para que o bebê se sinta aninhado, mas com um pouco de espaço para se movimentar.

Evite colocá-lo em dispositivos restritivos como *jumpers*, centros de atividades ou itens semelhantes. Quando a mãe está cozinhando ou ocupada com outra coisa e precisa manter o bebê por perto, basta vesti-lo e colocá-lo em uma manta, estendida no chão, ou em uma banheirinha na cozinha. Mas, caso ache necessário usar um dispositivo restritivo, não deixe que o bebê fique muito tempo nele.

Dê tempo livre para que se movimente. Ponha-o sobre uma manta, esteira ou cama rente ao chão, deitado de costas ou sobre a barriga. Observe se está confortável. Prepare a área para movimentos onde ele possa explorar livremente e com segurança.

É possível também preparar uma área temporária para movimentos, para que ele esteja sempre perto de você em todas as partes da casa.

Não o force a se sentar, ficar em pé ou em outras posições para as quais ainda não está preparado. Quando não está no colo, o bebê pode ficar deitado de costas ou sobre a barriga. Assim que seu corpo estiver preparado ele irá, progressivamente, sentar-se, levantar-se para ficar de pé e, por fim, andar.

Evite colocar brinquedos em suas mãos. Segure ou ponha o brinquedo perto o suficiente para que ele o alcance com um pouco de esforço, mas nunca longe demais para evitar frustrá-lo.

Escolha roupas que não restrinjam seus movimentos. As roupas do bebê devem ser confortáveis, ter o tamanho adequado e o mínimo de colchetes e enfeites. Ele deve ficar à vontade para se deitar, arrastar-se ou engatinhar. Sempre que possível, deixe seus pés e joelhos expostos.

Lembre-se de que cada bebê se desenvolve no próprio ritmo. A meta não é fazê-lo se movimentar com mais rapidez, e sim fazer com que tenha controle e confiança em seus movimentos.

UM APEGO SEGURO

A doutora Montessori dizia que a vida é composta por uma série de apegos e separações, como a gravidez (apego) e o nascimento (separação), a amamentação (apego) e o desmame (separação). Um adolescente precisa da base familiar (apego), mas gradualmente começa a passar mais tempo com os amigos (separação).

Apego

O ideal é que o bebê tenha um apego seguro por seus cuidadores. Afinal, essa é uma necessidade humana inata, que os bebês, desde o nascimento, buscam suprir.

Muitas pesquisas corroboram a noção de que um apego seguro estabelece a base para o seu bem-estar e desenvolvimento emocional, intelectual e social. Um bebê com apego seguro é alegre, curioso e interessado em explorar o ambiente. Ele lidará melhor com separações e crescerá feliz, empático, criativo, resiliente e mais capaz de se autorregular e aprender. Também terá mais autoestima e capacidade para formar e manter relacionamentos mais positivos ao longo da vida.

Separação

Como pais, devemos observar os sinais, a fim de saber se nosso razoável distanciamento poderá oferecer algum perigo ao bebê enquanto explora o local. É importante deixá-lo à vontade para se alongar e se movimentar em uma esteira, para tentar alcançar coisas que possa explorar, para se arrastar, engatinhar e voltar, e para fazer expedições que vão se tornando mais longas à medida que ele cresce e se faz mais confiante.

QUANDO O BEBÊ CHORA

O choro do bebê pode desencadear reações fortes nos pais, o que é natural e manifesta o instinto de protegê-lo. No entanto, nosso estado emocional e experiências na infância podem afetar como reagimos ao choro do bebê. É importante evoluir de uma reação instintiva para uma resposta serena e respeitosa. Mas como fazer isso?

Tente se acalmar. O choro do bebê pode desencadear reações irracionais na mãe, como ficar paralisada, lutar ou fugir, portanto é importante ter um momento para tirar seu cérebro desse modo antes de responder. Respire fundo e lembre-se de que é preciso se tranquilizar. Se o bebê não estiver em perigo, você pode se dirigir para outro recinto, como o banheiro, fechar a porta por um minuto ou até se recompor.

A seguir, diga com serenidade e em voz alta ao bebê: "Estou escutando e já chego aí". Aproxime-se dele, avalie a situação e responda.

Às vezes, a simples presença da mãe é suficiente para acalmar o bebê, assim como avisar que irá pegá-lo no colo e mantê-lo bem

ALGUMAS DICAS PARA FORMAR APEGOS SEGUROS

CONECTAR-SE COM O BEBÊ NA GRAVIDEZ ESTABELECE A BASE

Mesmo dentro do útero, o bebê recebe mensagens de aceitação. Quando está feliz, relaxada e se esforça para se conectar com ele (acariciando a barriga, falando, respondendo aos seus chutes etc.), a mãe transmite mensagens de aceitação que estabelecem a base para um apego seguro.

PARENTALIDADE ATENTA CRIA CONFIANÇA

Ao contrário de algumas crenças, os pais não mimam demais o bebê atendendo às necessidades dele. Isso só os ajuda a formar um apego seguro. Desde o nascimento, o bebê comunica suas necessidades aos pais mediante suas vocalizações, expressões faciais e outras linguagens corporais. É importante passar tempo com ele e observá-lo para entender sua comunicação, e responder adequadamente o mais rapidamente possível. Isso o ajuda a adquirir a confiança básica em seu ambiente, ou seja, a construir a sensação de segurança e certeza de que nesse lugar suas necessidades serão atendidas. Assim, a criança evolui da autopreservação para o apego.

CUIDADOS RESPEITOSOS CONSTANTES FOMENTAM A SEGURANÇA

Grande parte do primeiro ano do bebê envolve amamentá-lo e trocar-lhe as fraldas. Esses momentos são ideais para se conectar com ele e fomentar a formação de um apego seguro. Amamentar o bebê, avisar antes de pegá-lo no colo e lidar com ele respeitosamente na hora de trocar suas roupas ajudam na formação de um apego seguro. Isso também implica escolher bem seus outros cuidadores, como babás e a equipe da creche.

PASSAR TEMPO JUNTOS CRIA UM VÍNCULO

Passar tempo com o bebê e estar verdadeiramente presente criam um vínculo especial. A amamentação é uma oportunidade especial para isso, mas a criação do vínculo entre a mãe e o bebê não requer necessariamente que ele mame no seio. O toque de pele contra pele, o contato visual, segurá-lo no colo, observá-lo e responder a ele também fortalecem o vínculo.

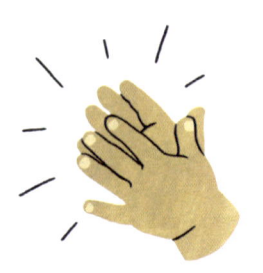

aninhado. As palavras ditas pela mãe são importantes e devem ser criteriosamente escolhidas.

Caso saiba por que o bebê está chorando console-o, dizendo, por exemplo: "Você bateu a cabeça e isso dói". Quando dizemos coisas como: "Você está fazendo manha!" ou "pare de chorar!", inadvertidamente negamos, minimizamos ou ignoramos os sentimentos do bebê. Portanto, deixe-o expressar os sentimentos e ter certeza de que é ouvido e compreendido por você. Dessa maneira, aceitamos e respeitamos as emoções dele.

É importante tentar entender o choro do bebê, pois esta é sua forma de se comunicar. No início, o choro é mais uniforme, mas a partir do segundo ou terceiro mês, varia.

Geralmente, chorar é uma tentativa de comunicar uma necessidade, seja fome, cansaço ou desconforto.

Cabe aos adultos tentar entender e responder adequadamente. Muitas vezes, o bebê dá outros sinais antes de começar a chorar. Talvez os pais não captem isso no início, mas com a observação constante começam a entender os indícios e passam a antecipar para atender às necessidades do bebê. Ao fazer isso, ajudam-no a se comunicar sem precisar chorar.

LISTA DE ATITUDES PARA QUANDO O BEBÊ CHORAR
- Acalme-se.
- Reconheça o choro do bebê.
- Observe se ele precisa de ajuda.
- Se necessário, console-o e pegue-o no colo.
- Entenda e respeite os sentimentos dele.
- Atenda à necessidade dele.

SEJA A GUIA DO BEBÊ

Dê o exemplo: assim como os professores montessorianos, os pais montessorianos atuam como guias das crianças. Isso significa que não agem como patrões nem criados. Ao preparar o ambiente físico para elas, nós mostramos como interagir com ele e recuamos, deixando-as fazer as próprias descobertas. Manter esse equilíbrio tênue requer uma certa prática para achar o meio termo entre permitir as explorações e saber quando é preciso intervir. Não impomos como o bebê deve interagir com o espaço, mas também não somos seus criados, não corremos para resolver todos os problemas. Nossa presença e disponibilidade o tranquiliza, mas recuamos para deixá-lo descobrir as coisas sozinho. Oferecemos ajuda apenas quando necessário, mas sem exagerar.

Estamos sempre mostrando como interagir com o ambiente e apresentando-lhe o mundo. Nós bebemos e comemos diante do bebê para mostrar como se usa uma xícara e os talheres. Ele observa nossos movimentos, conversas e interações, e os absorve.

Portanto, precisamos estar conscientes de nossas ações e nos prepararmos para encarrar nossa melhor versão. É essencial pedir desculpas e reconhecer quando erramos: "Eu deveria ter feito isso de outra forma..." ou "eu deveria ter dito isso de outra maneira...".

Ao admitir o que estamos sentindo, mostramos ao bebê como ser franco em relação a seus sentimentos e emoções. Em dias difíceis, é normal ficar triste, frustrada ou cansada. Se explicarmos isso ao bebê, damos o exemplo de que é possível recuperar a calma (ver Capítulo 8).

Retire os obstáculos: cabe aos pais identificar e retirar os obstáculos para o desenvolvimento ideal dos filhos. Isso requer observação e até humildade. Alguns obstáculos podem facilitar a vida dos adultos, mas atrapalham o desenvolvimento do bebê. Às vezes, a chupeta é útil, mas logo pode se tornar um obstáculo para o bebê se comunicar e adquirir as habilidades para isso.

Colocar o bebê diante da televisão pode nos dar uma pausa bem-vinda, mas interfere em seu desenvolvimento.

Desordem, barulho, móveis desproporcionais e coisas que restrigem os movimentos do bebê são obstáculos óbvios que devem ser eliminados.

Nós também podemos ser um obstáculo quando pressionamos o bebê a fazer alguma coisa. Simone se lembra de que dizia a seu filho: "Mostre à vovó e ao vovô que você consegue bater palminhas e apontar para o cachorro", mas ele raramente a obedecia. Ela parou de fazer esse tipo de pressão e se deu conta de que a desobediência dele era um lembrete de que bebês mostram suas habilidades no tempo certo e quando querem.

Nós também podemos ser um obstáculo quando interferimos e não damos oportunidades ao bebê de ter independência, ou quando reagimos, ao invés de observar e depois responder.

Ser a guia do bebê significa:

- Dar espaço para ele fazer descobertas;
- Estar disponível quando necessário;
- Ser respeitosa, gentil e clara;
- Tentar não mudar quem ele é;
- Apoiá-lo e ajudá-lo a aprender as habilidades necessárias;
- Usar as mãos lenta e gentilmente ao lidar com ele e aguardar sua resposta;
- Impor limites modificando o ambiente, ao invés de limitar o bebê;
- Dar o mínimo de ajuda possível e o quanto for necessário;
- Ouvi-lo e responder-lhe (refletindo antes de agir) ao invés de reagir (sem refletir nem avaliar a situação).

MOLDANDO A VISÃO DOS BEBÊS SOBRE O MUNDO

Inicialmente, os bebês veem o mundo através dos nossos olhos. Ao nos observar e ouvir, passam a distinguir entre seguro e perigoso, bom e ruim, e outras diferenças. Eles refletem o que veem e ouvem de nós.

Portanto, devemos transmitir mensagens intencionais sobre diferentes questões. Por exemplo, quando se trata de gênero, é preciso ter cautela para não atribuir inconscientemente características como força, beleza ou interesses específicos apenas a um gênero. Meninas podem ser fortes e meninos podem ser carinhosos. Meninos podem gostar de brincar com bonecas, e meninas com carrinhos. Conforme o modo como falamos com o bebê, o vestimos e lhe oferecemos oportunidades, moldamos a sua percepção a respeito dos gêneros e dos papéis que lhes são associados. Pesquisas mostraram que de fato há poucas diferenças no primeiro ano entre os cérebros das meninas e os dos meninos. A diferenciação começa por volta do primeiro aniversário da criança. Para transmitir uma visão equilibrada, use pronomes neutros durante a leitura de livros, evite rótulos como "linda" *versus* "bonito" e considere cada criança capaz, independentemente de seu gênero.

Isso também se aplica ao modo de ver ou rotular as habilidades e o caráter do bebê. Dizer coisas como: "Bebezinho marrento" é só uma brincadeira, mas pode passar uma mensagem negativa. É melhor dizer: "Vejo que você está empenhado em…". Dessa maneira, não rotulamos o bebê por uma situação temporária.

Ao confiar no bebê, dizer coisas como: "Você consegue fazer isso" e demonstrar essa confiança dando liberdade para que ele batalhe para aprender alguma coisa, nós moldamos seu senso de que é capaz.

UMA LISTA PRÁTICA PARA FOMENTAR A CONEXÃO COM O BEBÊ

AMAMENTAÇÃO

- Contato de pele contra pele;
- Contato visual;
- Observar e responder aos sinais do bebê.

COMUNICAÇÃO BILATERAL

- Mostrar a ele o que você está fazendo;
- Esperar que ele responda;
- Incorporar a resposta dele em suas ações.

MÃOS GENTIS

- Ser lenta e cuidadosa ao lidar com o bebê;
- Colaborar com o bebê para vesti-lo, banhá-lo etc.

TEMPO EXCLUSIVO

- Aproveitar os momentos de amamentação e troca de fraldas para se conectar com o bebê;
- Reservar tempo para observá-lo e entendê-lo melhor;
- Passar tempo curtindo o bebê no colo, sem outras preocupações.

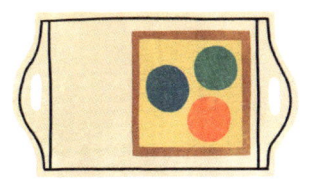

DESACELERANDO

Devido às carências e ritmos, os bebês nos incitam a adotar um ritmo de vida mais lento. Para apoiá-los ao máximo, devemos entrar no ritmo deles. Quando o bebê estiver se arrastando ou engatinhando, ao invés de levá-lo para outro recinto, diga para onde você está indo e convide-o a ir junto.

Demanda certo tempo envolver o bebê nas rotinas de cuidados, comunicar-se com ele mediante suas ações, aguardar que responda e fazer várias outras coisas já mencionadas nesse livro.

O tempo de desaceleração com o bebê pode ser considerado incômodo ou ser apreciado e bem aproveitado. Algumas mães passam a gostar tanto dessa experiência que, após essa fase, buscam maneiras de desacelerar seu ritmo de vida.

Algumas maneiras para desacelerar com o bebê são:

- Lidar com ele com mãos lentas, gentis e cuidadosas;
- Falar lenta e claramente para que ele ouça cada sílaba;
- Esperar a resposta dele após falar alguma coisa;
- Deixá-lo se movimentar e fazer coisas sem ajuda pelo tempo que for preciso (aproveite esses momentos para observá-lo e se surpreender);
- Observar antes de reagir a alguma dificuldade ou tombo que porventura o alcance; controlar os impulsos de intervir em tudo;
- Parar, pelo tempo que for preciso, para que ele observe as coisas que lhe chamam a atenção;
- Fazer caminhadas lentas para vocês apreciarem as vistas, aromas e sons da natureza;
- Relaxar quando o bebê tira uma soneca. Não tente pôr a lavagem de roupas em dia nem checar os *e-mails*. Apenas sente-se e usufrua do silêncio;

- Manufaturar alguns objetos para o bebê. Há muitas opções de materiais à venda, mas é relaxante fazer por conta própria. Sente-se ao lado do tapete para movimentos para que ele possa vê-la durante suas explorações;
- Pôr alguma música e dançar lentamente com o bebê em seus braços ou dançar sozinha enquanto ele a observa;
- Arranjar tempo diariamente para ler alguma coisa sobre bebês ou outro assunto de seu interesse;
- Tirar uma soneca ou ir mais cedo para a cama.

Quando Junnifa rememora os primeiros anos de seus três filhos, a palavra que vem à sua mente é *alegria*. O ritmo da vida em família era lento. Cada bebê tinha tempo e liberdade para explorar e se desenvolver, o que o deixava alegre, e a alegria de um bebê é contagiante. Nós esperamos que você também sinta essa alegria.

O primeiro ano do bebê parece longo e repleto de demandas, pois temos de aprender e fazer muitas coisas para apoiar essa nova vida. Mas pela nossa experiência, e, segundo todas as pessoas às quais perguntamos, olhando em retrospecto, o tempo passou voando. Portanto, valorize os momentos de conexão e alegria, e usufrua da jornada.

PARA PRATICAR

- Como você pretende dar ao bebê o dom da confiança básica?
- Você consegue ver o bebê como ele é e aceitar sua individualidade?
- Você consegue ver e tratar o bebê com respeito?
- Você consegue ser intencional nas palavras que diz a ele?
- Você acha oportunidades para se conectar com ele?
- Você gosta da jornada com ele durante essa fase especial e transitória?

ATIVIDADES MONTESSORI PARA BEBÊS

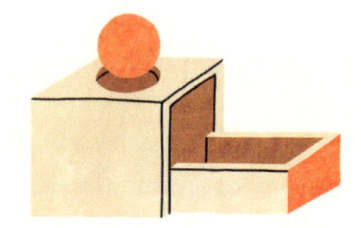

6

PRIMEIRA PARTE
INTRODUÇÃO DE ATIVIDADES

135 Como apoiar o desenvolvimento do bebê
143 Notas adicionais sobre atividades para bebês

SEGUNDA PARTE
ATIVIDADES DE LINGUAGEM

147 0 a 3 meses
152 3 a 6 meses
154 6 a 9 meses
155 9 a 12 meses
155 A partir dos 12 meses
158 Bilinguismo

TERCEIRA PARTE
ATIVIDADES COM MOVIMENTO

163 Atividades para fomentar o desenvolvimento motor
164 0 a 3 meses
166 Preensão e desenvolvimento motor
172 3 a 6 meses
180 6 a 9 meses
186 9 a 12 meses
189 Desenvolvimento motor grosso
190 O que fazer se o bebê cair

QUARTA PARTE
OUTRAS ATIVIDADES

193 Música
194 Espaços ao ar livre
196 Movimentos no primeiro ano
198 Atividades com movimentos

PRIMEIRA PARTE

INTRODUÇÃO DE ATIVIDADES

COMO APOIAR O DESENVOLVIMENTO DO BEBÊ

Há mais de um século observando bebês, pais e educadores montessorianos documentaram as idades e estágios de desenvolvimento na infância. Tais estágios nos servem de guia para observar o desenvolvimento dos nossos bebês e para preparar o ambiente com atividades que fomentem todas as fases de desenvolvimento.

POR QUE ESCOLHER ATIVIDADES PARA O BEBÊ

As atividades montessorianas ajudam o desenvolvimento cerebral do bebê. Aliás, o cérebro de uma criança de 3 anos já tem 80% do tamanho do de um adulto — uma mudança enorme em pouco tempo. Todavia, tais atividades não visam tornar nossos bebês "mais espertos" nem fazê-los atingir marcos antes de seus pares. Os objetivos são tratá-los devidamente como seres humanos singulares, atender às suas necessidades desenvolvimentais, formar um apego seguro e ajudá-los a progredir da dependência para a colaboração e, por fim, da colaboração para a independência.

As principais áreas de desenvolvimento a serem estimuladas durante a infância são a motora e a linguagem. As atividades adequadas fomentam sua evolução intelectual e psicológica — o bebê aprende a fazer conexões (associações como: "Quando meu pé bate nessa coisa, ela se move"), seu entendimento da linguagem aumenta, seu corpo é desafiado e ele cria confiança no mundo ao seu redor.

As atividades organizadas por idade e apresentadas nesse capítulo são apenas diretrizes. Cada bebê irá se desenvolver no próprio ritmo e linha do tempo, o que é normal. O importante é apoiá-lo e não tentar acelerar nem desacelerar seus processos individuais. Caso haja alguma preocupação com o seu desenvolvimento, busque apoio sem constrangimento algum, pois isso lhe dará as ferramentas necessárias para ajudá-lo a florescer.

COMO ESCOLHER ATIVIDADES PARA O BEBÊ

1. Leia sobre o estágio atual de desenvolvimento dele.
2. Observe o bebê.
3. O que ele está desenvolvendo/praticando ou pelo que se interessa atualmente?
4. O que você deve oferecer para apoiar isso?

Ao escolher atividades para o bebê, é preciso considerar várias coisas:

Escolha materiais naturais. Como os bebês exploram com a boca, tudo o que usam inevitavelmente recebe esse contato. Portanto, é importante escolher materiais seguros para serem degustados e mascados. Materiais naturais como madeira, tecido, borracha e aço inoxidável geralmente são seguros, duram mais e podem ser aproveitados por muitas crianças. Além disso, sua textura e temperatura proporcionam diversas experiências sensoriais. O metal é frio e liso; a madeira é mais quente e pode ter um gosto diferente dependendo do veio e acabamento. Se o objeto for pintado, verifique se a tinta é segura. Procure também materiais tingidos com corantes naturais/alimentares.

Considere o tamanho do objeto e todos os seus componentes. O objeto deve ter um tamanho adequado para o bebê manipulá-lo. Verifique se todos os componentes estão firmemente encaixados e se apresentam riscos de a criança engasgar. Para testar se o tamanho dos objetos oferecidos para crianças menores de 3 anos é seguro, use um cilindro com 5,7 centímetro de comprimento por 3,2 centímetro de largura, o que equivale à largura de dois dedos ou um tubo de papel higiênico. Caso ele se encaixe no rolo de papel higiênico, provavelmente há risco de a criança engasgar.

Escolha materiais bonitos. No Capítulo 2 abordamos como a mente do bebê absorve tudo. Portanto, ofereça materiais bonitos ou embeleze os que não sejam atraentes. Garrafas de água vazias, embalagens de comida, latas e várias outras coisas podem ser aproveitadas para o bebê. Para melhorar a estética, pregue fita adesiva colorida nas bordas, passe tirinhas em volta ou encape com um papel bonito.

Diversas características e funções. Ofereça atividades variadas em termos de cor, tamanho, peso, textura e formato, assim como em termos de função. São bons exemplos, os objetos que emitem sons, que ricocheteiam e que são flexíveis e mudam de formato ao serem manipulados. Por meio de suas explorações, o bebê começa a entender as características das coisas e como elas funcionam.

A maioria dos materiais para os bebês deve ter modo de utilização intuitivo. Ao invés de mostrar ao bebê o que fazer, a mãe deve preparar o ambiente lúdico e deixar os brinquedos e materiais disponíveis e acessíveis nas ocasiões certas. Quando estiver treinando a habilidade que o material fomenta, o bebê fará naturalmente o que é requerido.

Durante o período de exploração diurno, o bebê tem controle absoluto. Ele escolhe se, como, quando e com o quê quer brincar, o que é fundamental para entender os efeitos de suas ações e escolhas e saber que pode ter controle em certas coisas na vida cotidiana. Assim, ele cria confiança em suas habilidades — a qual o acompanhará na vida adulta e será preciosa quando se deparar com desafios.

Se notar que o bebê está com dificuldade para usar um material ou não demonstra interesse, talvez ele ainda não esteja preparado. Retire o material e volte a oferecê-lo em outra ocasião. Para os bebês, não há um jeito certo ou errado de usar um objeto. Desde que seja seguro, nós os permitimos que façam explorações e descobertas.

Para guiar sutilmente suas explorações, os materiais na área para movimentos sempre devem estar em estado perfeito e no mesmo lugar. Deixe um quebra-cabeça, por exemplo, em um local específico para o bebê poder achá-lo. Talvez não o monte adequadamente, mas por ora essa não é a meta. O importante é que o bebê toque e use as mãos de diversas maneiras. Quando ele crescer um pouco, você irá preparar a atividade de outra maneira. Mesmo que não complete a atividade, o bebê absorve suas primeiras impressões e, à medida que a explora, vai descobrindo o que deve fazer.

Uma das tendências humanas é o autoaperfeiçoamento. Queremos sempre melhorar e nos sentir bem-sucedidos, o que também se aplica aos bebês. Todos gostamos de atividades que desafiem nossas habilidades. Se elas forem fáceis demais, ficamos entediados e se forem muito difíceis, ficamos frustrados. O material certo para o bebê exige um pouco além de sua capacidade atual e um certo esforço, mas não deve ser difícil ao ponto de desanimá-lo. Observe seu bebê lidando com as atividades e veja como ele reage. Na medida do possível, não interfira nem ofereça ajuda, mesmo que aparentemente o bebê esteja tendo dificuldades. Desde que ele não esteja frustrado, fique apenas observando. Se notar que está frustrado, tente descobrir por quê. Para um bebê maior, mostre como fazer a atividade, observe se ele se sai bem, ou retire o material e volte a oferecê-lo em outra ocasião.

> É essencial tentar superar as dificuldades.
>
> — Nichole Holtvluwer, *Radicle Beginnings*

Limite o número de atividades. Um número limitado de atividades permite que o bebê se concentre sem ficar sobrecarregado. No início, a idade do bebê pode ser um guia para o número de atividades que você disponibiliza. Ofereça uma atividade para o bebê de 1 mês, duas quando ele tiver 2 meses etc. Idealmente, deve haver cinco ou seis coisas disponíveis em um só lugar (até para um bebê maior). Quando o bebê tiver 7 meses, as atividades podem ser postas em vários lugares. Ponha quatro atividades em uma prateleira na área lúdica, uma na cesta na cozinha e duas no quarto dele.

Guarde a maioria das atividades e alterne algumas periodicamente. Toda vez que uma atividade some por algum tempo e reaparece, o bebê acha que ela é nova ou a reconhece e fica alegre.

Mantenha o ambiente em ordem. Quando brinca, o bebê geralmente troca uma coisa por outra, deixando um rastro de bagunça. Nós falamos muito sobre manter tudo em ordem, e dá para mostrar a crianças mais velhas que devem devolver uma coisa para o lugar certo antes de pegar outra. Isso não funciona com bebês porque eles ainda não são capazes de guardar as coisas, e não se deve interromper sua concentração enquanto trocam uma coisa por outra. O correto é esperar o bebê acabar de brincar e dizer que você vai guardar as atividades. Ele a vê fazendo isso e absorve essa rotina. Quando começar a andar e for capaz de colaborar, convide-o para juntar as coisas e mostre como fazer. Certo dia, ele começará a guardar as coisas por conta própria.

Com crianças mais velhas, é possível também manter a ordem colocando os materiais em bandejas que elas consigam levar até uma mesa, mas bebês não conseguem carregar bandejas e podem ficar mais interessados nelas do que na atividade.

Qualidade importa mais do que quantidade. Há muitos materiais e brinquedos que podemos oferecer aos bebês. Todavia, muitos só são apreciados por pouco tempo e outros, facilmente danificados. É melhor escolher poucas opções de boa qualidade e maior durabilidade, considerando os seguintes pontos:

- **Os materiais utilizados**. Materiais naturais geralmente duram mais.
- **A montagem e a resistência**. Como os bebês batem, jogam e largam os materiais de qualquer jeito, os objetos devem ser bem montados e resistentes.
- **A flexibilidade do uso**. Os materiais devem permitir que os bebês os utilizem de diversas maneiras à medida que crescem.

Qualidade não significa preço alto. É possível achar opções adoráveis em feiras de artesanato e brechós ou fazê-las em casa.

> Cada chocalho, brinquedo, quebra-cabeça e outros materiais foram escolhidos com uma finalidade específica. Cabe aos adultos analisar se o desafio não é fácil demais a ponto de entediar nem difícil demais a ponto de causar frustração e desistência.
>
> — Susan Stephenson, *The Joyful Child*

Nosso papel é preparar o ambiente, não entreter

A base para as brincadeiras independentes é estabelecida durante o primeiro ano do bebê. "Ajude-me a fazer isto sozinho" é um lema montessoriano que se aplica a tudo o que o bebê faz, inclusive se entreter sozinho (ajude-me a me entreter). A mãe de uma criança entre 2 e 6 anos pode se perguntar: "O que devo fazer para ela brincar sozinha?". Embora nunca seja tarde demais para ensinar seu filho ou filha a ser independente, começar quando a criança ainda é um bebê é a rota mais segura.

É importante entender nosso papel nas brincadeiras do bebê. Devemos nos informar sobre seu desenvolvimento, preparar o ambiente, fomentar a ligação do bebê com o ambiente e dar liberdade e tempo para ele explorar as coisas. Não se deve entreter nem iniciar uma atividade para o bebê. Fomentar a ligação dele com o ambiente significa apenas colocá-lo na área para movimentos ou no espaço onde ele tenha liberdade para especular. Primeiramente, é preciso estudar o desenvolvimento natural do bebê, a fim de preparar um ambiente de acordo com suas necessidades. A partir daí, é preciso observar qual é o seu ritmo (quando está acordado, alerta, satisfeito e feliz), então colocá-lo na área para movimentos previamente preparada, distanciar-se um pouco e continuar observando.

Na Pedagogia Montessori, ao disponibilizar uma atividade para um bebê, nós dizemos que estamos "a apresentando", a fim de destacar o quanto ela é especial.

OFEREÇA ATIVIDADES PARA O BEBÊ QUANDO:

1. Ele estiver alerta.
2. Ele estiver bem alimentado.
3. Ele estiver feliz e à vontade.

E se o bebê ficar inerte e não interagir com os materiais? Isso é perfeitamente normal, pois nem sempre o bebê brinca de maneira ruidosa e frenética.

Muitas vezes, a atividade do bebê é calma e não tão óbvia para um adulto desatento. Se o bebê estiver tranquilo e feliz, não se deve interferir. Às vezes, ele se interessa por um aspecto inusitado no ambiente, por um recipiente ou outro objeto qualquer, ou por um irmão. Confie que ele sabe do que precisa e não interfira.

Junnifa se lembra de que certa vez viu um bebê observando um móbile durante uma aula para pais e bebês. Quando há correntes de ar, os móbiles montessorianos se movimentam lentamente. Por isso, o bebê estava calmo e relaxado, observando as borboletas do móbile que pareciam flutuar, tendo o pai sentado ao seu lado. Após algum tempo, o pai deve ter achado que o bebê estava entediado ou sem estímulo suficiente, então começou a soprar o móbile para ele se movimentar com mais rapidez. A intenção dele foi boa, mas o móbile começou a se movimentar com rapidez excessiva para os olhos e o pescoço do bebê, que logo desviou o olhar e começou a chorar. Neste mundo tão acelerado, ruidoso e repleto de estímulos, muitas pessoas não atentam para a importância de se sentar e desfrutar os momentos sem pressa, elas inconscientemente impõem isso a seus filhos quando tentam entretê-los.

Lembre-se de observar as crianças para detectar quando estão preparadas para uma mudança, ao invés de usar seus próprios sentimentos para decidir que é hora de ir em frente.

Na medida do possível, evite pôr brinquedos nas mãos do bebê ou chacoalhá-los acima do rosto dele para chamar-lhe a atenção ou entretê-lo. Ponha um item visível ao alcance e deixe-o decidir se quer pegá-lo. É assim que os bebês treinam para fazer escolhas, o que requer persistência e paciência. Ao permitir essas escolhas, deixamos o bebê tomar iniciativa e criamos a base para ações intencionais.

Quando nos empenhamos para entretê-lo, impedimos que ele se concentre. Muitas vezes, falamos e nos movimentamos demais, então cansamos e paramos antes que ele absorva a brincadeira. Quando se entretêm sozinhos, os bebês ficam no controle desse aspecto de sua rotina diária e podem escolher com o quê, como e por quanto tempo irão brincar. Os pais não devem interromper ou interferir nem para elogiar. Os bebês são surpreendentes e, se oferecermos um ambiente bem preparado e observarmos, eles farão coisas surpreendentes.

Nós temos de aprender a vibrar internamente, talvez tirar uma foto discretamente, e depois contar sobre a proeza do bebê para o parceiro, amiga ou parente. Mas na medida do possível, não se deve distrair o bebê. Ao observá-lo, você passará a notar que reconhece, a seu modo, quando obtém uma vitória.

Quando temos uma reação forte, seja positiva ou negativa, inadvertidamente ensinamos ao bebê a buscar nossa aprovação, ao invés de perceber como ele mesmo se sente.

Os bebês gostam de serenidade e silêncio. Portanto, devemos propiciar momentos de tranquilidade e deixá-los à vontade para buscar alguma atividade quando quiserem.

O bebê é o protagonista e o diretor das suas brincadeiras. Por isso, evite dar brinquedos que falem, acendam luzes e emitam vários tipos de sons quando os botões são apertados.

A prioridade são materiais que ganhem vida devido às ações do bebê. A televisão também não deve ser usada para entretê-lo.

Ao manter essas ideias em mente e ajudar o bebê a aprender a se divertir, firmamos a base, à medida que cresce, para que ele se torne cada vez mais independente. Podemos interagir, abraçar e nos conectar ao bebê, quando trocamos suas fraldas, amamentamos, damos banho e observamos o mundo juntos. Tais momentos devem ser usufruídos calmamente, pois são fundamentais para estabelecer a base do nosso relacionamento.

Como ajudar quando o bebê está com dificuldade ou empacado

Vamos supor que um bebê esteja tentando se virar e lutando para soltar uma mão que ficou presa. Se ele estiver se esforçando para superar uma dificuldade, observe, mas não interfira. Se ele começar a se sentir frustrado, aproxime-se, diga o que está vendo e se ofereça para ajudar.

Dê somente a ajuda suficiente, como soltar a mão dele que está presa, mas deixe-o se virar sozinho. A ideia é nunca negar oportunidades para o bebê ter êxito em algo que está empenhado em fazer.

NOSSO PAPEL NAS BRINCADEIRAS DO BEBÊ

Estudamos para entender o curso natural do desenvolvimento infantil.

Preparamos um ambiente no qual o bebê tenha liberdade para se movimentar e explorar.

Identificamos os momentos ideais para levar o bebê à sua área para movimentos.

Observamos o bebê brincando para entendê-lo melhor.

Reconhecemos quando ele está cansado, com fome, excessivamente agitado ou com a fralda suja.

Fomentamos a concentração dele não interrompendo nem interferindo em suas atividades.

NOTAS ADICIONAIS SOBRE ATIVIDADES PARA BEBÊS

1. Exploração espontânea de objetos

Os materiais mencionados aqui são específicos para fomentar o desenvolvimento motor grosso e fino. Além deles, devemos dar oportunidades para o bebê explorar livremente e brincar espontaneamente. Isso se chama brincar em estilo heurístico.

À medida que sua mobilidade aumenta, o bebê consegue examinar melhor as coisas no ambiente. Permita essa exploração e note o que prende a atenção dele por mais tempo. Muitas vezes, os materiais que ele explora não são necessariamente brinquedos. Junnifa se lembra de que seu filho passava a mão em um tapete peludo tentando agarrar os pelos, além de engatinhar atrás dos reflexos de luz da janela. Ela também punha alguns blocos em uma cesta e inseria arroz, água colorida e purpurina, ou água colorida, óleo e feijão em quatro garrafinhas de plástico. Seu filho gostava de chacoalhar essas coisas e engatinhava atrás delas por bastante tempo. Ela também se lembra de que ele girava uma das rodas do triciclo que era do irmão maior e ficava em um canto, tocava as ondulações em um travesseiro, explorava um pião e puxava a cordinha de uma caixinha de música. Os bebês dela muitas vezes se distraíam mais analisando a bandeja, cesta ou recipiente que continha os materiais ao invés dos próprios materiais. Ela punha em uma cesta duas ou três réplicas de animais familiares, como galinha, cachorro e pavão (uma visão comum na Nigéria!), e seus bebês gostavam de olhá-las, manipulá-las e colocá-las na boca.

Observe seu bebê explorando em silêncio e, às vezes, aproveite a oportunidade para ensinar os nomes dos objetos, como eles são e veja sua reação. Deixe-o continuar sua atividade sem interrupções.

2. Roupas que permitam os movimentos do bebê

Às vezes, os pais não percebem que certas roupas são um obstáculo para o desenvolvimento motor do bebê. O tipo errado de roupa interfere na sua movimentação.

Nos primeiros 3 meses, quando o bebê passa bastante tempo deitado no chão, verifique se a localização dos botões, zíperes e outros acabamentos não o incomoda. Caso contrário, ele pode se sentir como no conto da princesa que se machuca com uma ervilha sob o colchão.

As roupas do bebê não devem ser justas nem largas demais, e sim facilitar a livre movimentação dos braços e pernas. Involuntariamente, o bebê dará golpes com os braços e chutes com as pernas, e as roupas dele devem permitir esses movimentos.

Cueiros impedem o bebê de se movimentar e interferem no uso dos reflexos de Moro (se assustar) e tônico-cervical assimétrico (pescoço). Caso você queira colocar um no bebê, deixe-o mais frouxo para que a criança possa fazer alguns movimentos com as mãos e as pernas.

Quando começa a se arrastar ou engatinhar, o bebê usa os joelhos e os dedos dos pés para ter tração. Nessa fase, o bebê geralmente está adaptado à temperatura e, se ela for moderada, vesti-lo com roupas que permitam movimentos se torna uma prioridade. *Shorts*, pijamas e outras roupas que não cubram os joelhos são os mais adequados. Vestidos e camisas longas o atrapalham, especialmente quando ele está começando a engatinhar.

É melhor deixá-lo descalço, pois ele usa muito os pés para mudar de posição. Sapatos interferem na percepção dele em relação aos pés e em seu desenvolvimento. Tire as meias para que use os dedos dos pés e tenha mais firmeza enquanto engatinha, corre ou sobe na escada, em um triângulo Pikler e em outros obstáculos. Se necessário, coloque meias antiderrapantes ou sapatos com sola fina e flexível que permitam que ele movimente os pés. Embora sejam muito lindinhos, os pares de tênis não são recomendáveis para um bebê se movimentar, engatinhar ou andar.

As mãos do bebê também devem ficar expostas. Por mais tentador que seja cobrir as mãos de um recém-nascido para impedi-lo de arranhar o rosto, tocar a face é uma experiência tátil que ele tinha no útero. Portanto, mantenha as mãos dele descobertas.

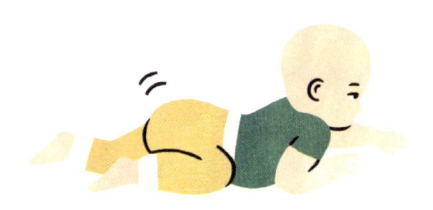

SEGUNDA PARTE

ATIVIDADES DE LINGUAGEM

A *linguagem* envolve a comunicação verbal e não verbal, que é uma tendência humana, com o intuito de se expressar e entender os outros. Mas ela também ajuda:

- As pessoas a se situarem tanto em ambientes novos quanto nos familiares.
- Nas explorações.
- Na adaptação ao ambiente.

Vamos pensar sobre essas tendências pela perspectiva do bebê. Desde que ele nasce, o som da voz materna sinaliza a proximidade de alguém familiar — o que o orienta, o consola e o faz sentir seguro. Ele olha em volta para descobrir de onde vem a voz e logo começa a imitar os sons que escuta e a se adaptar ao seu novo ambiente.

Nascemos programados para aprender os idiomas aos quais somos expostos.

Junnifa se lembra do quanto se surpreendia com o processo de desenvolvimento da linguagem de cada um de seus filhos. Sua terceira filha estava imersa em dois idiomas e, aos 2 anos, entendia tudo o que era dito em cada idioma e conseguia formar sentenças em ambos.

Para desenvolver a linguagem, o bebê precisa ter a capacidade de falar (saber usar as cordas vocais), ouvir os sons que emitimos (teste a audição dele com frequência, especialmente se ele tiver infecções no ouvido no primeiro ano), desejo de falar (portanto, devemos responder aos seus esforços para se comunicar) e ser exposto a uma linguagem rica. No primeiro ano, isso demanda poucos materiais. É fundamental proporcionar uma linguagem rica para o bebê e demonstrar que o escutamos.

Na realidade, o trabalho de fomentar o desenvolvimento da linguagem começa quando o bebê ainda está no útero. Na 23ª semana no útero, o feto começa a escutar vozes e sons externos, incluindo a respiração e a voz da mãe. Se a mãe falar, cantar e tocar música durante a gestação, o bebê reconhecerá esses sons ao nascer.

ATIVIDADES PARA FOMENTAR A LINGUAGEM NO PRIMEIRO ANO

- Fale com o bebê no útero usando uma linguagem rica, ao invés de palavras sem sentido como "gu-gu-gá-gá".
- Fale clara e corretamente para que ele ouça os sons distintos que formam as palavras.
- Teste a audição dele e crie um ambiente propício para estimular esse sentido.
- Elimine obstáculos à comunicação; chupeta, televisão e barulhos ao fundo.
- Reconheça e estimule todos os esforço dele para se comunicar, como chorar, fazer som de flatulência com a língua, balbuciar.
- Cante, fale rimando, leia poesia e toque música.
- Leia livros com temas e personagens reais.
- Entremeie as conversas com contato visual, expressões e linguagem corporal.
- Envolva o bebê na vida cotidiana e deixe-o ouvir as conversas.
- Habitue-se a se abaixar até o nível do bebê ou erga-o até seu nível quando conversar com ele.
- Fale suave e respeitosamente.

0 A 3 MESES

Fale com seu bebê

Aparentemente, os bebês nascem com uma sensibilidade especial à voz humana. Desde os primeiros dias, eles se viram em direção ao som de uma voz conhecida e ficam interessados em outras vozes em seu ambiente.

Uma parte considerável do dia transcorre com o bebê no colo ou sendo manipulado pela mãe para amamentá-lo, tomar banho, trocar as fraldas, ser vestido e em outras interações. Tais oportunidades são maravilhosas para conversar com ele.

Chame-o pelo nome e avise o que vai fazer: "Metu, vou pegar você no colo para lhe dar banho. Agora estou lavando sua perna esquerda e depois vou lavar a direita". Fale também sobre as ações ou reações dele: "Você sorriu! Aposto que gostou disso" ou "você está puxando as orelhas e parece que está com sono". Dessa maneira, ele começa a fazer conexões entre ações e palavras.

Fale com ele como se vocês estivessem conversando, mantenha o contato visual e espere a sua resposta. Os bebês levam mais tempo para processar as coisas do que os adultos. Na abordagem RIE, há um conceito chamado "tempo de espera", em referência a deixar o bebê processar e responder. Após falar, o adulto espera um pouco e observa a resposta do bebê. Ele pode fazer um som ou um gesto, então o repetimos ou verbalizamos aquilo que achamos que foi dito. Mostre a língua e espere que responda mexendo a boca. Ele está aprendendo a arte de conversar e a processar a importância que tem para os seus pais o que "diz".

> Quando você fala com um bebê, ele olha diretamente para sua boca. Quando você falar daquele jeito charmoso e afetuoso, muito usado para falar com bebês, ele não entenderá o que você está dizendo, mas ficará tão emocionado que começará a mexer a boca.
>
> — Doutora Maria Montessori

Você também pode apontar itens no ambiente e dizer os nomes deles para o bebê. Quando voltava para casa com seus filhos recém-nascidos, Junnifa lhes mostrava todos os cômodos e dizia o que acontece em cada um. Ela repetia esse processo muitas vezes durante o primeiro ano das crianças. É importante dar deixas aos bebês sobre suas rotinas, fazer piadas e gostar de conversar com eles. Pode parecer que eles não entendem, mas seus cérebros estão fazendo muitas conexões para entender como a linguagem funciona, como formar palavras e como repetir sons. Eles estão formando um repertório e acabarão expressando tudo o que acumularam. Na Pedagogia Montessori, nós usamos linguagem rica e vocabulário correto até com bebês, falando sobre as partes do corpo humano, raças de cachorros e tipos de flores encontrados ao redor. O único limite é nosso desconhecimento acerca de outros temas.

Para criar uma criança bilíngue, é preferível que cada pessoa fale com o bebê em só um idioma (a mãe fala em um idioma e o pai fala em outro; talvez a avó ou a babá fale em um idioma diferente daqueles dos pais). Como tudo o que se refere a bebês, a constância é importante. (Para mais sobre bilinguismo, veja a **página 158**).

Comece a ler para o bebê ainda em sua barriga e continue após o nascimento. A leitura nos primeiros meses não tem a ver necessariamente com o conteúdo, o principal é que o bebê escute os fonemas (sons) e a cadência da linguagem. Portanto, escolha um livro no qual está interessada e leia-o em voz alta diante do bebê.

Escolha também livros simples que só tenham figuras ou um mínimo de palavras e leia descrevendo as ilustrações ou fotos. É divertido fazer livros à mão usando pessoas ou coisas da família. Use um álbum pequeno ou livros de papelão em branco para pregar fotos dos membros da família. Olhe as fotos junto com o bebê e fale sobre cada pessoa. Muitas crianças maiores continuam gostando de folhear esses álbuns que viam quando eram bebês.

É importante avaliar a audição do bebê logo após o nascimento e continuar testando-a frequentemente, pois resfriados e outras infecções podem afetá-la se não forem detectados rapidamente. Muitos hospitais e centros de parto fazem exames de audição assim que as crianças nascem. Para continuar testando regularmente a audição dele, chame o bebê, bata palmas ou toque um sino a uma certa distância, e observe sua reação.

Toque músicas bonitas que possam agradá-lo. Dance com ele no colo, balançando conforme o ritmo da canção. Isso fomenta o desenvolvimento da linguagem do bebê, pois identificar ritmos faz parte da aprendizagem para falar. Junnifa tinha algumas caixinhas de música lindas e as acionava em vários momentos do dia. Uma delas era transparente, então os bebês ficavam olhando os mecanismos internos se movimentando, enquanto ouviam a música. Outra caixinha de música era acionada puxando um cordão, que então se retraía. Seus bebês também a adoravam e, por volta dos 6 a 7 meses, já puxavam o cordão para ouvir a música. Apresente diversos tipos de música. Caso viva em um lugar que tem aves, abra as janelas de manhã ou leve o bebê ao jardim para escutar os cantos das aves e outros sons da natureza. Esse tipo de atitude também ajuda o bebê a desenvolver a linguagem e o ritmo.

Os bebês precisam ouvir e absorver conversas alheias. Eles devem estar presentes quando os pais conversam entre si, com amigos ou com seus irmãos mais velhos. Carregá-los em um *sling* durante as saídas também permite que observem e escutem as conversas.

Remova os obstáculos

Ambientes com som alto ou espaço com barulho constante, como uma sala onde a televisão está sempre ligada, atrapalham o desenvolvimento da linguagem, pois dificultam que o bebê escute claramente as palavras pronunciadas e estimulam demais o cérebro. Até a música de fundo precisa ser filtrada pelo bebê. Portanto, ao invés de haver música de fundo constantemente, é melhor reservar momentos para ouvir música com o bebê.

As chupetas também podem atrapalhar o desenvolvimento adequado da linguagem. Caso sempre esteja de chupeta, o bebê tem dificuldade para arrulhar, balbuciar ou falar, especialmente em uma fase na qual não consiga tirá-la da boca sozinho. No início, a principal forma de comunicação do bebê é chorar, então os pais têm o impulso de oferecer a chupeta, mas além de atrapalhar o bebê a se comunicar, ela também pode passar a mensagem de que eles não querem ouvir o que ele tem a dizer.

Caso opte por oferecer a chupeta, tente limitar seu uso colocando-a em uma caixa no quarto do bebê e elimine-a gradualmente no final do primeiro ano. Muitas vezes, a chupeta é oferecida a um bebê que goste de sugar — mas é preciso observar o momento em que ele se farta disso e tirá-la para que se comunique com os pais por meio de seus sons e choros.

Dicas para escolher livros no primeiro ano

- Livros de papelão resistentes que possam ser postos na boca são os melhores para mãozinhas que ainda estão refinando a preensão e a capacidade de virar uma página.
- Comece mostrando imagens em preto e branco. Quando o bebê estiver com 4 a 6 semanas, mostre imagens coloridas sobre um fundo branco. Depois apresente imagens com mais detalhes.
- Comece apresentando-lhe livros sem palavras, depois outros com palavras isoladas e, a seguir, com frases curtas.
- Escolha imagens bonitas, pois um bebê absorve a beleza que vê, inclusive nos livros.
- Escolha livros sobre coisas da vida cotidiana: animais, sons, aromas, as estações do ano, os cinco sentidos e diversos tipos de veículos. As crianças de 1 a 6 anos entendem o mundo ao seu redor a partir do que veem e experimentam — e muitas pesquisas indicam que as crianças pequenas preferem livros realistas. Portanto, escolha livros baseados em coisas que o bebê veja ao invés de livros de fantasia.
- Evite livros nos quais animais ou brinquedos estejam fazendo coisas típicas de um ser humano, por exemplo, um ursinho de pelúcia dirigindo um carro ou um elefante andando de patins. Devemos dar ao bebê as informações mais acuradas disponíveis.
- Quando estiver com cerca de 1 ano, o bebê pode gostar de livros divertidos com abas que se levantam, mas pode rasgá-las sem querer. Pesquisas mostram que as abas distraem demais as crianças, de modo que elas aprendem menos com esse tipo de livros.
- Não se importe se o bebê quiser virar as páginas ou folhear o livro de trás para frente, pois isso é passageiro. O importante é despertar o interesse dele pela leitura, mesmo que nunca termine de ler o livro.

3 A 6 MESES

À medida que amadurece mais, por volta dos 3 a 4 meses, o bebê passa a prestar mais atenção e começa a encarar seu rosto e sua boca quando você fala. Ele percebe que o som que escuta é feito pelos seus movimentos labiais e fica tentando descobrir como funciona. Portanto, converse com ele lentamente deixando seu rosto visível.

Logo em seguida, além de olhar sua boca quando você fala, ele também começará a mexer a própria boca e tentar imitar seus movimentos bucais. Se você mostrar a língua, franzir os lábios como um peixe ou fizer quaisquer gestos exagerados para o bebê, ele tentará imitá-la. Incentive-o reconhecendo seus esforços, dando um sorriso ou fazendo outro gesto para ele copiar.

Sempre que se dirigir ao bebê, encete uma conversa, não um monólogo, faça pausas e o espera responder. Os bebês são muito capazes de responder vocalmente ou com gestos. Suas respostas ficam mais evidentes por volta dos 3 a 4 meses. Reconheça sua resposta e continue o diálogo. Repita os sons que ele fez, sorria ou diga o que acha que ele está tentando comunicar. Isso indica que você o escuta, que está mostrando como conversar, que se importa com o que ele diz e que estará sempre disponível para ouvi-lo.

Repetir os sons que ele emite é diferente do "linguajar manso e sem sentido" (como "gu-gu, dá-dá"), que pressupõe que o bebê não entende coisa alguma. Embora seja natural falar de modo cantarolado com bebês, não é preciso exagerar. O ideal é tratá-los com o mesmo respeito dirigido a uma amiga, ao parceiro ou a qualquer outra pessoa.

Nessa fase, o bebê também começa a emitir sons de vogais — os primeiros diferentes do choro. Esses sons meigos chamados "arrulhos" (porque parecem sons de aves) são encantadores e devem ser validados pelos pais. Mantenha o contato visual, escute e, quando o bebê parar, repita o som. Responda, por exemplo: "Ah... estou escutando. É isso mesmo? Fale mais", e lhe dê chance de falar. Isso estimula seus esforços para se comunicar e mostra o vai e vem da conversa. Lembre-se, deve ser uma conversa, não "linguajar manso e sem sentido". A audição do bebê também precisa continuar sendo testada periodicamente.

Por volta dos 4 a 5 meses, um bebê que tenha a liberdade de emitir sons, reconhecido e encorajado a se comunicar, também começará a praticar a chamada "ginástica vocal".

Ele grita e testa os limites da própria voz. Esses sons podem até ser irritantes, mas são passageiros. Por isso, deixe-o fazer os testes ao invés de pedir que pare de gritar. Os bebês também fazem sons engraçados, como o de flatulência com a língua, e sopram bolhas, o que deve ser estimulado, pois faz parte do desenvolvimento da linguagem. É assim que eles aprendem a regular o tom, afinação e volume da voz. Eles também estão praticando coordenar o diafragma, a boca, a língua e os lábios. Para estimular essas tentativas, responda fazendo o som de flatulência com a língua. Ele é divertido e geralmente provoca muitas gargalhadas, além de ser uma oportunidade maravilhosa para reforçar o vínculo entre vocês. Portanto, é importante sempre conversar, cantar e ler livros para o bebê.

Dos 3 até os 6 meses, o bebê pode começar a reagir a certas páginas nos livros, seja sorrindo diante de uma página favorita ou tentando imitar os rostos que vê ali.

Entre os 5 e 6 meses, o bebê junta consoantes aos sons de vogais e forma a primeira sílaba. As primeiras consoantes geralmente são *m*, *n*, *d* e *p*, então se o bebê falar "mamá", "naná", "dadá" ou "papá", os pais ficam muito empolgados. A reação faz o bebê continuar repetindo os sons.

Nessa fase, vale a pena introduzir a linguagem dos sinais. Com frequência, os bebês entendem muito mais do que conseguem expressar verbalmente, mas podem usar suas habilidades motoras em desenvolvimento para dar sinais simples e se comunicar. Graças ao desenvolvimento inicial dos neurônios motores — que enviam sinais para as mãos —, eles conseguem sinalizar antes mesmo de aprender a falar. Portanto, dá para lhes ensinar coisas básicas como "leite", "mais", "comer", "acabou" e "dormir". Diga as palavras e, ao mesmo tempo, faça sinais. Quando eles começarem a sinalizar de volta, após uns 2 meses é hora de ensinar mais sinais e ir acrescentando outros à medida que forem crescendo.

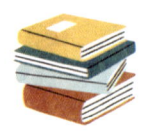

> **RECOMENDAÇÃO DE LIVRO**
>
> Caso tenha interesse em saber mais sobre os sinais dos bebês, recomendamos: *Baby Sign Language Made Easy*, de Lane Rebelo.

6 A 9 MESES

No final dos 6 meses, o bebê começa a entender palavras e consegue responder a pedidos como "bata palminhas", "abra a boca" e "diga tchau". Ele sabe os nomes dos membros da família e, se ouvir afirmações como "o papai está na porta", irá olhar ou engatinhar em direção à porta. Ele também entende os diferentes tons de voz e a palavra "não".

Para apoiá-lo, continue conversando e ensinando os nomes corretos das coisas e dos sons que vão surgindo. Se ele se virar na direção de um telefone tocando, diga algo como: "Meu telefone está tocando"; se ele procurar os latidos de um cachorro, diga: "Você ouviu o cachorro latindo?"; ou quando ele olhar para a colher que você está segurando, diga: "Isso é uma colher... colher. Você quer pegá-la?".

Cantar dá oportunidades de brincar com a afinação, o tom, a velocidade e o volume. Cante a mesma canção variando a voz, a velocidade, a altura etc. E, se você tocar um instrumento musical e cantar, o bebê irá abrir a boca e, às vezes, imitar os sons que ouve.

Por volta dos 7 meses, os bebês conseguem reproduzir os sons de qualquer idioma, embora prefiram os sons da língua materna, que conhecem desde o nascimento. Esses sons arrulhantes e balbuciantes mudam por volta dos 8 meses, quando os bebês começam a "balbuciar intencionalmente" para praticar os sons de seu idioma (ou idiomas), e os pais conseguem identificar alguns deles. Com frequência, eles tentam repetir os sons que escutam.

Voltamos a frisar que tudo isso requer que a boca do bebê esteja livre e que haja linguagem rica em casa.

9 A 12 MESES

Aos 9 meses, os bebês entendem muitas palavras, embora não consigam pronunciá-las. Eles balbuciam muito, tentam se comunicar usando mais sinais e gestos, e já entendem melhor a permanência dos objetos. Pesquisas mostraram que um bebê de 4 meses consegue se lembrar da localização de um objeto; o que muda por volta dos 9 meses é que ele se torna mais capaz de achar "objetos escondidos" e passa a brincar de esconde-esconde com os pais. Nessa fase, ele também começa a apontar com o dedo indicador. Diga-lhe como se chamam os objetos para os quais o bebê está apontando.

Nós continuamos conversando, cantando, lendo e usando um vocabulário claro e específico. Podemos também fazer brincadeiras sonoras com o bebê usando um chocalho ou batendo palmas em pontos diferentes na sala, para que ele se vire ou engatinhe naquela direção.

Nessa fase, o bebê pode começar a entender a relação entre causa e efeito. Ao invés de dizer "não" ou "pare de fazer isso", pratique a linguagem positiva. Por exemplo, quando o bebê atirar a comida no chão durante a refeição, diga: "A comida fica no prato ou vai para a sua boca" ou "pelo jeito você já acabou de comer, então vou levar seu prato para a pia". A Pedagogia Montessori tem um lema a respeito da repreensão: "Ensine orientando ao invés de corrigir". No lugar de simplesmente dizer "não", observe a criança testando alguma coisa, então mostre em outro momento como essa coisa deve ser feita. Tente também dizer o que fazer, ao invés de o que não deve ser feito. Isso não significa jamais dizer "não", mas usar essa palavra com moderação para que a criança entenda sua importância

A PARTIR DE 12 MESES

Por volta do primeiro aniversário, o bebê pode falar sua primeira palavra e, na sequência, passar a dominar outras — geralmente nomes de membros da família ou pedidos — como "água", "leite", "é hora de acordar" etc. Isso é o resultado de um ano inteiro de trabalho. Lembre-se de que cada criança aprenderá a falar quando estiver pronta. Em média, a primeira palavra é falada pouco antes de completar 12 meses, mas varia muito e pode ocorrer entre os 5 meses até os 3 anos.

Nessa fase, o bebê também começa a andar e fica com as mãos livres para ajudar nas tarefas domésticas, como cozinhar, limpar, arrumar a mesa e guardar as compras de supermercado. Essas atividades dão chance de propiciar um vocabulário rico ensinando ao bebê os nomes de alimentos, frutas, legumes, ferramentas, utensílios, processos, móveis e também o vocabulário específico de sua cultura.

Figuras e réplicas de animais e ferramentas também podem ser usadas para ensinar novas palavras aos bebê. Eles têm uma capacidade surpreendente de absorver linguagem nessa fase, então aproveite para ensinar o máximo de palavras possível. Converse, cante, leia, abaixe-se para ficar na mesma altura e ouça quando ele fala.

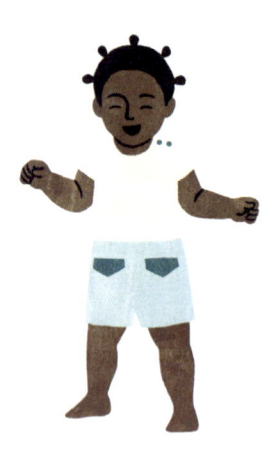

LINGUAGEM NO PRIMEIRO ANO

- Fale com o bebê no útero.
- Fale clara e corretamente para que o bebê ouça os sons distintos que formam as palavras.
- Elimine obstáculos para a comunicação (como a chupeta) e a audição (como a televisão) e verifique se ele escuta bem.
- Reconheça e estimule os esforços dele para se comunicar.
- Cante, faça rimas, leia poesia e toque música.
- Leia livros com temas e personagens reais.
- Entremeie a conversa com contato visual, expressões e linguagem corporal.
- Envolva o bebê na vida cotidiana e deixe-o escutar as conversas.
- Fique na mesma altura do bebê durante as conversas.
- Fale suave e respeitosamente.

RECÉM-NASCIDO

- Reage calmamente a sons suaves ou familiares que escuta.
- Fica assustado ou pisca ao ouvir sons altos ou inesperados.
- Expressa suas necessidades chorando.
- Tenta imitar gestos.

2 MESES

- Vira a cabeça em direção às fontes sonoras.
- Foca na mãe enquanto mama.
- Arrulha.
- Fecha a cara e sorri.

3 MESES

- Começa a emitir sons de vogais, por exemplo: "Aaaaa".
- Começa a demonstrar empolgação.
- Gosta dos cuidados físicos rotineiros, como o banho.
- Estuda rostos atentamente.

4 A 6 MESES

- Ginástica vocal – solta bolhas e emite sons altos.
- Arrulha consoantes para formar sílabas simples como "ná", "má", "bá".
- Os arrulhos têm ritmo.

7 A 9 MESES

- Procura e localiza sons baixos.
- Entende "não".
- Acena dando tchau.
- Balbucia sílabas melodiosamente e duplica os sons ("mamá", "papá").
- Vira-se quando ouve o próprio nome.
- Começa a aprender sinais.

9 A 12 MESES

- Brinca de esconde-esconde.
- Responde a comandos simples.
- Reconhece várias palavras.
- Reconhece e aponta partes do corpo.
- Diz algumas palavras com apenas uma sílaba.
- Expressa desejos e preferências sem chorar.
- Repete sinais.
- Aponta vistas interessantes para nós.

OBSERVANDO O DESENVOLVIMENTO DA LINGUAGEM

- Como ele reage quando escuta uma voz conhecida?
- Como ele reage a uma voz desconhecida?
- Os choros dele são diferentes conforme a ocasião? Você consegue distinguir a causa?
- Como ele reage a sons diferentes?
- O que ele faz com os olhos e a boca quando você fala com ele?
- Observe os sons que ele emite. São sons de vogais ou de consoantes?
- Como ele emite os sons?
- Como ele reage quando ouve o próprio nome?
- Ele faz sons isolados?
- Sons iguais, mas encadeados?
- Sons diferentes encadeados?
- Se você também estiver usando sinais, note quando o bebê começa a responder fazendo uso deles.
- Note como ele reage quando você lê um livro para ele. Certas páginas prendem a sua atenção? O que ele faz com rosto ou a boca enquanto olha as páginas?
- Note como ele demonstra prazer ou incômodo, se chorando ou não.
- Note quando ele começar a usar palavras intencionalmente.

A partir dessas observações, você aprendeu algo novo sobre seu bebê. Gostaria de mudar alguma coisa? Algo no ambiente? Outra maneira de apoiar o bebê? É possível eliminar mais obstáculos? Incluir alguma intervenção? Mantenha a alegria!

BILINGUISMO

Como os bebês têm uma mente absorvente e estão em um período sensível para a aquisição da linguagem, a infância é a época ideal para expô-los a mais de um idioma. Eles absorvem outros idiomas com muita facilidade.

Se houver mais de um idioma em casa, usem a abordagem "Uma Pessoa, Um Idioma" (OPOL, na sigla em inglês). A mãe fala com o bebê usando sua língua materna, o pai faz o mesmo com seu idioma de origem, e a família usa um idioma em comum previamente combinado.

Outra abordagem é a que varia conforme o horário e o local. A família combina usar certos idiomas dependendo de onde estiver em determinadas horas. Por exemplo, nos fins de semana a família fala inglês; ao sair, fala a língua local; e em casa, fala as línguas maternas do pai e da mãe.

É preciso que os pais passem cerca de 30% da semana falando no idioma que querem que a criança aprenda. Para aumentar a exposição do bebê a um determinado idioma, os pais devem ser criativos pedindo a um parente adolescente que leia e brinque com a criança nesse idioma, contratando uma babá que fale essa língua ou incentivando o convívio com turmas lúdicas que pratiquem o idioma desejado.

Alguns pais se preocupam com um possível atraso de linguagem se criarem filhos bilíngues, mas pesquisas mostram que ter mais de um idioma não necessariamente deixa a criança defasada. Como termo de comparação, uma criança de 1 ano e meio exposta apenas a um idioma pode falar dez palavras, ao passo que uma criança bilíngue pode falar cinco palavras em uma língua e cinco na outra. Ou seja, embora possa parecer que a última tenha um nível de linguagem mais baixo, ela também domina um total de dez palavras.

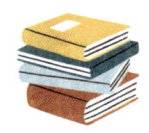

RECOMENDAÇÃO DE LIVRO

O livro *A Parent's and Teacher's Guide to Bilingualism*, de Colin Baker, desvenda muitas questões sobre bilinguismo e a aprendizagem de mais de uma língua.

TERCEIRA PARTE

ATIVIDADES COM MOVIMENTO

Os seres humanos se movimentam para explorar e interagir com o meio onde vivem. Movimentar-se também é uma forma de autoexpressão e permite que as pessoas se fortaleçam, fiquem seguras e atuem para melhorar o meio ambiente. Isso está ligado à nossa sobrevivência e progresso. Portanto, devemos ajudar nossos bebês a desenvolverem ao máximo essa habilidade.

Ao nascer, os bebês já movimentam a cabeça, as mãos e as pernas, e se alongam, mas esses movimentos são involuntários, pois ainda não têm controle corporal nem fazem escolhas conscientes.

Muitos movimentos do bebê, ao nascer, estão ligados a reflexos primitivos. Tais impulsos musculares acontecem automaticamente em reação a estímulos e são importantes, pois sinalizam que seu cérebro e o sistema nervoso estão funcionando.

Esses reflexos também o ajudam em vários elementos necessários à sobrevivência (como mamar) até que consiga se movimentar voluntariamente.

Os bebês precisam treinar os músculos para se movimentarem conforme sua vontade. Quando isso acontece, muitos movimentos inatos por reflexo se integram e desaparecem. Se a movimentação dele não se desenvolver bem naturalmente, algumas reações primitivas permanecem e podem interferir em outras áreas posteriores de desenvolvimento. É útil saber como são alguns desses reflexos para verificar se estão presentes desde o início e observar se integram e desaparecem ou se permanecem (veja na **página 333** a lista de reflexos primitivos dos bebês).

Idealmente, o bebê desenvolve movimentos voluntários e coordenados por iniciativa própria graças às atividades que os pais propiciam. Portanto, devemos dar oportunidades para o bebê treinar seus músculos e controlar o corpo mediante movimentos repetitivos.

Normalmente, um bebê explora, inicia movimentos, desafia seu corpo e refina sua coordenação.

Os adultos devem apoiar essas explorações, preparar um ambiente rico e adequado para o nível atual de desenvolvimento do bebê e oferecer alguns desafios novos.

Os bebês desenvolvem diversas habilidades motoras no primeiro ano, as quais se enquadram nas categorias de grossas e finas.

Habilidades motoras grossas são os movimentos corporais do bebê (incluindo dos braços e pernas) no espaço: engatinhar, andar, ondular os braços etc. Tais movimentos geralmente requerem músculos evoluídos. As habilidades motoras grossas são necessárias para ter equilíbrio e coordenação.

Habilidades motoras finas são aquelas requeridas para os movimentos das mãos, pulsos e antebraços. Graças às rotações nessas partes do corpo, os humanos seguram ferramentas e trabalham de uma maneira diferente da maioria dos outros animais. Os pais podem ajudar muito a melhorar o nível de coordenação do bebê e o desenvolvimento da capacidade de suas mãos. A doutora Montessori dizia que as mãos são os instrumentos da inteligência humana.

Ela também dizia que, como as mãos e o intelecto do bebê são diretamente ligados, ao ajudá-lo a desenvolver suas habilidades motoras finas, sua inteligência também se desenvolve.

É importante notar que, em paralelo ao apoio ao desenvolvimento e a qualidade das habilidades motoras do bebê, todos os bebês neurologicamente normais apresentam um processo natural de desenvolvimento que não pode ser acelerado, mas pode ser retardado. A meta dos pais não é apressar, mas permitir que eles ganhem controle e coordenação crescentes.

Para entender melhor, vamos dar uma rápida lição de ciência. Ao nascer, o bebê tem habilidades motoras grossas e finas muito limitadas. Para que ele consiga controlar os músculos de uma parte do corpo, os axônios nessa parte devem estar revestidos com mielina, uma substância lipoide que forma a bainha em torno de certos axônios, permitindo que os nervos lhe transmitam mensagens

Quando uma área muscular fica mielinizada, o bebê consegue controlá-la. A mielinização progride da cabeça aos dedos dos pés e do peito até os braços, mãos e dedos das mãos. O desenvolvimento das habilidades motoras grossas e finas do bebê segue a mesma progressão.

Portanto, o bebê adquire controle sobre a cabeça, depois sobre o torso e sobre os pés, consegue movimentar os braços e, por fim, agarrar as coisas com os dedos das mãos.

> Cinestesia é a capacidade de sentir os movimentos musculares, o peso e a posição dos braços, das pernas e do restante do corpo. Mediante a repetição, o bebê continua a sentir os resultados de suas experiências sensoriais. No processo, ele incorpora esses movimentos e também forma dendritos para as conexões entre os neurônios, o que ajuda seu desenvolvimento cerebral.

É possível notar a progressão da mielina, pois o bebê vai tendo cada vez mais controle sobre os movimentos dos braços, mãos, dedos e pernas.

Para apoiar essa progressão em cada estágio de desenvolvimento, devemos preparar ou modificar o ambiente e proporcionar as atividades adequadas. Dos 12 aos 14 meses de idade, todos os axônios ficam mielinizados, mas o grau de progresso dos movimentos do bebê depende do que seu ambiente oferece. Para o progresso motor ideal, é fundamental haver um ambiente bem preparado onde o bebê tenha liberdade para se movimentar e materiais que o estimulem a explorar e se desenvolver.

Antes de examinar as atividades, apresentamos diretrizes gerais para as idades e etapas do desenvolvimento motor, mas cada bebê seguirá um cronograma próprio, que pode variar de algumas semanas a alguns meses.

As habilidades motoras finas do bebê se desenvolvem da seguinte maneira:

- **Alcançar**: por volta dos 3 a 4 meses, o bebê já tem controle voluntário dos braços.
- **Agarrar:** ao nascer, o bebê tem um reflexo involuntário para agarrar; por volta dos 4 meses, ele fará isso intencionalmente.
- **Envolver:** por volta dos 4 meses, os bebês seguram um objeto na palma da mão e o envolvem com os dedos.
- **Preensão digital com forças de sentido oposto:** com 8 a 9 meses, o bebê usará quatro dedos e os polegares. De 10 a 12 meses, ele progredirá para a preensão em pinça, primeiramente, usando dois dedos e o polegar, depois um dedo e o polegar.
- **Soltar:** com 8 meses, o bebê conseguirá soltar voluntariamente um objeto em um pequeno espaço escolhido.

Ao preparar o ambiente e proporcionar atividades que fomentem o desenvolvimento motor do bebê, estimulamos também o desenvolvimento da:

- **Atitude "eu consigo":** o bebê sentirá que é um participante ativo de seu desenvolvimento motor. Cada aquisição bem-sucedida aumenta sua autoconfiança.
- **Autoestima:** os pais precisam confiar na criança e deixá-la se movimentar. Essa confiança é absorvida pelo bebê e o ajuda a desenvolver a autoestima. Um ambiente preparado e seguro facilita que os pais confiem no bebê.
- **Consciência corporal:** o bebê ficará consciente de seu corpo e passará a se orientar melhor.
- **Autoconsciência:** ele aprenderá como seu corpo deve funcionar em relação ao ambiente e se tornará autoconfiante.

ATIVIDADES PARA FOMENTAR O DESENVOLVIMENTO MOTOR

Os pais não precisam fazer muita coisa para fomentar o desenvolvimento motor do bebê, mas é fundamental ter conhecimento sobre o processo natural de evolução, a fim de observar com inteligência, preparar o ambiente, dar liberdade, eliminar os obstáculos para os movimentos e notar logo se há defasagens ou outros problemas.

Tire os obstáculos

Retirar os obstáculos é tão importante quanto proporcionar meios de fomentar o desenvolvimento motor do bebê.

Isso envolve:

- Não vestir o bebê com roupas que atrapalhem seus movimentos (ver **página 233**).
- Evitar colocá-lo em um cercadinho; é melhor preparar um espaço "liberado" para ele explorar.
- Não deixá-lo por muito tempo em carrinhos, cadeirinhas em carros e bicicletas e até em *slings*.
- Evitar colocá-los em um *jumper*, andador ou *exersaucer*, pois esses dispositivos pressionam muito os quadris dele e atrapalham o controle sobre seus movimentos.
- Evitar colocá-lo em uma posição que requeira ajuda — como sentado, antes que ele esteja preparado para isso.
- Evitar segurar as mãos do bebê acima da cabeça dele antes que ele esteja preparado para andar.

0 A 3 MESES

No primeiro mês, o bebê está se adaptando ao seu novo mundo e se orientando. O ideal é que ele fique aninhado no colo dos pais, em casa, em meio a estímulos bem suaves, como luzes fracas, vozes serenas, temperatura regulada e música baixa. Assim, damos as boas-vindas, criamos um vínculo com ele e deixamos que se oriente, sinta-se seguro e confie cada vez mais em seu ambiente. Isso é muito importante, pois um bebê confiante consegue explorar e se envolver com as atividades oferecidas. Dá para notar quando ele começa a se sentir orientado.

No decorrer do tempo, o bebê ficará mais relaxado, chorará menos e começará a olhar para mais longe, o que demonstra que está preparado para passar mais tempo em seu tapete para movimentos.

Dica: Use um *topponcino* ao transferir o bebê dos seus braços para uma esteira ou cama, a fim de que não fique desorientado ou assustado com uma mudança abrupta de temperatura, odor ou toque. Sempre que for abaixar, faça lentamente enquanto descreve seu objetivo.

Tapete para movimentos

A partir do segundo mês, o bebê pode passar uma parte considerável do seu tempo acordado no tapete para movimentos. Deite-o de costas em uma manta, para que se movimente à vontade.

Caso ainda não tenha feito isso, volte à **página 78** e veja como se prepara a área para movimentos. Muitas atividades mencionadas nesse capítulo podem ser disponibilizadas na área para movimentos.

Cama rente ao chão

A cama rente ao chão fomenta o desenvolvimento das habilidades motoras grossas do bebê, pois permite e até estimula que ele se movimente. Esse tipo de cama é a alternativa montessoriana de um berço e deixa o bebê ter uma visão clara do seu entorno. Ela pode ser usada desde o nascimento ou, caso ache mais adequado, quando o bebê tiver 3 meses. Até famílias que dormem juntas podem usar camas rente ao chão para sonecas e parte do ciclo de sono. Junnifa dormia com seus três bebês, mas levava-os para suas camas às 19h e depois para a própria cama quando acordavam à noite para mamar. Ao observar seu bebê recém-
-nascido dormindo na cama rente ao chão, você notará que ele se movimenta inconscientemente e muda de posição, mas por incrível que pareça, geralmente não cai da cama. Ele se movimenta com lentidão, parece sentir que está perto da beira e então muda de direção ou para de se mexer.

PREENSÃO E DESENVOLVIMENTO MOTOR

0 A 3 MESES

Reflexo de preensão

Observa as próprias mãos

Agarra

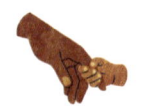

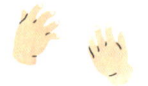

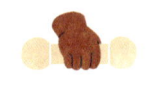

3 A 6 MESES

Preensão intencional

Manipulação

Bate palmas

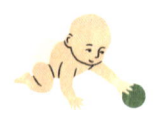

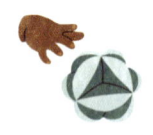

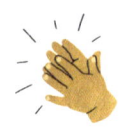

6 A 9 MESES

Passa algo de uma mão para outra

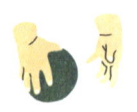

Solta

Preensão com os dedos

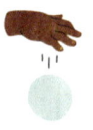

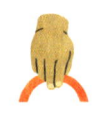

9 A 12 MESES

Movimento refinado

Preensão em pinça

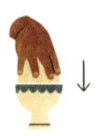

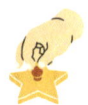

Chocalhos para melhorar a força de preensão manual

Nos primeiros 2 meses, o bebê tem o reflexo de preensão que o faz envolver com os dedos qualquer coisa que toque a palma de sua mão. Ao amamentar ou em outros momentos, ponha um dedo na palma da mão dele e ele o agarrará. Ofereça-lhe um chocalho pequeno e leve ou um tubo de seda estreito com coisas que chacoalhem dentro. Os reflexos primitivos gradualmente se integram, pois essa atividade estimula o uso do reflexo e também o faz prestar atenção nas próprias mãos.

Os móbiles visuais

Móbiles visuais são o principal material montessoriano usado na área para movimentos nos primeiros 3 meses, pois atendem a muitas necessidades do desenvolvimento do bebê nessa fase.

A Pedagogia Montessori indica alguns móbiles visuais artesanais em uma sequência específica. Sejam produzidos em casa ou comprados, eles são disponibilizados aos bebês desde as primeiras semanas e alternados ao longo de seu desenvolvimento. Os móbiles fomentam o desenvolvimento do bebê de várias maneiras, incluindo:

Visão: desde o nascimento, os olhos dos bebês começam a absorver e explorar seu mundo. Ao nascer, sua visão não é acurada, mas melhora gradualmente, especialmente quando há um ambiente bem preparado. Eles seguem os móbiles visuais com os olhos e assim treinam focar um objeto. Além de bonitos, os móbiles lhe servem de ponto de referência. O desenvolvimento da visão também fomenta o desenvolvimento das habilidades motoras grossas e finas.

Habilidades motoras grossas e finas: nos meses iniciais, o bebê se empenha em aprender a controlar os músculos do pescoço e dos braços. Ele segue os movimentos do móbile só com o olhar, depois vira a cabeça de um lado para o outro, girando o torso e o restante do corpo. Posteriormente, o bebê também tentará alcançar o móbile. No início, esses movimentos geralmente são involuntários, mas ao repeti-los muitas vezes, ele vai ganhando força e controle muscular.

Orientação e adaptação: o correto é pendurar apenas um móbile acima do tapete para o bebê se movimentar, de modo que se torne um ponto de referência familiar no ambiente. O móbile é trocado quando o bebê perde o interesse ou quando os pais notam que ele está preparado para o próximo móbile. Idealmente, o móbile deve ser trocado na presença dele, que deve ser avisado disso com antecedência. Imagine o choque de entrar em um recinto costumeiro e perceber que alguém o modificou sem lhe avisar. Você ficaria muito chateada. Por isso, tente fazer mudanças o mais respeitosamente possível e de uma maneira que não o deixe desorientado.

Beleza: nós já falamos sobre a mente absorvente do bebê e como ele suga as coisas que vê no ambiente. Os móbiles são bonitos e fazem-no absorver essa beleza.

Descrevemos a seguir quatro móbiles visuais, que também podem servir de referência na hora de comprar ou produzir outros móbiles. Há moldes para os móbiles Munari, Gobbi e dos dançarinos em: workman.com/montessori.

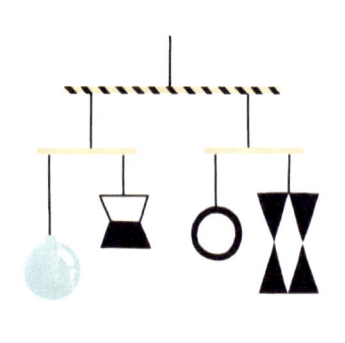

O móbile Munari preto e branco é o primeiro apresentado ao bebê. Pesquisas mostraram que recém-nascidos preferem olhar formas geométricas em alto contraste (preto e branco), pois suas células nervosas no cérebro e sua retina ainda não estão plenamente desenvolvidas — mas estudar o contraste as ajuda a melhorar a visão.

O Munari é composto por formas geométricas pretas e brancas e uma esfera de vidro que capta e reflete a luz e as outras formas. Pendurado na área para movimentos, ele prende a atenção de um bebê de poucos dias por bastante tempo, o qual passa a apreciá-lo cada vez mais. Junnifa achou que seus bebês estavam preparados para isso quando entravam em sua segunda semana de vida.

O móbile visual seguinte é o **octaedro**. Composto por três octaedros com as três cores primárias, ele é feito através de técnicas de origami ou cortando e dobrando papel brilhante vermelho, azul e amarelo (como os de sacolas de presente recicladas) para modelar essas formas. O papel refletivo faz o móbile captar e refletir a luz.

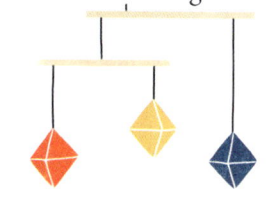

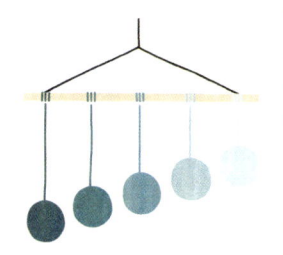

O terceiro móbile é o **Gobbi**, que tem cinco esferas do mesmo tamanho e da mesma cor, com tonalidades progressivamente mais claras. A disposição das esferas faz o bebê notar as pequenas diferenças cromáticas e é divertido olhá-las quando ele está perto de uma janela ensolarada. Cada esfera lança uma sombra na seguinte. As crianças adoram esse móbile, no qual se pode enrolar linha de bordado ao redor das esferas.

Há também versões de tricô, pintadas e tingidas. Mais para o final do segundo mês, o bebê começará a bater no móbile com as mãos ou os braços.

O **móbile dos dançarinos estilizados** é o último da série de móbiles visuais montessorianos e também prende a atenção do bebê por bastante tempo. Ele é feito com papel dourado ou prateado e de uma cor primária contrastante cortado no formato de várias "pessoinhas" que se movimentam como dançarinos.

Todos os móbiles descritos acima são montessorianos, mas você pode fazer ou comprar móbiles para o bebê considerando os seguintes pontos:

- Os móbiles devem ser simples, bonitos e interessantes.
- Escolha móbiles leves que se movimentem com as correntes de ar, sem precisar de pilhas nem de eletricidade.

- Os móbiles visuais buscam estimular a visão e não precisam tocar música. Afinal, é mais fácil aguçar um sentido quando o foco está somente nele.
- Olhe o móbile pela perspectiva do bebê. O que ele vê?
- Selecione móbiles que tenham formas geométricas ou de animais/itens da vida real que o bebê conheça. Evite personagens de desenhos animados.
- Coisas que voam ou flutuam no céu, como aves, borboletas, nuvens e um avião, também são adoráveis.
- Escolha cores vivas e interessantes.
- Os móbiles devem proporcionar visões distintas por diferentes ângulos.
- O móbile não deve ter elementos demais nem ser demasiado estimulante. Menos é mais. Idealmente, os móbiles para os primeiros 3 meses do bebê só devem ter cinco ou seis itens.
- Assegure-se de que o móbile não é sem graça e entediante.

Idealmente, o móbile deve ser pendurado acima do tapete para movimentos, pois é aí que o bebê passará grande parte de seu tempo acordado. Ponha o bebê deitado de costas sob o móbile e deixe-o se concentrar. O móbile deve ficar 20-30 centímetros acima de um recém-nascido. Essa distância é a mesma que o bebê consegue ver ao nascer e também igual à distância entre o rosto dele e o da mãe durante a amamentação. Como o alcance da visão aumenta gradualmente, a distância do móbile pode ser aumentada à medida que a criança cresce e sua visão se desenvolve.

Não coloque um móbile acima da cama do bebê, pois esse é um lugar para descanso. Um móbile serve para ele trabalhar em seu desenvolvimento visual.

Quando o bebê estiver no tapete sob o móbile, observe seu interesse e interação com ele. Se estiver gostando, não interfira. Aproveite para ler um livro ou descansar um pouco por perto. Se ele estiver chorando ou nervoso, ajuste o móbile para ver se o bebê se acalma. Um dos filhos de Junnifa chorava muito quando ficava sob o móbile, pois evidentemente não gostava dele.

Após observar essa reação, ela reposicionou o móbile lateralmente e isso fez toda a diferença, pois o bebê começou a gostar dele. Se ele ficar visivelmente irritado com o móbile, tire-o, coloque-o em outra posição ou tente outro dia.

É melhor oferecer móbiles e outras atividades quando o bebê estiver saciado (sem fome) e alerta (sem sono). No início, ele pode observar o móbile por alguns minutos e então perder o interesse. Isso é normal. O tempo de observação aumentará gradualmente. Nós observamos bebês vendo seus móbiles atentamente por mais de 15 minutos. Lembre-se de que ele está aprendendo a se concentrar, então não interrompa ou distraia sua atenção. Os pais também não precisam falar constantemente. Quando o bebê começa a desviar o olhar do móbile, parece incomodado, ou chora, é sinal de que não quer mais focar no objeto.

Alterne três a cinco móbiles visuais nos primeiros meses do bebê, talvez a cada 2 ou 3 semanas ou quando ele começar a ficar entediado ou perder o interesse no material.

Talvez você note que ele não interage mais com o móbile, concentra-se muito menos ou fica nervoso quando está sob o móbile. Portanto, é hora de alternar. Ponha de volta um móbile retirado há 2 semanas e veja se ele fica novamente encantado e interage com o objeto de outra maneira.

Pendure também trabalhos artísticos e outras imagens bonitas na parede em uma altura que permita que o bebê os veja. Durante as primeiras semanas, deixe um livro com imagens em preto e branco e outras em alto contraste ao alcance da visão do bebê.

Uma árvore funciona como um móbile muito especial. As folhas e galhos em movimento fazem a luz e as sombras dançarem, e o bebê fica maravilhado. Da mesma forma, erguer a mão diante de uma luz ou fazer sombras na parede para o bebê ver também são estímulos enriquecedores.

> O treinamento e aguçamento dos sentidos têm a vantagem óbvia de ampliar o campo da percepção, dando uma base mais sólida para o desenvolvimento intelectual.
>
> — Doutora Maria Montessori, *A Descoberta da Criança*

OBSERVE DE 0 A 3 MESES

- O que os olhos do bebê fazem ao perscrutarem o ambiente e verem um rosto familiar ou quando ele escuta uma voz conhecida?
- Qual é a reação dele quando seu corpo tem contato com a cama ou o tapete?
- Note quando ele começa a virar a cabeça de um lado para o outro. Ele prefere olhar em uma direção? O que ele faz com as mãos e as pernas quando se vira?
- Ele consegue erguer a cabeça? Como ele a ergue quando está deitado de costas ou sobre a barriga?
- Os olhos dele seguem o móbile continuamente ou ele só olha quando o objeto volta ao seu campo de visão? Isso está mudando no decorrer do tempo?
- Ele prefere algum componente do móbile? É o mesmo todas as vezes?
- Além do móbile, para o que mais ele olha no ambiente?
- Na maior parte do tempo, ele fica com as palmas das mãos abertas ou fechadas?
- Como ele movimenta os braços e as pernas? Muitas vezes, ele movimenta o braço ou a perna inteira e ainda não o dobra no pulso, cotovelo, tornozelo ou joelho.
- O que ele faz quando ouve o próprio nome?
- Quando está deitado de costas e vira a cabeça, o que ele faz com as mãos e as pernas?

A partir dessas observações, você aprendeu algo novo sobre seu bebê. Gostaria de mudar alguma coisa? Algo no ambiente? Outra maneira de apoiar o bebê? É possível eliminar mais obstáculos? Incluir alguma intervenção? Mantenha a alegria!

3 A 6 MESES

De 0 a 3 meses, as atividades oferecidas devem estimular a visão e a audição do bebê. A partir dos 3 meses, é possível oferecer outras atividades que desenvolvam o tato e a preensão dele.

Nas páginas a seguir, vamos lhe ensinar a distinguir as habilidades motoras finas e as grossas, embora muitos materiais fomentem o desenvolvimento de todas. A mielinização (mielina é a substância que reveste os axônios nos nervos permitindo o controle motor crescente) segue duas vias. Uma via começa na cabeça, no nascimento, e desce lentamente até os pés, possibilitando os movimentos motores grossos. A outra via começa no peito e desce lentamente até os dedos. Esses dois processos fazem o bebê desenvolver simultaneamente aspectos das habilidades motoras grossas e finas. No terceiro mês, a mielinização dos axônios está ocorrendo nos ombros, na parte superior do tronco, nos braços e nas mãos. A visão do bebê também está melhor, então o início de habilidades motoras finas voluntárias torna-se perceptível.

Habilidades motoras finas

No início do terceiro mês, o bebê passa a fazer mais movimentos com as mãos. Se houver móbiles, ele fará esforços para alcançá-los. Esse é um bom momento para introduzir materiais que melhorem a força de preensão manual, a exemplo dos móbiles táteis.

Os materiais para melhorar a força de preensão manual fomentam as habilidades motoras finas do bebê, especificamente alcançar e agarrar. Sabemos que desde o nascimento as crianças agarram coisas involuntariamente devido ao reflexo de preensão. Se você puser um dedo na palma da mão de um bebê, ele o agarrará, mas essa ação é inconsciente. Ele ficará muito interessado em suas mãos quando a visão dele ficar mais clara. Se observá-lo, você notará quando ele fica fascinado pelas próprias mãos e as observa por muito tempo. Nessa fase, ele também ganha controle da parte superior do corpo e se empenha em direcionar melhor os braços. Observe que ele vai começar a se esticar na direção dos móbiles visuais e a bater neles. Não interfira nessa exploração, mas, para ajudá-lo a melhorar a força de preensão manual, troque o móbile visual por um tátil e ofereça chocalhos variados.

Os melhores materiais táteis são simples e bonitos. Ao escolhê-los, analise:

- **O tamanho**: os materiais não devem ser enormes. Meça a largura e o comprimento deles com os dedos. Alguns objetos podem ser maiores, mas devem ter partes que o bebê consiga segurar e manipular. Eles também não devem ser pequenos demais a ponto de a criança correr o risco de engasgar. Verifique isso com um rolo de papel higiênico. Se um objeto couber no rolo, isso indica o risco de a criança engasgar.

- **O material:** O bebê quase sempre porá os materiais na boca, pois é assim que começam a explorar as coisas. Portanto, escolha materiais variados que sejam seguros para pôr na boca, como madeira, tecido, borracha, e metais como prata ou aço inoxidável; os materiais devem propiciar experiências distintas. As mãos e a boca dele sentem que o aço inoxidável é frio, ao contrário da madeira ou do tecido, por exemplo.

- Móbiles ou chocalhos que melhorem a força de preensão manual e façam um som suave, como um carrilhão ou estalido de madeira, são indicados, pois o bebê sente o resultado do seu esforço.

Móbiles táteis

Os móbiles táteis são feitos para serem manipulados por bebês. Ao contrário dos móbiles visuais, que são frágeis e só servem para olhar, os móbiles táteis podem ser tocados, agarrados e levados à boca pelo bebê, que os usa com independência. Eles ficam pendurados ao alcance do bebê, que decide quando quer interagir com eles. E também são bons para a repetição, pois o bebê pode continuar alcançando e batendo neles enquanto quiser.

Assim como no caso dos móbiles visuais, há móbiles táteis Montessori específicos em uma sequência sugerida. As características deles devem ser levadas em conta ao escolher ou usar móbiles que não sejam montessorianos. Até um chocalho pode ser pendurado como um móbile. Como o bebê alcançará, agarrará e puxará os móbiles para melhorar a força de preensão motora, é recomendável prender um elástico em uma ponta deles para que estiquem. Eles também devem ser firmemente pendurados para que não caiam sobre o bebê.

Sino em uma fita: pregue em uma fita um sino de tamanho adequado para a preensão do bebê e costure 10 centímetros de elástico na ponta da fita. Pendure-o acima do bebê. Inicialmente, ele baterá os braços nele sem querer e o sino irá tinir. O retorno auditivo é satisfatório e estimulará o bebê a repetir o movimento de propósito. Com a prática, ele baterá no sino com mais precisão. O som do sino pode ser uma das primeiras confirmações para o bebê de que ele tem poder de afetar seu ambiente. É possível imaginar como isso acontece: o bebê está deitado olhando o móbile, mexendo as mãos e escuta um som. Inicialmente, talvez ele não entenda que produziu o som, mas então isso se repete várias vezes e ele percebe: "Toda vez que minha mão bate no móbile, ele faz aquele som. Eu estou causando aquele som!". Então, isso se torna um esforço consciente: "Eu quero fazer aquele som de novo. Vou usar minha mão da mesma maneira e o som vai continuar". O bebê continua tentando em silêncio, com muita determinação e nunca desiste. Certo dia, consegue agarrar o sino e o leva à boca. Daí a importância do elástico, que estica quando é puxado pelo bebê. Se o móbile estiver pendurado perto dos pés, o bebê também pode chutá-lo.

Argola em uma fita: Prenda uma argola de madeira ou de metal em uma fita atraente que o bebê consiga agarrar e puxar para si. Ao contrário do sino, que produz um som quando é batido voluntaria ou involuntariamente, a argola dá satisfação ao bebê quando ele a puxa e leva à boca. Essa atividade é mais complexa porque requer que ele alcance e agarre com a palma e os dedos das mãos para colocá-la na boca.

Lembre-se de que o bebê tem tendência para o autoaperfeiçoamento e quer desafios crescentes compatíveis com seu grau atual de desenvolvimento. Portanto, ofereça materiais que exijam níveis crescentes de esforço para satisfazer essa tendência.

Outros materiais para melhorar a força de preensão manual

Os chocalhos só são manuseados com independência quando a preensão do bebê está mais desenvolvida e ele consegue se arrastar e se virar. Antes desse estágio, os bebês deixam os chocalhos caírem e não conseguem apanhá-los sem ajuda.

À medida que o bebê desenvolve seu poder de alcançar e agarrar, ofereça chocalhos diferentes e objetos seguros de diversas cores, formas, texturas e pesos que requeiram manuseios distintos.

Chocalhos feitos de materiais diversos propiciam sensações táteis variadas. Um metal, por exemplo, é mais frio e mais homogêneo do que a madeira. Sabendo que o bebê vai colocar essas argolas na boca, escolha materiais seguros.

Junnifa oferecia bolas e ovos de madeira; os últimos, muitas vezes, envoltos em tricô de lã, argolas de prata ligadas entre si e cilindros feitos com espigas para as crianças agarrarem.

É fácil para os bebês agarrarem argolas ligadas entre si, pois elas se encaixam bem em suas mãos, e eles gostam de mordê-las. Um mordedor de plástico seguro e fácil de segurar é ideal para um bebê massagear suas gengivas doloridas, ao passo que chocalhos variados permitem que ele pratique a preensão de diversas maneiras.

Habilidades motoras grossas

Área para movimentos: ficar um tempo no chão continua sendo a forma mais simples e mais importante para fomentar o desenvolvimento motor grosso na fase de 3 a 6 meses. Ponha o bebê no tapete na área para movimentos e um espelho para que observe seus movimentos voluntários e involuntários. Esse tempo passado em um espaço seguro e sem obstáculos o ajuda a se movimentar, a fortalecer seus músculos e a aperfeiçoar o controle motor necessário. Com liberdade total, ele faz movimentos involuntários e vai aprendendo a controlar seu corpo. O espelho permite que o bebê observe seus movimentos e o que resulta deles. Ele pode movimentar as mãos e as pernas à vontade, pois elas não estão restringidas. Se ficar a maior parte do tempo no colo ou em um cercadinho, *jumper*, centro de atividades, andador etc., o bebê não tem oportunidade de aprender a controlar os múltiplos movimentos.

Volta e meia a Pedagogia Montessori, a abordagem RIE e outros círculos parentais debatem se é correto colocar os bebês deitados sobre a barriga, pois eles não conseguem ficar nessa posição sozinhos.

Achamos que, desde o nascimento, é importante que o bebê tenha oportunidade para ficar deitado tanto de costas quanto de barriga para baixo. Descansar sobre a barriga pode ser mais agradável se houver um espelho ao lado para que o bebê veja seu reflexo, ou se estiver acomodado sobre o corpo da mãe, ou com ela repousando ao seu lado. Essa posição também pode ficar mais interessante diante de um móbile que o bebê olhe por outra perspectiva. Ficar deitado sobre a barriga faz o bebê ganhar a força necessária para a maioria dos movimentos motores grossos e também é recomendado pela Academia Americana de Pediatria. Se notar que o bebê está incomodado, basta mudá-lo de posição ou pegá-lo no colo.

Atividades que estimulem os pés e as pernas do bebê: ofereça atividades que estimulem o bebê a observar os próprios pés e a se empenhar para controlar os movimentos das pernas. Pendure um móbile tátil ou um quebra-cabeça com bolas acima dos seus pés. Uma bola de *patchwork* também funciona bem e posteriormente serve para o bebê engatinhar atrás dela. Objetos interessantes como um sino, um botão ou uma fita também podem ser costurados em suas meias. Eles chamarão a atenção e o fará tentar colocá-los na boca, o que melhora sua coordenação.

Nota: Esteja sempre atenta a riscos de o bebê engasgar e lembre-se de que o manuseio de sinos pequenos deve ocorrer com supervisão.

Coloque coisas interessantes no ambiente para o bebê ir de encontro a elas. Instale uma prateleira com materiais atraentes e adequados para a sua fase atual de desenvolvimento.

Ela deve ficar visível, mas a uma certa distância do tapete para movimentos, a fim de que o bebê precise se deslocar até os materiais. Se puser brinquedos na mão dele, minguará sua motivação para se movimentar. Com intuito de estimular a movimentação, é melhor colocar um brinquedo ou algo atraente um pouco distante, antes mesmo que ele adquira boa disposição e habilidade para se locomover. A princípio, ele ficará observando o objeto até que, certo dia, conseguirá alcançá-lo lentamente. Os bebês descobrem várias técnicas para se movimentar. Alguns se arrastam, ao passo que outros rolam. Todas essas técnicas requerem dele esforço e perseverança, características que estão em formação e servirão para o resto da vida.

Objetos que rolem lentamente: quando o bebê começar a se arrastar, ofereça bolas ou chocalhos que rolem, mas não com muita rapidez nem para muito longe. Esses objetos que rolam estimulam o bebê a se movimentar, proporcionaram-lhe a satisfação de alcançar a meta e entender subconscientemente que é capaz de fazer coisas sozinho. Ele se esforça muito para conseguir e, então, agarra o que quer! Essas pequenas vitórias aumentam sua autoconfiança em relação às suas habilidades.

Os bebês de Junnifa gostavam de um pau de chuva que fazia sons bonitos quando agitado.

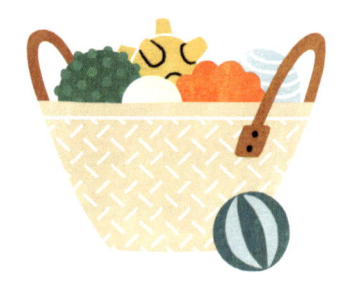

OBSERVE DE 3 A 6 MESES

- Continue seguindo as sugestões para a fase de 0 a 3 meses.
- O bebê consegue erguer os ombros? E nessa hora, o que faz com as mãos?
- Como ele movimenta os braços? Um de cada vez ou os dois juntos?
- Observe quando ele começa a se virar de barriga para baixo para ficar de barriga para cima. O que ocorreu primeiro? Qual das duas rotações ele faz com mais frequência?
- Ele se vira com alguma intenção ou é espontâneo?
- Preste atenção na posição em que você o coloca e em que local ele está depois. Ele mudou de posição? Para qual direção? Como ele fez isso?
- Você nota alguma evolução nos movimentos dele? Ele está se movimentando com mais rapidez? Ele usa as mãos quando se movimenta? E usa os joelhos?
- Quando se movimenta, ele tem um destino ou meta? Ele chega lá? O que faz quando para?
- Note quando ele agarra alguma coisa. Ele usa quais partes das mãos? Os dedos? As palmas? Os polegares?
- O que ele faz com o objeto que agarrou?
- Como ele solta o objeto?

A partir dessas observações, você aprendeu algo novo sobre seu bebê. Gostaria de mudar alguma coisa? Algo no ambiente? Outra maneira de apoiar o bebê? É possível eliminar mais obstáculos? Incluir alguma intervenção? Mantenha a alegria!

6 A 9 MESES

Nesse estágio, a mielinização está ocorrendo na parte inferior do tronco, nas coxas, nas pernas e nos dedos. Assim como em qualquer estágio, a melhor maneira de apoiar o desenvolvimento é deixando o bebê passar bastante tempo no chão, com liberdade para se movimentar.

Habilidades motoras grossas

Durante essa fase, o bebê começará a se arrastar e gradualmente conseguirá engatinhar. Ele gostará de explorar um espaço mais amplo e se movimentará com mais eficiência, percorrendo distâncias maiores. Se deixá-lo em um canto do ambiente, talvez o encontre depois no canto oposto. Se dormir em uma cama rente ao chão, o bebê aprenderá a sair dela para procurar a mãe quando acordar. Uma das grandes alegrias dos pais é a primeira vez que o bebê acorda de uma soneca e, em vez de chorar, desce da cama rente ao chão, percebe de onde os sons estão vindo e vai ao encontro deles. Imagine a autoconfiança que ele adquire em relação à sua capacidade!

> **DICAS**
>
> A fim de deixar a casa segura para essa faixa etária, tome as seguintes providências:
>
> - Erga as cortinas para que o bebê não as puxe até caírem sobre ele;
> - Esconda os fios elétricos;
> - Encoste os móveis na parede para que não caiam sobre o bebê se ele tentar empurrá-los ou se apoiar neles;
> - Cubra tomadas elétricas;
> - Tranque os armários.

Móveis de tamanho infantil e barra de apoio

Observamos que engatinhar, erguer-se e se sentar geralmente ocorrem em uma sequência rápida. Quando o bebê começar a engatinhar, mude algumas coisas na área para movimentos: tire a esteira ou tapete, pois poderá se tornar um obstáculo, e instale uma **prateleira proporcional ao tamanho da criança**. O bebê pode se levantar e se apoiar na prateleira, a fim de se locomover ou se agarrar a ela para se sentar ou se ajoelhar. Os materiais na prateleira também devem servir de motivação para que se movimente.

Como alimentos sólidos são introduzidos nessa fase, coloque **uma mesa e uma cadeira proporcionais ao tamanho da criança** no espaço. A mesa também ajuda a criança a se movimentar. Logo após começar a dar alimentos sólidos ao seu primeiro bebê, Junnifa avisava quando o jantar estava pronto e ele engatinhava até a mesa, erguia-se e subia em sua cadeira. Providencie também um banquinho resistente ou um pequeno **pufe** para o bebê se apoiar, se erguer e empurrar rumo ao destino desejado. Uma mesa pesada de centro também é um bom apoio. Instale uma **barra ao longo do espelho**, para que ele se levante e se locomova. A barra deve ser fixada na altura do peito dele e a 5 ou 7,5 centímetros da parede para ele poder segurá-la.

Ofereça uma cesta **com bolas** de diversos formatos, tamanhos, pesos e texturas para o bebê explorá-las de várias maneiras. Ao rolar, as bolas o incitam a se virar, engatinhar e fazer outros movimentos que fomentam o desenvolvimento da coordenação. Manipular as bolas também fomenta o desenvolvimento motor fino.

Nessa fase, o bebê consegue se sentar com apoio e os pais ficam tentados a posicioná-lo dessa maneira, o que acaba gerando pressão em seus músculos e ossos. O adequado seria aguardar o tempo do bebê, para que ele tenha a satisfação de ser capaz de se sentar sozinho. Alguns bebês gostam tanto de ficar sentados que perdem a vontade de engatinhar e fazer outros movimentos de transição importantes. Junnifa aprendeu isso após ter dois filhos. Quando sua terceira bebê nasceu, ela só passou a colocá-la sentada após a menina ter conseguido fazer isso sozinha, então foi capaz de notar uma considerável diferença. Primeiro, sua filha engatinhou antes de se sentar. Sentar-se foi uma evolução natural de engatinhar. Ela também conseguia se sentar e erguer sem cair para trás, ao contrário dos irmãos mais velhos, que, quando Junnifa colocava sentados, caíam para trás, encurvavam-se ou pendiam um pouco para a frente. Sua filha tinha e ainda tem uma postura mais ereta quando está sentada.

Habilidades motoras finas

Chocalhos, bolas e outros objetos apresentados ao bebê para estimular os movimentos motores grossos também fomentam o desenvolvimento das habilidades motoras finas.

Assim que os movimentos de suas mãos ficam mais seguros, o bebê começa a transferir objetos de uma mão para a outra e a usar ambas simultaneamente. Por volta dos 7 meses, ele consegue flexionar o pulso e começa a usar as palmas das mãos e os polegares. É comum o bebê pegar um material, transferi-lo para a outra mão ou explorá-lo com as mãos e a boca. Posteriormente, para apanhar um objeto, ele fará a preensão primitiva, na qual o polegar fica quase lado a lado com os dedos, ao invés de voltado para o dedo indicador. Continue oferecendo vários objetos com formas, tamanhos, pesos e texturas diferentes para o bebê manipular, incluindo alguns chocalhos e objetos com circunferências menores, como um bracelete, para fortalecer o uso do polegar.

Quando o bebê passa a se sentar, suas mãos ficam livres para explorar. Comece então a dar mais estímulos nesse sentido, a exemplo de **cestas de tesouros ou descobertas** que propiciam ricas experiências sensoriais e períodos longos de concentração e entretenimento. Essas cestas têm três a seis itens aleatórios para o bebê aprender a escolher o que quer explorar.

A cesta também pode conter objetos temáticos. Uma colher de pau, um batedor de metal para ovos e uma espátula de borracha são itens de cozinha, cujas formas e materiais distintos propiciam experiências sensoriais para o bebê. As interações dele com cada um dos objetos melhora suas habilidades motoras finas.

Aqui estão alguns exemplos de cestas temáticas:

- Cestas de tecidos variados da mesma cor, mas com diferentes texturas como algodão, linho, feltro, cetim, lã, tule etc.
- Itens de cozinha como colher de madeira, colher de metal, xícara, batedor de ovos etc.
- Itens de banheiro como escova de cabelo, escova de dentes, pente, bucha etc.
- Cestas com diversos itens da mesma cor. As bolas do móbile Gobbi se enquadram aqui. Elas fomentam o desenvolvimento das habilidades motoras grossas, pois instigam o bebê a se arrastar ou engatinhar.

As cestas podem ser postas em diversos lugares da casa para o bebê usá-las quando estiver por ali. Enquanto você cozinha, por exemplo, ponha o bebê sobre uma manta ou esteira e deixe-o explorar uma cesta temática de cozinha em um canto.

Dica: Quando o bebê estiver explorando a cesta de tesouros, aproveite para dizer, de vez em quando, os nomes das coisas que ele está descobrindo. Na maior parte do tempo, deixe-o apenas se concentrar nas descobertas.

Os bebês nessa fase adoram o **tambor têxtil**. Feito de madeira, ele tem várias cores, um espelho e gira quando o bebê mexe nele. O sino interno emite um som calmante. Esse brinquedo ajuda a desenvolver a inteligência prática e as habilidades motoras da criança.

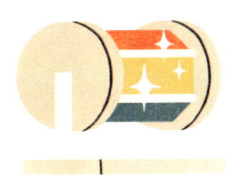

Introduzir alimentos sólidos faz o bebê treinar e desenvolver suas habilidades motoras finas. O bebê consegue pegar e manusear xícaras e pequenos utensílios, e também manipula a comida com várias preensões. Uma refeição com cenouras fatiadas e ervilhas, por exemplo, envolverá a preensão com a mão inteira e a preensão em pinça. Com frequência, o bebê irá transferir a comida de uma mão para outra. Embora ele não deva achar que a comida é um brinquedo, nós devemos deixá-lo usar as mãos quando come.

Use também um móbile para um bebê que já se senta. Mesmo que o bebê já controle melhor as mãos, sua coordenação ainda pode ser limitada. Ao se sentar, ela terá uma perspectiva diferente de quando estava deitado e tentava se erguer para pegar o móbile. Agora ele se inclina mais para agarrar o móbile, o que requer outras habilidades. Tentar pegar as bolas fomenta a coordenação manual e visual e o controle motor refinado. Pendure uma **bola** de *patchwork* (ou *takane*) para o bebê que já se senta.

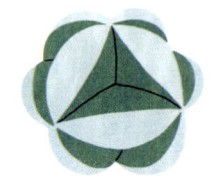

Nessa fase, as crianças também ficam interessadas em itens usados em casa e devem ter oportunidades para explorá-los. Garrafas de água vazias com tampas rosqueadas estimulam as habilidades motoras finas recém-adquiridas. Elas também podem explorar as cestas ou bandejas que contêm seus brinquedos e um brinquedo com rodas. Ao ter liberdade para se movimentar, o bebê pode seguir seus interesses. Desde que seja seguro, os adultos apenas observam o que atrai a atenção do bebê e lhe dão oportunidades para explorar.

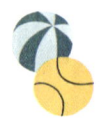

OBSERVE DE 6 A 9 MESES

- Observe como o bebê se movimenta. Observe o peito e o estômago dele, e então os joelhos e os pés. Note como eles se coordenam.
- Observe como ele manipula objetos. O que cada mão faz? O que os dedos fazem? O que o polegar faz?
- Observe a intenção dele. Ele decide o que quer alcançar em sua prateleira e vai até lá ou chega à prateleira e dá uma olhada antes de decidir?
- Note como ele reage quando tem dificuldade em uma atividade.
- Note a diferença entre o esforço e a frustração.
- Observe como ele muda de direção quando se arrasta ou engatinha.
- Como ele faz a transição de engatinhar para se sentar e vice-versa? E a transição de ficar em pé para se sentar e vice-versa?
- Observe como ele sobe e desce da própria cama. Ele vai em frente ou recua?
- Observe como ele explora objetos. Note quando ele começa a explorar menos com a boca e mais com as mãos e os olhos.
- Quando se ergue e fica explorando em pé, em que lugar ele apoia seu peso?
- Note as preferências dele. Ele prefere certas áreas em casa e certos objetos?
- Como é o ciclo de atividades dele? Como ele começa as explorações e o que faz quando acaba? Note os gestos.

A partir dessas observações, você aprendeu algo novo sobre seu bebê. Gostaria de mudar alguma coisa? Algo no ambiente? Outra maneira de apoiar o bebê? É possível eliminar mais obstáculos? Incluir alguma intervenção? Mantenha a alegria!

9 A 12 MESES

Os 9 meses são um ponto importante no desenvolvimento do bebê e também considerados o final da gravidez externa. Ao longo desse período, um óvulo fertilizado se tornou um feto e então um bebê completo e pronto para nascer. Nos 9 meses seguintes, o recém-nascido descoordenado e indefeso se tornou um ser humano (mais) coordenado e capaz. Ao fim desse ciclo, se houver contado com o ambiente e as oportunidades certos, o bebê terá adquirido a confiança básica em seu ambiente e em si mesmo. Os sinais de que se sente capaz são evidentes — ele consegue se movimentar, comunicar-se e tem mais independência para se alimentar e se entreter. Ele já faz escolhas simples, expressa-se sem chorar, estabelece e alcança pequenas metas e resolve problemas simples sem ajuda, contudo, mais importante ainda é o fato de que ele está começando a formar e demonstrar sua personalidade.

Desenvolvimento motor grosso

Por volta dos 9 meses, o bebê pode começar a engatinhar. Após algumas semanas se erguendo, ficando em pé e se locomovendo apoiado nos móveis, o bebê irá tentar ficar em pé sem apoio.

É importante permitir esse processo e não se apressar para ajudar. À medida que aprendem a se sentar e a ficar em pé, as crianças também aprendem a cair. Inicialmente, elas podem cair para trás e bater a cabeça, mas isso acontece no tapete para movimentos, que fornece certo amortecimento. Se os pais não se apavorarem, em pouco tempo as crianças voltam a brincar. Após a segunda ou terceira queda, os bebês aprendem a erguer a cabeça, uma habilidade que os ajudará ao longo da infância. Portanto, deixe as crianças treinarem se levantar e percorrer uma superfície baixa. Com o tempo, você as verá em pé sem apoio, talvez tentando chegar à sua prateleira.

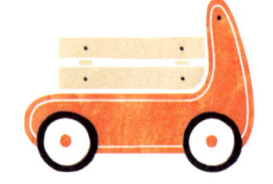

As atividades para fomentar o desenvolvimento motor grosso são as mesmas do último estágio. **Móveis baixos** nos quais o bebê possa se apoiar para se levantar e percorrer a superfície são muito importantes.

Quando o bebê ficar mais eficiente nos percursos, ofereça um **carrinho com alça** para que ele, erguendo-se, possa se locomover empurrando-o (isso é diferente de um andador, onde o bebê fica preso em uma posição forçada e com os quadris muito pressionados).Deixe o carrinho visível assim que o bebê começar a se deslocar ao longo dos móveis. Quando estiver preparado, ele irá engatinhar até o carrinho, se erguerá e começará a andar com ele. Se o bebê estiver iniciando a andar, talvez seja necessário colocar alguns livros pesados no carrinho para deixá-lo mais lento até que a criança esteja com os pés mais firmes. Observe-o subir e descer do carrinho. Em nossas aulas, vemos crianças se erguerem apoiadas em um carrinho e se equilibrarem como se estivessem surfando. É surpreendente como os bebês desafiam seus corpos se permitirmos.

Um **escorregador de bolas** grande e estável com o qual o bebê consiga se erguer, atirar uma bola dentro, inclinar-se para pegá--la e repetir a sequência é outra atividade indicada para essa idade. O ciclo de se erguer, inclinar-se e repetir é excelente para o fortalecimento e a coordenação muscular. O bebê também se beneficia por rastrear a bola com o olhar e cruzar a linha média (quando leva o braço direito ao lado esquerdo do corpo ou o braço esquerdo ao lado direito).

Nessa fase, eles gostam de subir a escada engatinhando. Se houver uma escada em casa, dê oportunidades para que suba nela engatinhando, mas sempre com supervisão. Muitas vezes, ele consegue subir a escada sem ajuda, mas talvez precise de mais tempo para explorar ou se orientar, então mostre a ele como descer. Com o apreço dos bebês por escaladas, é interessante que lhes ofereça uma escada adequada ou um triângulo Pikler.

Uma das atividades favoritas dos bebês nas aulas de Simone é uma cesta com **bolas macias** de vários tamanhos e texturas. Eles conseguem pegá-las com uma mão e fazê-las rolar, apanhá-las e engatinhar atrás delas.

É sempre empolgante notar que o bebê está prestes a adquirir uma nova habilidade ou um novo grau de independência. Surge o impulso de ajudar ou acelerar o processo, mas essa interferência frustra a alegria do êxito no bebê. Portanto, é melhor recuar e observar — nosso papel é preparar o ambiente e remover os obstáculos. Quando ele andar, diga: "Você parece tão satisfeito. Você andou sozinho!".

Se quiser andar com o bebê antes de ele estar bem estável, ofereça um dedo e deixe a criança ficar no comando, o que não é prejudicial como levantar as mãos dele acima da cabeça. Se ele não conseguir andar, provavelmente é porque ainda não está preparado.

Desenvolvimento motor fino

A preensão do bebê está se tornando mais refinada. O polegar está atuando em oposição aos dedos, e o bebê começa a soltar coisas voluntariamente, a coordenar os movimentos dos olhos com os das mãos, a achar objetos escondidos e a explorar causa e efeito.

As crianças nesse estágio gostam de materiais como **a caixa para guardar objetos**, na qual podem colocar uma bola em um buraco e esperar que ela role. Elas também podem pôr pinos em buracos ou canudinhos em mamadeiras. Inicialmente, os buracos são grandes, mas gradualmente diminuem, à medida que a coordenação e as habilidades motoras finas do bebê melhoram. Os bebês mais crescidos conseguem manipular uma moeda do tamanho de uma ficha de pôquer e enfiá-la em uma fenda estreita.

Continue dando **bolas, chocalhos, colheres e outros objetos de diversos tamanhos, texturas, materiais etc.,** para que o bebê explore suas capacidades manuais. Nesse estágio, introduza também massinha de modelar, papel para rasgar, brinquedos para o banho e outros materiais flexíveis que estimulem o uso do polegar.

Isso fomenta a força manual dele, para que depois seja possível cortarem coisas com uma tesoura e segurarem um lápis. Se o bebê estiver mais interessado em comer a massinha de modelar, mostre como achatá-la na mesa ou apertá-la. Se ele continuar comendo a massinha, retire-a e volte a oferecê-la após algumas semanas.

DESENVOLVIMENTO MOTOR GROSSO

0 A 3 MESES

Deita-se de costas

Ergue a cabeça

Ergue o peito

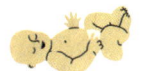

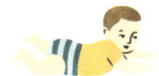

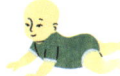

3 A 6 MESES

Rola para o outro lado

Senta-se

Arrasta-se

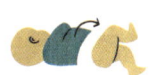

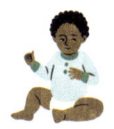

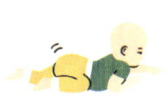

6 A 9 MESES

Engatinha

Apoia

Fica em pé

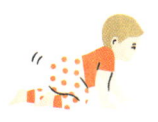

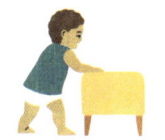

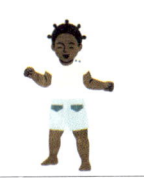

9 A 12 MESES

Desloca-se

Anda

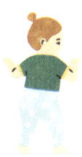

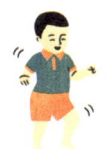

O QUE FAZER QUANDO O BEBÊ CAIR

À medida que ganha coordenação e aprende a controlar seu corpo, o bebê inevitavelmente levará muitos tombos. Ele pode cair para trás quando estiver sentado, em pé, andando ou escalando. Ao ver isso, a mãe pode se apavorar, gritar e correr para pegá-lo no colo. Essa reação pode ter um efeito mais forte sobre ele do que o tombo em si. Como os bebês ficam próximos do chão, essas quedas geralmente não são tão terríveis quanto parecem.

Portanto, você não deve:

Ficar seguindo o bebê para pegá-lo no colo quando cair ou evitar que ele caia. Ao cair, as crianças aprendem a enfrentar, avaliar e resolver problemas, e passam a discernir o que podem ou não fazer, seus limites físicos e seu ambiente. Elas desenvolvem uma postura positiva diante dos riscos que será útil pelo resto da vida.

Ao invés de gritar, apavorar-se e correr para apanhar o bebê que caiu, prepare o ambiente para deixá-lo seguro. Para reduzir o impacto das quedas, ponha um tapete grande no espaço onde o bebê passa a maior parte do tempo durante o primeiro ano.

Quando ele cair, respire fundo, acalme-se e pareça o mais relaxada possível. Assim, você vê como o bebê de fato reagiu à queda, não ao seu medo ou susto. Os neurônios-espelho no cérebro do bebê captam a sensação de perigo, calma, segurança ou bem-estar a partir das expressões maternas e a imitam.

Muitas vezes, se a mãe reagir calmamente, o bebê se levanta e retoma o que estava fazendo. Sua tranquilidade ajuda o bebê a regular as emoções e a se consolar física e emocionalmente. Ele aprenderá a reagir calmamente aos reveses, o que será muito útil quando entrar na vida adulta.

Se ele estiver chorando, pegue-o no colo e fale calmamente para consolá-lo. Se correr para ampará-lo e pegá-lo no colo toda vez que cair, você passará a mensagem de que ele sempre precisa de alguém para acudi-lo e ficará desanimado para tentar de novo, o que interfere em seu ciclo de atividades. Aprender a cair, levantar-se e se movimentar novamente é uma preparação importante para a vida.

Nota final: Nossos pais costumavam dizer: "Não se preocupe" ou "Está tudo bem". Se o bebê ficar muito nervoso, ao invés de minimizar isso, pergunte se ele ficou assustado, pois geralmente isso o acalma com mais rapidez.

Continue propiciando atividades para o bebê usar as mãos de diversas maneiras, ganhar coordenação manual e visual, habilidades cognitivas e para resolver problemas. À medida que a preensão do bebê evolui, ele gostará de:

- Atividades e brinquedos nos quais um objeto se encaixa em um determinado lugar: um ovo de madeira ou pino em um copo. Isso instiga o bebê a usar e desenvolver vários tipos de preensão.

- Pôr coisas em um aparador, como enfiar uma argola em uma haste horizontal ou vertical, ou braceletes em um gancho para canecas. Ofereça argolas menores quando o bebê estiver mais proficiente. Ele também achará divertido brincar com uma pequena torre com argolas, tirando-as e depois colocando-as de volta — coloque mais argolas à medida que ele for ficando mais proficiente.

- Alguns quebra-cabeças simples com uma a três peças e botões. Entre os 9 e os 12 meses, o bebê irá tirar as peças, praticando a preensão em pinça de diversas maneiras, e pô-las na boca. Recoloque as peças para ele tirar de novo.

- Argolas para enfiar em três pinos coloridos e começar a fazer a triagem por cor.

- Gavetas. À medida que ficar em pé com mais firmeza, o bebê gostará de abrir gavetas e esvaziá-las. Isso fomenta tanto as habilidades motoras grossas quanto as finas.

Escolha uma gaveta na altura do bebê e coloque alguns itens descartáveis. Há também materiais à venda que permitem ao bebê jogar um objeto no buraco e abrir a gaveta para tirá-lo. Nessa atividade, as mãos do bebê atuam juntas para fazer várias coisas (por exemplo, abrir uma gaveta com uma mão e tirar um objeto com a outra).

A introdução de alimentos sólidos também faz o bebê desenvolver suas habilidades motoras finas. No capítulo 7 (ver **página 161**), há mais informações sobre isso, incluindo a introdução de um garfo e de um copo.

Lembre-se de que é mediante a repetição que o bebê domina e aperfeiçoa os movimentos.

OBSERVE DOS 9 AOS 12 MESES

- Como o bebê se movimenta? Ele prefere se arrastar ou engatinhar? Ele troca de modo a ter mais rapidez?
- Quando está em pé, ele fica na ponta dos pés ou apoia os pés no chão? Eles apontam para frente ou para dentro? Note quando isso muda.
- Ele se movimenta de maneira diferente quando está de meias ou descalço? E quando os joelhos estão ou não expostos?
- Como ele reage quando cai?
- Ele se agacha? Como?
- Quando ele está tentando se equilibrar com as mãos livres, em que altura ficam seus braços e o quanto os pés ficam apartados?
- Como o uso de suas mãos mudou? Quando ele apanha um objeto, o que o polegar faz?
- Ele está cruzando a linha média?
- O pulso dele está se movimentando?
- Quando está em pé, ele cai no chão ou se abaixa cautelosamente?
- Ele engatinha, apoia-se ou anda quando está segurando objetos? Ele segura objetos com uma ou as duas mãos?
- Como ele segura objetos finos?

A partir dessas observações, você aprendeu algo novo sobre seu bebê. Gostaria de mudar alguma coisa? Algo no ambiente? Outra maneira de apoiar o bebê? É possível eliminar mais obstáculos? Incluir alguma intervenção? Mantenha a alegria!

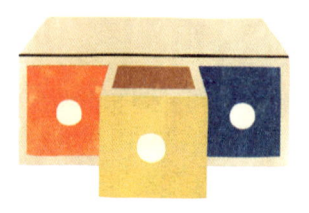

QUARTA PARTE

OUTRAS ATIVIDADES

MÚSICA

A música ajuda o bebê a desenvolver a linguagem e as habilidades motoras grossas e finas. Ele ouve o ritmo da música, o que é importante para entender a linguagem falada, e reage mexendo a cabeça, as mãos ou os pés. A mãe também pode pegá-lo no colo e dançar. A música propícia uma experiência sensorial e motora antes de o bebê conseguir andar.

Essa pode ser uma atividade à escolha do bebê. Quando seus bebês tinham entre 8 e 9 meses, Junnifa pregava um adesivo no botão, para ligar um pequeno *CD player* ao alcance deles, então eles engatinhavam até o aparelho, apertavam o botão, levantavam-se e se movimentavam com a música. Isso apoia o desenvolvimento da coordenação. Quando ficavam cansados, eles apertavam o mesmo botão para desligar. *CD players* que funcionam puxando um cordão são ideais para bebês.

Instrumentos para explorar: os bebês gostam de maracas e outros instrumentos que desenvolvem a preensão. Quando já conseguiam se sentar e se ajoelhar, os bebês de Junnifa gostavam de bater em um tambor e soprar em uma gaita. Tais instrumentos podem ser usados sem ajuda ou como acompanhamento da música que está tocando. Quando seu filho tinha 9 meses, Simone punha música e imediatamente ele engatinhava até o outro cômodo e voltava com duas maracas, eles as chacoalhavam acompanhando a música.

No entanto, música tocando o tempo todo é um estímulo excessivo para os bebês. Embora se adaptem às condições, eles podem achar que ela é um ruído ao fundo e a bloqueiam, ao invés de apreciá-la.

ESPAÇOS AO AR LIVRE

Desde o primeiro mês de vida do bebê, espaços ao ar livre propiciam atividades que fomentam o seu desenvolvimento motor e linguístico, além de ar puro e outros benefícios para a saúde.

Árvores, folhas e flores são os móbiles da natureza. Nas primeiras semanas, acomode o bebê em uma cestina (um moisés Montessori) sob uma árvore, para que ele veja as folhas, insetos e aves.

Ele também pode ser posto deitado de barriga para cima ou para baixo em uma manta sobre a relva, desde que ela seja macia e livre de pesticidas.

Quando começar a alcançar e agarrar, o bebê pode tentar pegar folhas, lâminas de relva, gravetos, pedras etc. A natureza possui muitos materiais que melhoram a força de preensão manual.

A relva funciona como uma ótima almofada para um bebê que esteja aprendendo a ficar em pé ou andar e ainda caia muitas vezes. Ela também proporciona uma sensação diferente da de andar sobre lajotas, madeira, tapetes e outros tipos de piso interno.

Quando o bebê estiver começando a andar, deixe-o se movimentar sobre superfícies e texturas diferentes — pavimentadas, com pedras, lisas, desiguais etc. Espaços ao ar livre são ricos nesse sentido. Leve o bebê de carrinho ao ar livre ou ao mercado para ele empurrá-lo enquanto anda sobre superfícies diferentes.

Há também um vasto vocabulário externo para ensinar ao bebê — nomes de árvores, aves, cachorros, veículos, lojas, itens no mercado etc.

PARA PRATICAR

- Você conversa com o bebê?
- Você observa e acha as ocasiões ideais para o bebê passar tempo rotineiramente em sua área para movimentos? Você arranja tempo diariamente para observar no que o bebê está empenhado?
- Você oferece atividades que fomentem o desenvolvimento do bebê?
- Você consegue detectar e tirar obstáculos como roupas que atrapalham os movimentos e objetos perigosos?
- Você consegue confiar nas habilidades do bebê e dar liberdade para que se movimente, explore e descubra?

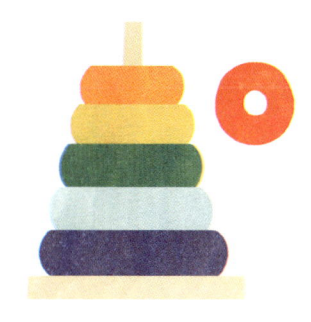

MOVIMENTOS NO PRIMEIRO ANO

- Prepare uma área para movimentos — um espaço "liberado" —, onde o bebê possa passar bastante tempo.
- Amplie esse espaço quando ele começar a se arrastar, deslizar e engatinhar.
- Dê oportunidades e liberdade para ele se movimentar.
- Elimine obstáculos, como cueiros, para que ele se movimente.
- Não o coloque em cercadinhos e limite o tempo em cadeirinhas em carros etc.
- Vista-o adequadamente para que se movimente à vontade.
- Observe-o e ofereça-lhe atividades que fomentem o desenvolvimento motor.
- Dê brinquedos simples e adequados com os quais possa interagir.
- Não interrompa nem interfira em suas atividades.
- Não apresse nem estimule qualquer tipo de movimento antes que esteja devidamente preparado.
- Deixe o espaço seguro para crianças.
- Dê tempo ao bebê.

RECÉM-NASCIDO

- Habilidades motoras grossas:
  - Os braços e as pernas geralmente dobram de forma simétrica.
  - Reflexos de Moro, tônico-cervical assimétrico reflexos de caminhada.
- Habilidades motoras finas:
  - Reflexo de preensão.
  - Mãos normalmente fechadas.

2 MESES

- Habilidades motoras grossas:
  - Começa a ter controle sobre a cabeça: consegue virar o pescoço para a esquerda ou a direita.
  - Os olhos começam a seguir objetos que balançam.
  - Consegue reclinar a cabeça para olhar algo que está acima.
  - Ergue a cabeça quando está deitado sobre a barriga.
- Habilidades motoras finas:
  - Começa a abrir um pouco a mão quando está deitado.
  - O reflexo de preensão ainda está presente.
  - Consegue trazer as mãos até a linha média.
  - Ainda tem dificuldade para alcançar as coisas.

3 MESES

- Habilidades motoras grossas:
  - Ergue a cabeça e o peito quando está deitado de barriga para baixo ou para cima.
- Habilidades motoras finas:
  - Começa a abrir um pouco mais a mão quando está deitado.
  - O reflexo de preensão começa a desaparecer.
  - Consegue trazer as mãos até a linha média.
  - Observa as mãos.

4 MESES

- Habilidades motoras grossas:
  - Ergue a cabeça e o peito quando está deitado de barriga para cima ou para baixo.
  - Rola de costas e fica de barriga para baixo.
  - Arrasta-se lentamente.
- Habilidades motoras finas:
  - Consegue alcançar.

- Preensão palmar (aperta) sem o uso do polegar.

5 MESES

- Habilidades motoras grossas:
  - Rola e fica de barriga para cima e para baixo.
  - Arrasta-se lentamente.
  - O reflexo de dar passos desaparece quando o bebê consegue se manter ereto.
- Habilidades motoras finas:
  - Consegue alcançar.
  - Enrola as pontas dos dedos (menos o polegar) para agarrar objetos.

6 MESES

- Habilidades motoras grossas:
  - Usa as mãos para se arrastar com mais rapidez.
  - Começa a apoiar o peso nos pés.
  - Consegue se sentar com apoio.
- Habilidades motoras finas:
  - Consegue alcançar.
  - Boa preensão em pinça sem o uso do polegar.
  - Os olhos e as mãos começam a atuar juntos.

7 MESES

- Habilidades motoras grossas:
  - Começa a engatinhar.
  - Ergue-se apoiado em alguma coisa.
  - Começa a se curvar.
- Habilidades motoras finas:
  - Preensão com a mão inteira.
  - Consegue transferir objetos de uma mão para a outra.
  - Consegue acenar.

8 MESES

- Habilidades motoras grossas:
  - Começa a se deslocar.
  - O reflexo de dar passos desaparece.
  - Começa a apoiar mais o peso nos pés.
- Habilidades motoras finas:
  - Preensão primitiva com o polegar e os dois dedos seguintes.

9 MESES

- Habilidades motoras grossas:
  - Fica em pé apoiado em uma prateleira.
  - O reflexo de dar passos some.
  - Apoia o peso nos pés.
- Habilidades motoras finas:
  - Pinça inferior — agarra com o polegar e o dedo indicador.
  - Aponta com o dedo indicador.
  - Começa a soltar coisas voluntariamente.

10 MESES

- Habilidades motoras grossas:
  - Fica em pé (talvez sem apoio).
- Habilidades Motoras Finas:
  - Boa preensão em pinça usando as pontas do polegar e do dedo indicador.
  - Atira coisas longe.

11 MESES

- Habilidades motoras grossas:
  - Dá passos desiguais.
- Habilidades Motoras Finas:
  - Boa preensão em pinça.
  - Atira coisas longe.

12 MESES

- Habilidades motoras grossas:
  - Anda.
- Habilidades motoras ginas:
  - Solta objetos grandes sem dificuldade.

ATIVIDADES COM MOVIMENTOS

0 A 3 MESES

Móbile Munari

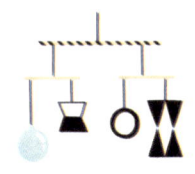

Móbile octaedro

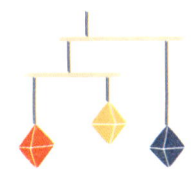

Móbile Gobbi

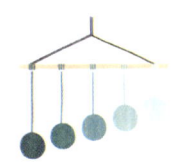

Chocalho

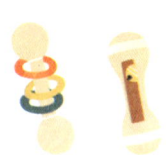

Argolas de interloque

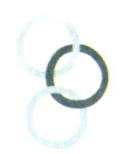

Espelho

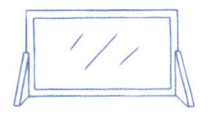

3 A 6 MESES

Argola em fita
Sino em uma fita

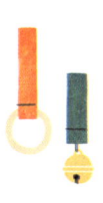

Bola com protuberância

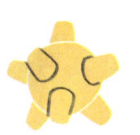

Bola de *patchwork*

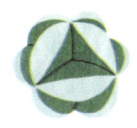

Bolas

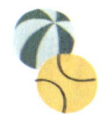

Brinquedo que salta

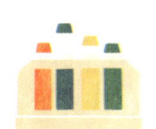

Livros de madeira

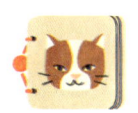

6 A 9 MESES

Tambor têxtil

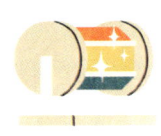

Caixa para guardar objetos

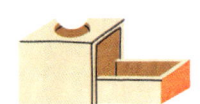

Ovo e aparador de madeira

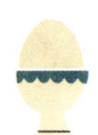

Cesta com bolas

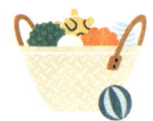

Quebra-cabeça com botões

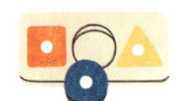

Gavetas

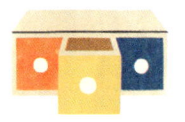

9 A 12 MESES

Bolas para empurrar com as mãos

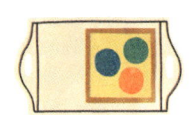

Caixa com gaveta para guardar objetos

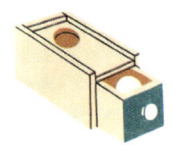

Brinquedo com base de madeira e blocos coloridos para encaixar

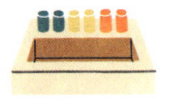

Carrinho

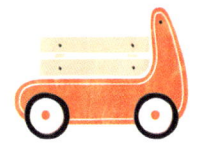

Pino e argolas para empilhar

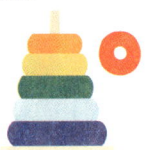

Cubos em uma haste

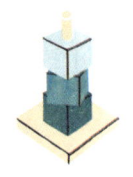

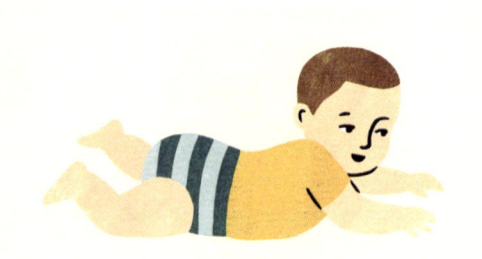

PONDO EM PRÁTICA

7

PRIMEIRA PARTE
VIDA COTIDIANA

202 Ritmo diário
204 Rituais
204 Alimentação
218 Sono
227 Perguntas comuns sobre o sono

SEGUNDA PARTE
CUIDADOS FÍSICOS COM O BEBÊ

233 Roupas
234 Fraldas
237 Banho
237 Saídas de carro
238 *Sling*
239 Dentição
239 Uso de chupeta
240 Compartilhamento
241 Cólicas e refluxo
242 Tempo diante de telas

TERCEIRA PARTE
PERGUNTAS COMUNS

243 O que fazer quando os comportamentos mudam?
246 O que fazer se o bebê for apegado demais e não nos deixar soltá--lo? E se ele tiver ansiedade de separação?
248 Como impedir o bebê de tocar nas coisas? Quando ele vai parar de enfiar coisas na boca?
249 O que fazer para dar conta das tarefas diárias?
250 Como ter uma estrutura Montessori com economia?

QUARTA PARTE
OUTRAS SITUAÇÕES

252 Irmãos
255 Gêmeos
256 Bebês prematuros
256 Adotar uma criança
257 Deficiências físicas ou diferenças neurológicas

PRIMEIRA PARTE

VIDA COTIDIANA

RITMO DIÁRIO

Como nem sempre os bebês têm um ritmo regular diário, pode ser difícil entender os seus sinais. Eles estão com fome outra vez? Estão cansados? Se não dormiram bem, devemos fazer com que durmam novamente? Todas essas questões podem ser muito confusas.

Para evitar essa confusão, lembre-se de que o ciclo usual de um bebê se resume a acordar, mamar, brincar e dormir. Com a observação, dá para notar o seu ritmo singular e começar a detectar sinais de que ele está saindo de uma parte do ciclo e entrando na outra. Assim, você se enquadra no ritmo natural dele. Fique atenta a sinais de que o bebê queira mamar (por exemplo, abrindo a boca, fazendo certas expressões faciais ou dando um grito de alerta), sinais de que quer brincar (por exemplo, após arrotar, ele fica alerta e mais ativo), ou sinais de que está pronto para dormir (talvez desviando o olhar de uma atividade, tocando as orelhas, ficando inquieto, fazendo movimentos abruptos ou esfregando os olhos).

Pode ser difícil notar as diferenças entre os choros. Se o bebê parecer perturbado após uma boa mamada e fica algum tempo acordado brincando, está na hora de ajudá-lo a dormir. O filho de Simone entrou em um ciclo maluco de dormir durante as mamadas e acordar chorando logo depois, e ela acabava amamentando-o novamente. Era tudo na base da adivinhação, e ele não se acalmava muito quando estava acordado. Simone aprendeu com seus erros e fez as coisas de outro modo com sua segunda bebê. Simone decidiu que não amamentaria a filha para fazê-la dormir. A menina mamaria quando acordasse, brincaria um pouco e então estaria pronta para dormir novamente. Ela observava para saber se a bebê precisava de ajuda para dormir (tempo que ela precisaria, por exemplo, se sentar ao lado da filha e pousar sua mão nela) ou se estaria no quarto "conversando" alegremente com si mesma.

- Um bebê recém-nascido mama quando acorda, passa um tempinho aninhado na mãe, alonga-se em uma esteira, tem a fralda trocada e se prepara para voltar a dormir.

- Quando cresce um pouco mais, acorda, mama, é contemplado com mais tempo para brincar e ficar aninhado, então tem a fralda trocada e dorme.

- Após alguns meses, o bebê acorda sem chorar desesperadamente de fome, brinca um pouquinho e volta ao ritmo usual de acordar, mamar, brincar, ter a fralda trocada e dormir.

Embora esse seja o ritmo geral, mediante a observação você descobre o ritmo específico do seu bebê e começa a prevê-lo e segui-lo, a fim de ajudar sua orientação e senso de ordem.

Ao entender o ritmo dele, devemos respeitá-lo na medida do possível, como combinando um encontro com uma amiga após ele acordar ou levando um filho ou filha maior à escola com o bebê dormindo no carro.

Situações como esporões de crescimento, nascimento dos dentes, viagens e mudanças em casa ou no ambiente em geral podem afetar o seu ritmo. Portanto, continue o observando e faça os ajustes necessários. Não é preciso fazer alterações grandes de uma vez só — pequenas modificações o ajudam a fazer essas transições com mais suavidade.

No ritmo diário, também é possível auxiliá-lo a reconhecer momentos de transição dando instruções como uma canção, dizendo a mesma coisa todas as vezes e mantendo a regularidade, como sempre dar banho antes de levá-lo à cama ou fazê-lo lavar as mãos antes das refeições. Assim, ele passa a saber o que esperar.

Da mesma forma, se houver uma certa previsibilidade na semana, o bebê passa a saber o que virá a seguir, como saídas, banho, tempo com a babá etc. Se a mãe trabalhar fora ele aprenderá o ritmo semanal da família entenderá que tem de ficar com outros parentes ou um cuidador. É importante combinar tudo com os outros cuidadores para que o ritmo diário do bebê continue semelhante em todos os ambientes. No caso de uma criança pequena, essa previsibilidade é extremamente importante, pois ela começa a desenvolver um senso forte de ordem e a saber o que acontecerá a seguir no fluxo de seus ritmos diário e semanal. Muitas pesquisas comprovam que crianças que crescem em lares com rotinas e rituais regulares são mais saudáveis e mais felizes. Para mais informações, nós recomendamos o livro *Montessori: The Science Behind the Genius*, de Angeline Stoll Lillard.

RITUAIS

Nunca é cedo demais para introduzir rituais que marquem momentos especiais ao longo do ano ou até da semana. Esses rituais devem incluir elementos próprios da família ou da cultura em questão.

- Aniversários, feriados sazonais — fazer artesanatos, preparar comida e fazer passeios especiais.
- Férias anuais.
- Rituais semanais regulares como ir ao parque nas tardes de sexta-feira ou fazer um desjejum especial nas manhãs de domingo.

O bebê absorverá esses rituais e, à medida que cresce, anseia por comemorá-los com a família. Aproveite para criar rituais interessantes como incorporar diferentes culturas.

Se tiver irmãos maiores, o bebê gostará de participar dos rituais já estabelecidos e, no decorrer do tempo, também fará contribuições.

ALIMENTAÇÃO

Em seu primeiro ano de vida, o bebê gradualmente deixa de ser totalmente dependente da mãe para se alimentar e evolui para a colaboração e o início da independência.

Um bebê de 1 ano que consegue escolher algo no prato, levá-lo à boca, mastigar, engolir e repetir tem controle sobre a ingestão de comida, pois aprendeu a entender os sinais físicos de que está com fome ou saciado e adquiriu a coordenação física para comer sozinho (embora não tenha precisão absoluta). Além da independência, ele está desenvolvendo uma relação saudável com a comida.

Amamentação e mamadeira

Tradicionalmente, a abordagem Montessori recomenda a amamentação sempre que possível e que só a mãe ofereça leite ao bebê, especialmente nas primeiras semanas.

Hoje em dia, porém, é aceitável que outros cuidadores primários ofereçam leite ao bebê, pois isso o ajuda a associá-los à alimentação. Na creche, o ideal é que somente uma cuidadora o alimente. Todavia, após a introdução da mamadeira, o pai pode alimentá-lo. Envolver ambos os pais na alimentação da criança leva à formação de vínculos fortes.

A produção de colostro nos primeiros dias após o parto e de leite materno na sequência é um primor da biologia humana: a mãe produz para o bebê o alimento perfeito, o qual está sempre disponível quando ele tem fome, além de ser portátil e não requerer trabalho extra na cozinha. O leite materno contém todos os nutrientes necessários para o bebê e anticorpos importantes que ajudam a evitar o surgimento de várias doenças.

Há também benefícios para a mãe: amamentar ajuda o útero a retomar seu tamanho normal; estudos mostram que isso diminui o risco de cânceres de mama e ovarianos, diabetes tipo 2 e depressão pós-parto — quando há um sentimento de perda ou vazio após parir, segurar o bebê por períodos longos durante a amamentação pode ser terapêutico.

Além de alimentar, a amamentação estabelece uma conexão muito importante entre a mãe e o bebê.

> O bebê sugando o seio da mãe não está apenas fazendo uma refeição, e sim intensamente envolvido em um diálogo biológico bidirecional e dinâmico. Neste processo, ocorre um intercâmbio físico, bioquímico, hormonal e psicossocial.
>
> —Diane Wiessinger, Diana West e Therea Pitman,
> *The Womanly Art of Breastfeeding*

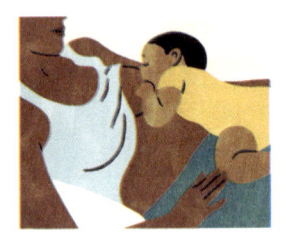

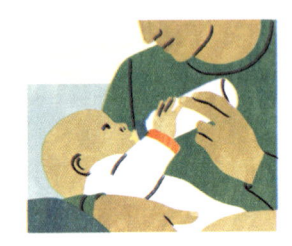

Ao amamentar, a mulher deve ficar relaxada (reclinada e aninhada em almofadas que dão apoio), tendo contato pleno com a barriga e as pernas do bebê e parcial com os pés dele. A posição permite que o bebê fique deitado com pouco apoio e desencadeia seu reflexo de agarrar. Ao invés de dar o mamilo para o bebê, primeiramente a mulher se acomoda, então acomoda o bebê e ajeita o seio. Para mais informações, pesquise: "Posições para amamentação natural".

Algumas mulheres optam por não amamentar, ao passo que outras fazem isso com facilidade. Pode haver problemas se o bebê não quiser soltar o mamilo ou se tiver a língua presa por uma membrana no assoalho da boca; o leite produzido pela mãe também pode ser afetado por seus níveis hormonais ou ela pode ter menos dutos no tecido do seio. Nesses casos, é preciso buscar logo a ajuda de um especialista.

Com frequência, mães que trabalham fora extraem leite e o estocam. Isso é trabalhoso, mas permite que o bebê aproveite todos os benefícios do leite materno. E, quando estiver em casa, a mãe o amamenta no seio.

Quando a amamentação é inviável, a mulher pode ficar frustrada achando que seu corpo a traiu ou que de certa forma decepcionou a criança. Tais sentimentos são previsíveis, mas é recomendável buscar ajuda psicológica e fazer tudo o que é preciso para o bebê florescer.

Existem alternativas para quem não consegue amamentar, como os bancos de leite materno que recebem doações de mulheres saudáveis e as repassam. À venda em farmácias, as fórmulas infantis à base de leite de vaca não têm as vantagens do leite materno, mas contêm os nutrientes necessários para bebês em diversas fases.

Ao nutrir dando o seio ou a mamadeira, ofereça carinho e conexão ao bebê aninhado em seu colo e mantenha o contato visual. Isso supre as necessidades de ambas as partes.

Dicas para amamentar ou dar mamadeira

- Faça contato visual com o bebê (ao invés de ler, conversar por telefone ou ficar ligada em uma tela). A amamentação é um momento para conexão e repouso com o bebê.

- Observe o bebê para aprender tudo sobre ele — como ele movimenta as mãos, a cabeça e os pés? Que sons ele emite? Ele fica olhando para o quê? Como reage a ruídos no entorno?

- Sente-se confortavelmente e mantenha uma boa postura, pois você ficará muitas horas nessa posição nos primeiros meses após o parto. Mantenha os ombros relaxados, sem curvá-los para frente, e use mais travesseiros para se apoiar.

- Nos dias logo após o nascimento, o bebê pode dormir durante a mamada. Após esses dias, pode-se usar um pano fresco para mantê-lo acordado até acabar de mamar. Se dormir enquanto mama, provavelmente ele irá acordar logo querendo terminar de mamar (ou "lanchar"), o que é muito cansativo para a mãe.

Como saber se o bebê está com fome?

É preciso aprender a observar os sinais dados como:

- abrir a boca;
- choramingar ou chiar;

- o corpo e a boca ficam tensionados;
- respirar com mais rapidez;
- começar a chorar.

O bebê mama com que frequência?

Um recém-nascido mama por 30 a 40 minutos, 8 a 12 vezes por dia. Como o bebê gradualmente ganha mais agilidade ao mamar, a duração das mamadas vai diminuindo.

Após a mamada, espere ele arrotar, troque a fralda, faça carinhos e coloque-o no chão para chutar. Logo mais ele dará sinais de cansaço, então siga a rotina curta na hora de dormir.

Durante a noite, esse ritmo se resume a mamar, arrotar, trocar a fralda se necessário e dormir novamente. Deixe uma luz fraca acesa ou use uma luz noturna. É normal o bebê acordar à noite no primeiro ano e nem sempre para mamar.

Quando se amamenta um recém-nascido sob demanda, no decorrer do tempo ele irá estabelecer seu próprio ritmo, com intervalos de algumas horas entre as mamadas. Essa é a evolução natural da dependência para a colaboração e da colaboração para a independência crescente. Nem todo choro significa que ele está com fome. Talvez ele esteja com frio ou sentindo outro incômodo, então analise a situação antes de oferecer o seio ou a mamadeira.

Arrotar

Os arrotos expelem parte do ar que os bebês engolem durante as mamadas.

Ponha-o em seu ombro para arrotar, segurando a parte de trás da cabeça dele e esfregando ou dando batidas leves nas costas. Alguns bebês arrotam mais facilmente quando ficam sentados no colo da mãe, que coloca um braço ao longo da barriga deles, apoia o queixo em uma mão, e mantém o outro braço ao longo das costas e apoia a cabeça com a outra mão.

Não tenha pressa para o bebê arrotar e use esse momento para se conectar com ele.

Alguns problemas comuns na amamentação

Alergias. Reações alérgicas, como diarreia, assaduras, nariz escorrendo, olhos lacrimejantes, erupções e eczema fazem o bebê chorar e não conseguir dormir. Os bebês com intolerância à proteína do leite de vaca terão sintomas de cólica, dificuldade para respirar, vômitos, diarreia, constipação, erupção, eczema ou nariz entupido. Caso esteja amamentando, elimine alimentos em sua dieta que possam causar alergias — pode levar até 21 dias para todos os resíduos sumirem de seu organismo. Caso esteja dando mamadeira, mude a fórmula.

Mordidas durante as mamadas. A mãe fica assustada se o bebê morder seu mamilo durante uma mamada! Nesse caso, afaste o bebê inserindo um dedo limpo entre o seio e a boca dele para interromper a sucção, e passe a seguinte mensagem claramente: "Estou tirando o seio porque você o mordeu e isso dói". Aja dessa maneira toda vez que isso acontecer, até o bebê aprender a parar de morder seus mamilos.

Confusão com os mamilos e o bico da mamadeira. Geralmente, é recomendado só dar mamadeira no final do primeiro mês, a fim de evitar que o bebê confunda os mamilos com o bico da mamadeira, pois eles requerem maneiras diferentes de sugar.

Introdução de alimentos sólidos: a abordagem Montessori

Por volta dos 6 meses ou um pouco antes, o bebê começa a demonstrar interesse crescente em alimentos sólidos, observando atentamente como os pais pegam a comida no prato e a levam à boca. Nessa idade, seu suprimento de ferro pré-natal está acabando, ele consegue se sentar (talvez com um pouco de apoio) e aguentar o peso da cabeça, alguns dentes estão despontando e começa a produção de ptialina (uma enzima que ajuda a digerir carboidratos complexos). Tudo isso indica que o bebê está ficando preparado para passar a comer alguns alimentos sólidos. A recomendação atual é esperar até que o bebê tenha 6 meses e dê esses sinais antes de oferecer quaisquer alimentos sólidos.

A introdução de alimentos sólidos é um marco importante:

- O bebê está começando a entender que é um ser separado da mãe e que a comida pode vir de outras fontes.

- As primeiras experiências com comida são uma aventura. Entre 6 meses e 1 ano, a ingestão de nutrientes importa menos do que a experiência de comer, portanto não se preocupe se ele comer muito ou pouco.

- Para ajudá-lo a aprender sobre comida, mostre a fruta que ele irá comer e deixe-o sentir a textura e cheirá-la. Corte-a na frente dele e lhe dê uma provinha.

- Os bebês aprendem as habilidades para comer sozinhos, ao passo que as crianças pequenas também se envolvem na preparação da comida.

- Expanda o vocabulário do bebê sobre comida, utensílios e modos de preparo.

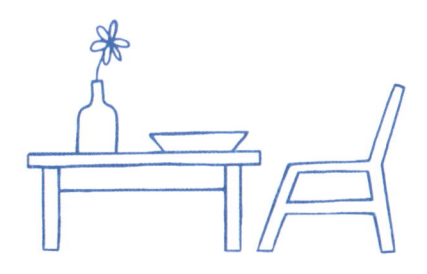

> Sentar-se à mesa gera uma mudança no ego da criança e o início de uma nova relação humana que se repetirá ao longo da vida... A criança começa a se separar da comida, a qual se torna o agente externo de um processo mental muito mais importante: a construção de uma identidade pessoal. As diferentes comidas e diversas maneiras de recebê-las têm correlação estreita com o distanciamento, independência e desenvolvimento do ego.
>
> — Doutora Silvana Montanaro, *Understanding the Human Being*

Não é preciso fazer o desmame do bebê apelando apenas para papinhas processadas, arroz, legumes e frutas amassados. Como primeiros alimentos sólidos, ofereça uma refeição variada (arroz com legumes, um pouco de queijo, azeite e temperos) que você mesma gostaria de comer.

Ao invés de alimentá-lo com colheradas, obrigando-o a abrir a boca, busque maneiras para que coma sozinho em seu próprio ritmo. Isso é demorado e gera sujeira, mas o estimula a ser mais independente e a seguir o próprio ritmo.

O desmame do bebê se alinha bem com a abordagem Montessori para a introdução de alimentos sólidos. A comida oferecida é cortada em pedaços grandes para que um bebê de 6 meses consiga segurar, levar à boca e degustar. Em vez de amassar os legumes, basta cozinhá-los até que se desmanchem na boca do bebê. Ponha pequenas porções diante dele para que as pegue, leve à boca e coma. Esse método também é ótimo para refinar suas habilidades motoras finas.

Os alimentos sólidos apreciados por bebês novinhos incluem:

- tiras de 10 centímetro de cenoura, brócolis ou outro legume bem cozido;
- tiras de pão tostado;
- primeiramente, frutas macias; depois pedaços de frutas mais duras, que eles consigam segurar, e pedaços pequenos para mordiscar;
- qualquer coisa que a família esteja comendo, mas de uma forma compatível para bebês.

SEGURANÇA CONTRA SUFOCAMENTO

Os bebês têm um reflexo de vômito para expelir algo que se alojou no lugar errado. Portanto, dificilmente é um sinal de que estão engasgando e prestes a sufocar. Caso note que seu rosto empalideceu e ele não consegue emitir sons, coloque-o com o estômago para baixo ao longo do seu braço e segure o queixo dele na mão. Dê batidinhas entre as omoplatas com o verso da mão oposta, e veja se ele expele alguma coisa. Repita mais quatro vezes. Se a comida ou objeto não for expelido, aninhe-o entre seus antebraços (com o queixo e o pescoço apoiados em suas mãos), vire-o de costas e faça cinco compressões no peito. Faça um curso de primeiros-socorros para treinar esse e outros procedimentos e ficar a par das atualizações.

Onde comer

A Pedagogia Montessori visa dar um senso de independência aos bebês. Portanto, ao invés de usar uma cadeira alta, introduzimos uma mesa e uma cadeira de tamanho infantil para que a criança seja uma participante ativa da própria alimentação. Como se senta sem ajuda e sai da cadeira quando quiser, ela se sente mais capaz.

Por volta dos 6 a 8 meses, quando o bebê já conseguir se sentar com firmeza, providencie esses dois móveis. A altura da mesa e da cadeira permite que a criança apoie os pés no chão para ter mais estabilidade.

Enfeite a mesa com um vasinho de flores e use uma esteira de jogo americano nas refeições para mostrar onde ficam a tigela e os talheres. Às vezes, o bebê atira a esteira no chão, mas continue colocando-a na mesa até ele se acostumar. A mesa pode ser usada para todas as refeições ou só para os lanches dele.

Ao invés de comer separadamente, o bebê pode ser posto em uma cadeira alta sem bandeja para participar das refeições com a família. Assim, ele aprende que as refeições são ocasiões sociais e sente menos pressão para comer do que quando o foco é só nele ou o apressam para terminar de comer. Nessa fase, ele também está aprendendo a entender os sinais enviados por seu corpo de que está com fome ou saciado.

Utensílios para a alimentação

Embora desperte polêmica, a Pedagogia Montessori recomenda que os bebês usem pratos e copos comuns e talheres de metal. Além de mais sustentáveis, esses itens feitos com materiais mais naturais deixam os alimentos e bebidas mais saborosos, e permitem que o bebê aprenda a consequência lógica de que louças quebram quando caem no chão. Tigelas e copos mais resistentes (por exemplo, de bambu ou de ferro esmaltado) são ideais para bebês que estão testando jogar coisas no chão.

O garfo é o talher mais fácil para o bebê manusear. Há vídeos adoráveis na internet que mostram bebês a partir dos 8 meses comendo sozinhos com um garfo.

A mãe espeta um pedaço de comida no garfo e o coloca no prato do bebê, com o cabo apontado para ele. O bebê escolhe com que mão vai pegar o garfo e levar a comida à boca. Então, a mãe põe mais comida no garfo e o espera resolver continuar comendo.

O bebê precisa ter mais coordenação para manter a comida em uma colher, então comece oferecendo alimentos mais espessos, como mingau de aveia ou iogurte.

Como os bebês novinhos ainda estão refinando a coordenação motora fina e grossa, os pais os ajudam quando necessário, como ocorre para levar o copo à boca. Com frequência, e à medida que eles se desenvolvem, os pais passarão a dar e pôr só um pouco de água no copo.

Não é preciso dar mamadeiras nem copos com canudinho para o bebê tomar água. Durante alguns dias ele irá molhar as roupas, mas aprenderá rapidamente. Nas saídas com o bebê, leve mamadeiras com canudinho para mantê-lo hidratado.

Procure também talheres de metal de tamanho infantil que caibam na mão do bebê e tenham cabos mais curtos. Nas aulas de Simone, as crianças usam garfos de sobremesa com dentes arredondados, colherinhas de chá, copos Duralex menores (de 90 ml) ou copinhos para *shots*. Tigelinhas com laterais baixas facilitam que os bebês se sirvam e comam sem ajuda. Tamanho é algo importante e, nesse caso, quanto menor, melhor.

Aprender a manusear um garfo e um copo são as primeiras atividades práticas da vida cotidiana que introduzimos ao bebê. Para crianças pequenas, essas atividades diárias incluem preparar e servir comida, limpar a mesa após as refeições, varrer, limpar janelas, cuidar das plantas e de si mesmas.

Ofereça também um pano para a criança limpar as mãos e a boca antes, durante e após as refeições. Essa é a primeira prática de higiene pessoal que as crianças aprendem. Um espelho pequeno perto da mesa de lanche pode ser útil para isso.

Durante algum tempo a criança fará bastante sujeira, mas a prática leva à perfeição, e a mãe deve continuar envolvendo-a na limpeza. Um bebê de 8 meses pode limpar a mesa, mesmo que o resultado não seja perfeito, e depois pôr seus talheres em uma cestinha.

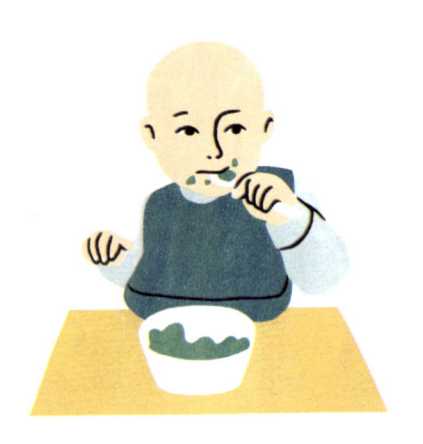

Mais dicas

1. A mãe resolve o que, onde e quando o bebê come, e ele decide o quanto quer comer. Confie que ele está aprendendo a escutar o próprio corpo. Não é preciso forçá-lo a comer mais uma colherada, fingir que um avião cheio de comida está voando rumo à boca dele ou distraí-lo com uma tela.

2. A Pedagogia Montessori não recomenda apelar para mamadas ou comida para acalmar uma criança ou ajudá-la a dormir. Afinal, há outras maneiras para isso — fazendo carinho, ouvindo, enxugando suas lágrimas e sendo compreensiva.

3. O papel do pai ou parceiro. O pai ou parceiro pode dar mamadeira ao bebê para criar um envolvimento maior e um vínculo forte. Caso esteja amamentando, a mulher extrai leite e o parceiro o oferece em uma mamadeira.

4. Mães adotivas e mulheres que não engravidaram podem amamentar seus bebês. É possível começar a produzir leite mesmo sem ter engravidado, por meio de sistemas suplementares que induzem a lactação. Mesmo que seja impossível produzir leite, as mães adotivas seguram o bebê no colo enquanto dão a mamadeira, e isso ajuda a criar apego e um vínculo forte.

5. Se o bebê atirar a comida longe. Geralmente, isso significa que ele já está satisfeito. Quando estiver com fome, ele irá se sentar para comer e terminar em 5 a 10 minutos. Caso ele comece a atirar a comida, basta perguntar: "Você já terminou de comer?". Então, mostre como levar o prato à cozinha e se ofereça para tirá-lo da mesa. Rapidamente ele aprenderá que a comida é para comer.

PARA OBSERVAR

Observe o bebê mamando ou comendo para aprender ao máximo sobre ele:
- Como ele movimenta as mãos, a cabeça e os pés?
- Que sons ele emite?
- Ele fica olhando o quê?
- Como ele reage a ruídos ao redor?
- Quando ele mama/come e por quanto tempo?
- Ele é passivo ou ativo nesses momentos?
- Como ele se afasta do seio?
- Como a comida é apresentada? O que ele está comendo?
- Como você o estimula para que coma sozinho?
- Como você reage às tentativas dele para comer sozinho? Você está infundindo algum medo nele nesses momentos?

A partir dessas observações, você aprendeu algo novo sobre seu bebê. Gostaria de mudar alguma coisa? Algo no ambiente? Outra maneira de apoiar o bebê? É possível eliminar mais obstáculos? Incluir alguma intervenção? Mantenha a alegria!

O desmame do bebê

Parar de amamentar é uma decisão muito pessoal.

A Organização Mundial de Saúde recomenda que nos primeiros 6 meses de vida o bebê seja apenas amamentado (o que significa não dar água nem alimentos sólidos), e que a partir daí haja alimentação nutritiva complementar (comida, além de mamadas).

Algumas fontes de referência montessorianas, como o livro *Understanding the Human Being: The Importance of the First Three Years of Life*, da doutora Montanaro, sugerem o desmame por volta dos 10 meses, quando o bebê passa a ter independência crescente, está começando a engatinhar, a se separar mais dos pais e, em breve, passará a andar.

Mas pode haver razões pessoais para querer parar de amamentar no primeiro ano. Caso a mãe comece a ficar incomodada com a rotina, o bebê sentirá isso, então parar é a melhor decisão.

É, porém, fundamental avisar ao bebê que isso acontecerá em 2 semanas, mas que até lá, vocês passarão um tempo especial e agradável com as últimas mamadas. Essa atitude traz um encerramento positivo para as mães e o bebê, e o relacionamento entre eles continua sólido.

RECOMENDAÇÃO DE LIVROS

Para mais informações sobre amamentação, recomendamos: *The Womanly Art of Breastfeeding*, da La Leche League International, e *Breastfeeding Made Simple: Seven Natural Laws for Nursing Mothers*, de Nancy Mohrbacher.

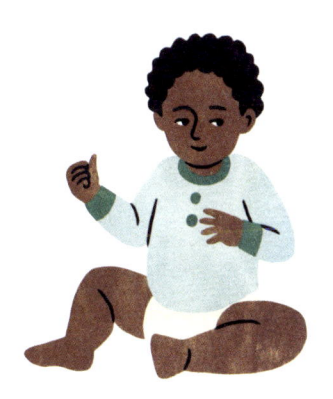

SONO

As perguntas mais comuns feitas a Simone em suas aulas para pais e bebês são sobre sono. As pessoas querem aprender as recomendações do método Montessori para acalmar o bebê quando ele acorda à noite, sobre o uso da cama rente ao chão e, principalmente, o que fazer para que todos possam dormir mais.

Mas o que funciona para um bebê pode não dar certo para outros nem para todas as famílias.

E será que pais exaustos querem ler novamente sobre "constância", "rotina para dormir" ou "o quarto deve estar escuro"?

Portanto, que conselhos práticos podemos dar sobre o sono que se alinhem com a abordagem Montessori e sejam úteis para pais cansados?

Só nos resta enfatizar o princípio da observação, que nos guia em cada etapa de criar e cuidar de recém-nascidos, bebês e crianças de várias idades.

Cada criança é única. Observe o bebê como se você fosse um cientista — quantos minutos ele levou para dormir, o que comeu, como, por que acordou e por aí em diante. De posse dessas informações sobre a criança, é possível ajudá-la a ter uma boa relação com o sono e fazer pequenos ajustes quando necessário.

Os princípios Montessori a seguir funcionam se o bebê dormir no quarto dos pais, em seu próprio quarto ou junto com a mãe.

Lembre-se de que você é a guia do seu filho, mas não pode obrigá-lo a fechar os olhos e dormir. Cabe a você observar, responder e preparar um ambiente seguro e confortável para a criança dormir bem.

> Muito do processamento mental ocorre durante o sono e os sonhos. Todas as experiências diárias têm de ser integradas e todos os "programas" pessoais têm de ser revisados com base nas novas informações recebidas durante o dia.
>
> — Doutora Silvana Montanaro, *The Joyful Child*, de Susan Stephenson

Aplique os seguintes princípios Montessori para o bebê dormir.

1. OBSERVE O BEBÊ E APRENDA QUAIS SÃO SEUS RITMOS DE SONO E VIGÍLIA

Um bebê tem ritmos de sono. Para atender às suas necessidades nesse sentido, observe-o para detectar:

- quando ele dá sinais de cansaço que indicam que está pronto para dormir;
- se ele precisa de ajuda (muita ou pouca) para dormir;
- como se movimenta durante o sono (sim, bebês são ativos até dormindo);
- por quanto tempo ele dorme;
- como ele acorda.

Como é difícil sempre entender por que o bebê está chorando, lembre-se do ritmo — bebês novinhos acordam, mamam, brincam e dormem. Após uma boa mamada, eles gostam de brincar — em um tapete para movimentos, talvez olhando um móbile, recebendo carinhos —, com estímulo suficiente, não excessivo. Ao observar o bebê notamos seus sinais de cansaço, os quais incluem:

- movimentos abruptos com os braços e as pernas;
- esfregar os olhos ou bocejar;
- outros sinais típicos (estamos sempre observando para aprender os sinais do bebê).

Ao notar esses sinais de cansaço, inicie a rotina lenta da hora de dormir, a qual pode incluir:

- dizer ao bebê que acha que ele está cansado, e que vai levá-lo para a cama;
- esperar que ele responda em sinal positivo (erguendo a cabeça, por exemplo);
- usar mãos gentis para pegá-lo, trocar a fralda e levá-lo para a cama;
- cantar para ele, ler um livro curto ou fazer outra atividade de conexão;
- deitá-lo de costas quando estiver acordado, para que sempre durma no mesmo lugar;
- tranquilizá-lo dizendo que está por perto se ele precisar.

Pense bem: é muito mais relaxante observá-lo e ajudá-lo do que se sentir na obrigação de "colocá-lo para dormir". Afinal, você é a guia dele. Geralmente, ele sabe quando está cansado; cabe a você entender as pistas. Sabendo que conta com sua ajuda se precisar, ele irá fechar os olhos e dormir.

Dica: Os bebês ainda estão ajustando seus ritmos circadianos, bastante luz solar e ar puro os ajudam a se adaptar ao dia e à noite nos primeiros meses.

2. AJUDE NA MEDIDA NECESSÁRIA E O MÍNIMO POSSÍVEL

Quando uma criança está aprendendo a engatinhar ou andar, devemos oferecer um ambiente propício e ajuda na medida necessária e o mínimo possível. Devemos deixar o bebê treinar suas habilidades até dominá-las.

Em relação ao sono, devemos também oferecer um ambiente seguro e ajuda na medida necessária e o mínimo possível. Essa ajuda pode significar sentar-se ao lado até a criança dormir, pôr uma mão em sua barriga, esfregar-lhe as costas ou emitir sussurros calmantes.

É normal os bebês relutarem um pouco para dormir. Ponha uma mão com suavidade sobre a criança e diga algumas palavras doces. Caso ele ainda não tenha sossegado após uns 20 minutos, ofereça um pouco mais de leite ou, se ele já for maior, ofereça água.

Às vezes, o bebê continua rezingando, então coloque-o no *sling* para "descansar" ou leve-o para uma caminhada.

3. TRANSIÇÃO DA DEPENDÊNCIA PARA A COLABORAÇÃO E A INDEPENDÊNCIA CRESCENTE

Conforme mencionamos várias vezes nesse livro, no primeiro ano, o bebê evoluirá da dependência para a colaboração, e da colaboração para a independência crescente. Isso também se aplica a dormir.

Nos primeiros dias, o bebê depende da mãe notar quando está cansado e instituir uma rotina curta na hora de dormir, sempre no mesmo lugar, a qual ele passará a reconhecer. A mãe aprende a observá-lo e a dar ajuda na medida necessária e o mínimo possível (dependência).

PARA OBSERVAR

É útil e até fascinante anotar em um caderno tudo o que você observa, como se você fosse uma cientista. Anote o seguinte:

Quando ele está ficando cansado:

- Que sinais indicam isso?
- Suas janelas de tempo acordado estão mais longas?

Quando ele está sonolento:

- Como movimenta os braços e as pernas?
- As mãos ficam fechadas ou abertas?
- Ele grita ou emite outros sons?
- Quais são suas expressões faciais?
- Ele continua se movimentando até cair no sono ou dorme logo?
- Ele precisa de muita ou pouca ajuda para dormir? Ele está preparado para entrar nos próximos estágios, evoluindo da dependência para a colaboração para a independência crescente?

Durante o sono:

- Como é o sono dele — agitado, pacífico etc.?
- Como seu corpo fica posicionado?
- Ele faz movimentos com os braços e as pernas ou com a cabeça?
- Ele passa de um sono leve para um sono profundo? Caso contrário, por que ele acorda? Ele a procura para restabelecer a situação anterior ao sono?

Sobre acordar:

- Quanto tempo ele leva para acordar?
- Como é o humor dele ao acordar?
- Como ele a avisa de que está acordado?
- Qual é a posição do corpo dele?

Padrões de sono/vigília:

- Quanto tempo ele fica acordado entre as sonecas? Quanto tempo duram as sonecas?
- Há um padrão se desenvolvendo (por exemplo, quanto tempo ele fica acordado e se tem uma hora certa para dormir)?
- Ele se incomoda se houver luz entrando no quarto?

A partir dessas observações, você aprendeu algo novo sobre seu bebê. Gostaria de mudar alguma coisa? Algo no ambiente? Outra maneira de apoiar o bebê? É possível eliminar mais obstáculos? Incluir alguma intervenção? Mantenha a alegria!

Isso cria um padrão básico do qual o bebê gradualmente se descola no primeiro ano. Alguns bebês irão engatinhar até sua cama rente ao chão quando estiverem cansados. Outros precisarão que a mãe note seus sinais de cansaço, siga a rotina na hora de dormir e sente-se ao lado até dormirem (colaboração).

Mais para o final do primeiro ano, os bebês que dormem no próprio quarto podem vir até nós após acordarem — o que indica que contaram com apoio para ter uma boa relação com o sono (independência crescente).

Se o bebê precisa que a mãe o nine ou o amamente para dormir, tais ações se tornam muletas do sono. Quando acorda durante a noite, o bebê acha difícil dormir de novo sem ser ninado ou amamentado. Se o travesseiro de um adulto muda de lugar durante a noite, quando o sono é leve, a pessoa acorda para procurá-lo e colocá-lo na posição desejada, e só volta a dormir quando estiver confortável. Portanto, dá para entender essa reação do bebê.

Não é errado ninar ou amamentar o bebê para que ele durma. Mas a uma certa altura — quando vocês dois estiverem preparados —, ele ficará sonolento e terá de dormir sem ajuda.

À medida que o bebê cresce, continue observando se ele precisa de muita ou pouca ajuda para dormir. Sente-se um pouco mais longe dele, depois sente-se junto à porta e, por fim, deixe-o dormir sem ajuda, evoluindo gradualmente da dependência para a colaboração, e, por fim, para a independência crescente.

4. UM LUGAR FIXO PARA DORMIR, IDEALMENTE NA CAMA RENTE AO CHÃO

Conforme abordamos no Capítulo 3, ter um lugar fixo para dormir é muito importante para o bebê ter pontos de referência.

No método Montessori, nós usamos um colchão baixo que fica 15 centímetros acima do chão — a chamada cama rente ao chão. Isso dá ao bebê uma visão do quarto inteiro e a liberdade de entrar e sair da cama engatinhando. É relaxante para os pais se sentarem ou se deitarem ao lado do bebê prestes a dormir ao invés de se inclinarem, sobre um berço.

Nós colocamos os recém-nascidos para dormirem em uma cestina (um moisés), pois ela dá uma sensação de aconchego e segurança. A cestina pode ser colocada sobre a cama rente ao chão desde o nascimento, para mostrar ao bebê que ali é seu lugar de dormir ou cochilar — um ponto de referência que ele irá memorizar — ou conforme as diretrizes sobre a SMSI, no quarto dos pais.

Os berços são convenientes para os adultos, não para os bebês. Pode ser difícil descartar essas ideias antiquadas e tão enraizadas. Mas, se mesmo assim você preferir um berço, quando o bebê tiver 1 ano ou um pouco mais, coloque-o em uma caminha maior na qual ele suba e desça sem ajuda; assim ele sentirá os benefícios da cama baixa antes de entrar na fase do "não", que comumente começa aos 2 anos.

Nota: É importante que a segurança do quarto seja rigorosamente verificada, pois não vai demorar para o bebê acordar, sair da cama e começar a explorar o espaço todo. Caso não seja seguro sair sozinho do quarto, instale um portão na entrada para que ele possa sair da cama engatinhando para brincar.

5. PERMITA A LIVRE MOVIMENTAÇÃO

O bebê deve ter bastante liberdade para se movimentar — inclusive enquanto dorme. Durante seu treinamento Montessori, Simone observou por 50 horas a evolução de recém-nascidos até completarem 8 semanas. Ela ficou admirada ao vê-los dormindo. Durante o sono, eles mexiam as mãos constantemente, erguiam e abaixavam os braços, davam chutes, esticavam as pernas, viravam a cabeça de um lado para o outro e também faziam movimentos com a boca.

Os pijamas devem ser macios para a pele do bebê, ter poucas etiquetas e costuras e permitir que as pernas e os pés se movimentem livremente. Se o tempo estiver frio, ponha meias nele, ao invés de macacões inteiriços, para não restringir os pés.

Cueiros o impedem de se movimentar livremente. Todavia, podem confortar alguns bebês, dando-lhes uma sensação de segurança como se ainda estivessem no útero, ao invés de ficarem assustados devido ao reflexo de Moro. Nesse caso, enfaixe a parte superior do corpo com o cueiro, mas deixe as pernas livres para se movimentarem.

Ultimamente, os sacos de dormir ficaram populares, pois a Academia Americana de Pediatria não recomenda o uso de cobertores antes dos 12 a 18 meses. Procure um saco de dormir que não restrinja os movimentos do bebê, embora possa limitar sua capacidade para engatinhar, levantar e andar quando acordar.

6. TOPPONCINO

O *topponcino* é uma almofada acolchoada e macia na qual se pode deitar o bebê desde seus primeiros dias. Ele é muito usado durante o dia para limitar o estímulo que o bebê sente quando está no colo dos pais ou é passado para os braços de outra pessoa. O *topponcino* tem um odor familiar, um calor constante e se torna um dos pontos de referência do bebê.

Ele também é útil na hora de dormir. Imagine que o bebê está em seu colo e fica sonolento, mas não quer sair dos seus braços e ser posto na cama. Mantendo o *topponcino* sob o bebê, você o coloca na cama ou cestina (moisés) e ele raramente se assusta, pois não há mudanças de temperatura, cheiro e revestimento.

Junnifa usou o *topponcino* nos primeiros meses de cada um dos bebês, quando ela dormia junto com eles, e os levava a todos os lugares — em visitas na casa da vovó e quando a família ia passar o dia fora. O *topponcino* era um ponto de referência para os bebês quando passaram a dormir nas próprias camas.

Pense em eliminar a chupeta

A maioria das fontes Montessori não recomenda o uso de chupetas, pois são um empecilho para o bebê comunicar suas necessidades. Além disso, à noite, o bebê não consegue pôr a chupeta de volta sem ajuda. Portanto, reflita se não é melhor dispensar as chupetas (veja mais sobre esse assunto na **página 239**).

JANELAS DE TEMPO ACORDADO E NÚMERO DE SONECAS POR DIA

Embora cada bebê seja diferente, é útil saber a média de tempo que um bebê fica acordado entre as sonecas para detectar sinais de cansaço.

0-12 semanas	1 - 1,5 hora (muitas sonecas)
3-5 meses	1,25 - 2 horas (3-4 sonecas por dia)
5-6 meses	2-3 horas (3-4 sonecas por dia)
7-14 meses	3-4 horas (2-3 sonecas por dia)

*Fonte: TakingCaraBabies.com

Entre os 12 e 16 meses, os bebês começam a ficar acordados a manhã inteira, tiram uma soneca à tarde e ficam despertos até a hora de ir para a cama.

Dormir junto com o bebê

Dormir junto com o bebê não é algo incompatível com o método Montessori.

Algumas mães optam por dormir junto com seu bebê. Como dormir é uma decisão pessoal e cada família sabe o que é melhor para ela, apenas é preciso considerar que o bebê deve ter um lugar fixo.

Junnifa dormia com as crianças nos primeiros meses. Ela os colocava na cama rente ao chão e, quando ia dormir, levava-os para a cama dela para facilitar as mamadas durante a noite. Eles tiravam as sonecas diurnas em sua cama e, quando pararam de mamar, passavam a noite inteira lá. Junnifa percebeu que dormir junto era mais cômodo para ela do que para eles, os quais passaram a dormir pacificamente nas próprias camas e entraram no ritmo da família.

Seja qual for o esquema para dormir, o importante é sempre observar se o bebê está preparado para entrar na etapa seguinte (da dependência para a colaboração e da colaboração para a independência crescente). Além disso, é preciso considerar se as próprias necessidades e as do bebê estão sendo atendidas.

Nota: Por favor, consulte a **página 88** para diretrizes sobre a SMSI.

COISAS QUE PODEM AJUDAR O BEBÊ A DORMIR MELHOR

- observe o ritmo de sono/vigília do bebê e como isso muda.
- note a quantidade de ajuda necessária para fazê-lo dormir.
- seja consistente — não tente três coisas na mesma noite; se alterar alguma coisa, mantenha-a por uma semana e registre os resultados objetivamente em um caderno.
- proporcione um lugar seguro e confortável para o bebê dormir.
- tenha expectativas realistas em relação ao sono — a maioria dos bebês não dorme a noite inteira no primeiro ano.
- note muletas do sono e tire-as quando estiver preparada.
- quando o bebê tirar uma soneca, aproveite para fazer isso também — cuide do seu sono e bem-estar; faça as tarefas domésticas quando o bebê estiver acordado, deixe-o observando, diga o que está fazendo e envolva-o.

PERGUNTAS COMUNS SOBRE SONO

Naturalmente, a primeira resposta que damos quando nos perguntam a respeito do sono é: "Observe o bebê!". Todavia, aqui estão algumas respostas mais específicas para perguntas frequentes sobre o sono.

Por que meu bebê acorda à noite?

- De 0 a 3 meses, o bebê acorda à noite para mamar. Seu corpo ainda está se ajustando aos ritmos circadianos, então muita luz solar e ar puro durante o dia o ajudam a começar a se adaptar ao dia e à noite ao longo dos primeiros meses. Ao amamentar à noite, mantenha as luzes fracas, movimente o bebê o mínimo possível e fique no quarto onde ele está dormindo. Após a mamada, espere-o arrotar, troque a fralda se necessário e coloque-o de volta para dormir.
- Ele está doente ou com algum dente despontando? Nesse caso, ele precisa de mais consolo. Assim que sua saúde melhorar ou o dente nascer, esse consolo extra não deve se tornar uma nova muleta para dormir. Ajude-o a retomar o padrão de sono anterior à doença ou ao nascimento do dente.
- Ele está com a fralda suja ou molhada? Há ruídos? Ele está incomodado com uma ruga no lençol? Ele está muito quente ou frio? Ele está passando por muitas mudanças desenvolvimentais? Ele fica verificando se você continua ali?
- Para um bebê maior que ainda mame e esteja crescendo bem, ofereça primeiro um pouco de água à noite. Às vezes, isso basta para ele voltar a dormir.

Muitas famílias acham que o bebê fica menos interessado em andar e passa a dormir por períodos mais longos.

Gradualmente, ofereça menos leite à noite se o bebê já estiver tomando mamadeira. Dilua o leite em água em uma proporção de 75/25 ml, depois de 50/50 ml e, por fim de 25/75 ml, até ele estar tomando água.

- O bebê está sentindo o cheiro do leite materno e acordando? Se houver espaço, deixe-o dormir no próprio quarto.
- Quando estiver em dúvida, faça anotações — observações objetivas podem ser muito úteis. A que horas ele acorda? Qual é a intensidade e duração dos choros? Como ele reage aos seus esforços para acalmá-lo? O que você faz quando o bebê acorda? Isso se repete todas as noites? Levá-lo para a sua cama no meio da noite pode ser o motivo de ele acordar?
- Faça um plano (não de madrugada quando você está cansada e não raciocina direito) e aja da mesma maneira com o bebê por no mínimo 7 noites seguidas. Novos padrões requerem tempo para se firmar.

Como posso acalmar meu bebê quando ele acorda durante a soneca ou à noite?

- Os bebês ficam com o sono leve no final do ciclo de sono — em geral, após 40 a 45 minutos —, então podem se mexer ou acordar totalmente. Quando isso acontece, eles procuram a situação anterior (por exemplo, se estavam com a chupeta na boca, sendo ninados ou mamando). Ao tentarmos ajudá-lo a aprender a dormir na própria cama, eles se acalmam e adormecem mais facilmente.

  Nós damos o mínimo de ajuda possível, mas o quanto for necessário — talvez sentando ao lado deles, pondo uma mão em sua barriga ou dizendo algumas palavras confortantes.

- A observação ajuda a entender por que o bebê está acordando. Leia novamente a história de Junnifa, no Capítulo 2, sobre observar seu filho quando ele acordava 40 minutos depois de tirar uma soneca. Ele estava procurando por ela em seu novo espaço.

Há problema em acordar um bebê que está dormindo?

- O ideal é respeitar ao máximo os ritmos do bebê. Se ele dorme tarde, provavelmente fica cansado. É preciso ter flexibilidade, criatividade, e tentar fazer planos para quando o bebê estiver tirando sonecas. Saiam de casa quando o bebê estiver sonolento, de modo que ele durma em um carrinho ou no carro.

Devo deixar uma luz noturna acesa?

- Antes do primeiro ano, a maioria dos bebês ainda não tem medo da escuridão. Então, pode ser preferível deixar o quarto totalmente escuro.
- Use uma luz noturna enquanto prepara o bebê para dormir ou durante as mamadas noturnas.
- A luz noturna deve ser vermelha, pois as brancas e azuis suprimem a melatonina e afetam o sono do bebê.

O que posso fazer se o bebê acordar muito cedo?

- Se acordam cedo, alguns bebês mamam e voltam a dormir. No entanto, muitos já dormiram o suficiente, então têm dificuldade para adormecer novamente.
- Verifique se há alguma luz entrando pelas persianas ou pelos cantos.
- O bebê está dormindo muito de dia? É possível adiar um pouco sua primeira soneca?
- Embora pareça estranho, muitos especialistas em sono sugerem que ir para a cama mais cedo pode ajudar.
- O bebê associa ir para a cama dos pais com acordar cedo?

Por que meu bebê não se acalma?

- Leve-o para o quarto dele, sente-se ao lado da cama para observá-lo e deixe-o engatinhar e balbuciar até dar sinais de cansaço (como bocejar e esfregar os olhos). Então, ponha-o na cama. Isso também pode funcionar quando ele estiver muito agitado por estar cansado. Deixe-o explorar até cansar, troque a fralda e coloque-o na cama.

- É comum bebês mais novos ficarem agitados durante parte do dia. Caso seu bebê não durma após cerca de 20 minutos, faça uma caminhada, leve-o em um *sling* ou carrinho; ou coloque-o no *sling* enquanto você faz algumas coisas em casa. Mesmo que não durma, no mínimo ele descansará um pouco e estará pronto para começar o próximo ciclo.

Socorro! Meu bebê está tendo uma regressão no sono.

- A regressão no sono é quando o bebê deixa de dormir bem, o que indica que ele está passando por algumas transições. Nós não gostamos da palavra "regressão", pois essas fases do bebê geralmente significam que ele está fazendo um "progresso". Seu sono está se tornando algo diferente.

- Por volta dos 4 meses, os bebês se tornam mais despertos e alertas, têm consciência crescente e mais dificuldade para dormir.

- Por volta dos 8 meses, eles estão passando por enormes mudanças no desenvolvimento e já conseguem se arrastar ou engatinhar e, às vezes, se erguer — ou seja, estão muito ocupados com suas novas habilidades.

- Por volta dos 12 meses, eles já têm mais habilidades motoras grossas, como engatinhar e parar em pé, e entendem melhor a permanência dos objetos (eles podem trazer algo que saiu de cena de volta). Como essas mudanças motoras acarretam mudanças psicológicas, eles também podem tirar apenas uma soneca por dia.
- Talvez seja preciso colaborar mais até essa fase passar. Lembre-se de observar se o bebê está pronto para ganhar mais independência.
- Tenha paciência. Dê um tempo e tente novamente.

Perguntas sobre o uso da cama rente ao chão

- Veja a **página 89** no Capítulo 4.

Como tirar meu bebê do quarto do casal?

- Se o bebê dorme no seu quarto e você acha que é hora de mudar essa situação, passe um tempo com ele de dia no quarto dele, para que se acostume com o novo espaço.
- Coloque-o no quarto dele para as sonecas diurnas e pouco a pouco ele também dormirá à noite por lá.
- Fique confiante em relação à mudança. Leve-o para a cama dele e explique: "Essa é a sua cama". Ofereça poucas opções — se ele quiser explorar calmamente o quarto você pode ficar sentada ao lado da cama observando até que ele esteja pronto para dormir.
- Coloque no quarto pontos de referência conhecidos, como o *topponcino*, uma foto da família ou uma manta.

	• Talvez seja preciso sentar-se ao seu lado até que ele durma. No decorrer do tempo, ele se acostumará com o próprio quarto e você não precisará mais ficar ali até ele dormir.
Estou estressada, pois meu bebê não dorme.	• Ofereça ao bebê a possibilidade de "descansar", ao invés de "dormir". Assim, ele lhe dará no mínimo uma pequena folga, pois não se sente pressionado a dormir. Com frequência ele cairá no sono. • Examine seus medos em relação ao bebê não dormir. Talvez você se preocupe que ele fique irritado ou mal-humorado com as visitas. Você está piorando a situação? • Mantenha a mesma rotina de sono por uma semana. Ao invés de tentar algo diferente toda vez, aja da mesma maneira quando o bebê acordar à noite. • Caso esteja se sentindo estressada ou exaurida, busque ajuda para dormir junto a uma enfermeira especializada na primeira infância ou a um especialista. • As necessidades dos adultos também devem ser levadas em conta. Se a falta de sono do bebê estiver afetando a família inteira, é necessário achar um jeito para que todos consigam dormir.

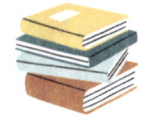

RECOMENDAÇÃO DE LIVRO

Para mais informações sobre sono, leia *The Sleep Lady's Good Night, Sleep Tight*, de Kim West.

SEGUNDA PARTE

CUIDADOS FÍSICOS COM O BEBÊ

ROUPAS

Dar liberdade para o bebê se movimentar é uma parte importante da abordagem Montessori. As roupas dele devem ser confortáveis, macias e facilitar os movimentos.

Dê prioridade a:

- Roupas fáceis de enfiar pela cabeça, blusas para enrolar no corpo (como um quimono) ou com botões no ombro para haver uma abertura maior na hora de vestir.
- Materiais naturais como algodão orgânico, seda ou lã.
- Roupas que não sejam muito justas (a ponto de restringir os movimentos) nem muito folgadas (para não incomodarem o bebê deitado ou deixá-lo emaranhado).
- Calças que deixem os pés livres para se movimentar.
- Meias, se necessário.
- Evite vestidos de festa, *jeans* e pares de tênis em bebês, ou reserve-os só para ocasiões especiais.

Ao vestir o bebê

Vestir o bebê é uma oportunidade perfeita para se conectar com ele. Use as mãos com gentileza, diga o que pretende fazer e espere sua reação antes de pegá-lo no colo. Fale sobre as roupas que irá vestir nele; peça sua ajuda para colocá-las, sugerindo que erga os braços ou as pernas; movimente-o o mínimo possível e seja cuidadosa quando passar alguma roupa pela cabeça dele.

Prepare também opções — até para um bebê novinho. Ofereça, por exemplo, duas camisetas de cores diferentes e observe em qual delas o olhar do bebê se detém por mais tempo ou que ele tenta alcançar. No decorrer do tempo, ele será um participante mais ativo, enfiando um braço na manga da camiseta, conseguindo tirar as meias sem ajuda ou apontando as calças que quer usar.

Simone ainda se lembra da expressão chocada dos pais em sua aula quando ela ajudou um bebê cuja mãe havia ido ao banheiro. Simone perguntou se podia tirar o casaco dele. Como ele não demonstrou objeção, ela disse que ia abrir o casaco e sentou o bebê de maneira que ele pudesse vê-la abrindo o zíper com todo o cuidado. Ela então pediu que ele a ajudasse a tirar seu braço esquerdo do casaco. Enquanto lidava com o bebê com a maior delicadeza possível, ela perguntou: "Está tudo bem?", então tirou o outro braço dele e o livrou do casaco.

Os outros pais ficaram surpresos porque isso era muito diferente do modo estabanado com que vestiam e despiam seus bebês.

Portanto, vamos desacelerar. Vamos reconhecer como os momentos com o bebê são especiais. Vamos olhar em seus olhos. E vamos sempre ser respeitosas e gentis ao tocá-los.

FRALDAS

Ao invés de trocar as fraldas apressadamente, aproveite esse momento para conversar, conectar-se e demonstrar que o respeita.

Quando estiver trocando a fralda:

- Fique atenta à sua linguagem e gestos (por exemplo, não tape o nariz nem diga coisas como: "Que cheiro horrível!"). Diga apenas: "Ah, sua fralda está suja" ou "vamos tirar esse cocô e vestir uma fralda limpa". Espere o bebê reagir e então limpe-o.
- Para a criança ter um pouco de privacidade, troque a fralda em uma mesa ou fraldário.
- Diga o que vai fazer: "Vou tirar sua fralda". Espere o bebê reagir e então comece a trocar a fralda, conversando e colaborando com ele na medida do possível: "Primeiro este colchete e agora o outro. Vou ajudá-lo a levantar a perna".
- Descreva as partes e funções do corpo com seus nomes corretos.

- Use as mãos gentilmente durante as trocas de fraldas. Seja cuidadosa e respeitosa ao levantar as pernas dele. Se fizer uma pausa e tocá-lo com suavidade, ele colaborará desde o início e erguerá as pernas.
- Tente sempre trocar as fraldas da mesma maneira e no mesmo lugar — bebês florescem com a previsibilidade.
- Quando conseguir ficar em pé, talvez ele resista a ficar deitado durante as trocas de fraldas.
  É compreensível que se sinta vulnerável nessa posição. Então, sente-se em um banquinho e troque a fralda com o bebê em pé. Isso requer prática, mas diminui a sua resistência para trocá-la. Caso haja cocô, diga para ele se inclinar apoiando as mãos na beirada do vaso sanitário ou da banheira para que o limpe.
- Durante as trocas de fraldas, é mais higiênico limpar a frente e depois atrás, especialmente as meninas, para evitar infecções.

Nesses 12 meses iniciais, estamos estabelecendo a base para a criança posteriormente usar o banheiro sozinha.

Isso não significa que o bebê já irá usar o penico ou o vaso sanitário sem ajuda, mas:

- Ao usar fraldas de pano ou "calções de treinamento para desfralde", o bebê pode se movimentar à vontade e se incomodará cada vez mais quando fizer xixi ou cocô. Hoje em dia, as fraldas descartáveis são tão eficientes que o bebê nem sente a umidade quando faz xixi, o que depois será necessário quando ele estiver aprendendo a usar o banheiro sozinho.
- Ao usar o vocabulário adequado durante as trocas de fraldas, você lhe ensina como o seu corpo funciona e a não sentir vergonha das necessidades fisiológicas.

Quando ele resiste na hora de trocar a fralda

ou as roupas

Há várias coisas a considerar se o bebê resistir a ser vestido ou a ter a fralda trocada:

1. Será que ele está preparado para a etapa seguinte? Um bebê mais velho pode querer mais controle sobre o processo. Um bebê que esteja esperneando durante a troca da fralda pode preferir ficar em pé ou se interessar pelo penico.

2. Envolva a criança no processo. Deixe-a enfiar a camisa pela cabeça, escolher uma camiseta ou, caso ela já ande, vestir as calças enquanto você termina de vesti-la.

3. Você interrompe a brincadeira dele para trocar a roupa ou a fralda? Espere que termine o que está fazendo e avise que é hora de trocar a roupa ou a fralda.

4. Use o humor e cante canções engraçadas — não como distração, e sim como uma forma de conexão.

5. Tente entender o que ele está sentindo: "Você está frustrado?" ou "Você não quer ser tocado?".

Às vezes, ele resiste a ser vestido ou a ter a fralda trocada justo na hora de sair de casa. Após fazer tudo que foi mencionado acima, seja o mais gentil possível para aprontá-lo.

A "narração esportiva" também pode ser útil nesses momentos — isso significa descrever em voz alta e de maneira objetiva para o bebê o que está acontecendo, como se você fosse um narrador esportivo acompanhando um jogo de futebol.

Com o máximo de gentileza possível, diga o que vai fazer, faça uma pausa para o bebê processar a informação e tente entendê-lo. "Você está se afastando de mim, mas preciso colocar uma fralda limpa. Você não gosta disso? Estou erguendo seu bumbum com minhas mãos gentis... Isso foi difícil, né?".

Dessa maneira, ele vê que você está sendo respeitosa, gentil e cuidando das necessidades físicas dele.

Dizer "minhas mãos gentis" é um lembrete para sempre agir com suavidade, especialmente quando há resistência.

BANHO

Ao dar banho no bebê, seja o mais gentil, calma e confiante possível, e aproveite esse momento para se conectar com ele. A maioria dos bebês gosta dessa atividade e fica bem relaxado.

Com um recém-nascido, evite fazer movimentos bruscos, faça um mínimo de manobras eficientes e segure a cabeça dele o tempo todo.

No treinamento Montessori, aprendemos a dar banho em bebês mantendo a mesma sequência de movimentos todas as vezes. Isso nos deixa mais confiantes para lidar com eles suavemente e lhes dar o apoio adequado.

A temperatura do lugar onde o bebê será banhado deve ser um pouco mais quente, ao passo que a água na banheira ter 5 a 10 centímetros de profundidade e ser morna (verifique a temperatura com seu pulso). O bebê deve ficar confortável dentro da água e apoiado em suas mãos gentis. Deixe tudo que for preciso à mão, incluindo a toalha aberta para envolvê-lo.

Ao banhar o bebê, faça movimentos lentos e pressão igual em todas as partes do corpo (incluindo nos genitais) para que ele tenha noção de como é seu corpo. Converse com ele durante o banho, sorria e mantenha o contato visual.

A Organização Mundial de Saúde recomenda esperar no mínimo 24 horas para dar o primeiro banho no bebê. Ele não precisa tomar banho diariamente — se o clima for muito frio, três vezes por semana são suficientes.

VÍDEOS RECOMENDADOS

Para aprender a dar banho suavemente em seu bebê, veja os vídeos de Thalasso Bain Bébé na internet. Há também um vídeo no qual gêmeos se apoiam durante o banho.

SAÍDAS DE CARRO

As cadeirinhas nos carros limitam a movimentação dos bebês e sua visão do ambiente. Todavia, são essenciais para a segurança, então é preciso ser respeitosa, compreensiva e usar as mãos gentis ao colocar o bebê na cadeirinha.

Antes de entrar no carro, verifique se ele não está com fome e se sua fralda está limpa. Diga que vai colocá-lo na cadeirinha e deixe-o colaborar na medida do possível pedindo para que estenda o braço para você ajustar o cinto de segurança.

Ser confiante também ajuda o bebê a ficar tranquilo. Se frequentemente ele se sentir incomodado de estar no carro, a mãe pode ficar nervosa antes das saídas. O bebê captará isso e também ficará inquieto.

Nas saídas de carro, é recomendável ter algo para o bebê olhar, como um painel de fotos em preto e branco, uma folha ou uma flor pendurada ou um livro de papelão que ele possa puxar, morder e olhar. Música clássica ou de outro tipo do qual você goste pode ser relaxante para alguns bebês, no mais, audiolivros se tornam mais interessantes quando os bebês são um pouco maiores.

SLING

A maioria dos bebês se sente segura e tranquila em um *sling*, e adora ficar juntinho, sentindo o cheiro dos entes queridos. Os *slings* nos dão flexibilidade e liberam nossos braços em lugares como o transporte público, o supermercado ou em casa. Se for colocado junto ao peito da mãe, um bebê perturbado relaxa, mesmo que não durma. Especialmente durante o período de simbiose, o uso do *sling* ajuda o bebê na transição do útero para o mundo externo.

Hoje, há uma enorme variedade de *slings*, então procure um que dê apoio suficiente para suas costas e que possa ser usado à medida que o bebê cresce.

Reiteramos novamente o quanto adoramos dar oportunidades para os bebês movimentarem seus corpos. Por isso, nós os deixamos passar bastante tempo em uma esteira no chão. Quando seu bebê começar a engatinhar e dar os primeiros passos, leve-o para que pratique atividades ao ar livre, e coloque-o no carrinho para percursos mais longos.

DENTIÇÃO

Alguns bebês não têm problemas com o nascimento dos dentes. Todavia, se seu bebê babar o tempo todo, começar a andar à noite, fizer cocô com um aspecto diferente e, às vezes, ficar com assadura, estes são sinais do nascimento dos dentes.

Para aliviar o incômodo, aplique um gel ou pó natural nas gengivas dele, mantenha panos à mão para enxugar seu queixo e coloque um babador molinho. Alguns bebês sentem um pouco de alívio chupando algo frio, então mantenha alguns mordedores naturais no *freezer*.

Felizmente, quando o dente nasce, os ritmos regulares do bebê são retomados (até o próximo dente despontar).

Nós também devemos limpar os dentes novos do bebê com um pano macio ou escova de dentes e água.

USO DE CHUPETA

A maioria dos educadores Montessori é contra o uso de chupeta. Se tiver algo na boca o tempo todo, o bebê não consegue comunicar suas necessidades — todos os choros dele têm sentido e não devem ser suprimidos com uma chupeta. Além disso, os bebês mais novos não conseguem pôr ou tirar a chupeta da boca sem ajuda.

Estudos mostram que chupetas podem diminuir o risco da SMSI. Se ela ajudá-lo a se acalmar ou a dormir, ao invés de chorar descontroladamente, use-a nessas ocasiões. Guarde a chupeta em uma caixa perto da cama para não cair na tentação de dá-la ao bebê durante o dia.

Quanto mais cedo o bebê diminuir o uso da chupeta e você tirá-la de cena, mais fácil será. O uso continuado da chupeta faz com que o bebê se apegue a ela. O ideal é que o processo de remoção seja feito ainda no primeiro ano.

Você pode explicar que ele já está maiorzinho e precisa achar outra maneira de se acalmar. Como chupar chupeta ajuda a relaxar o sistema nervoso, aqui estão alternativas para fazê-lo relaxar:

- Agarrar com força um livro ou brinquedo macio.
- Usar uma mamadeira com canudinho.
- Ter o corpo esfregado com uma toalha após o banho.
- Ganhar abraços de urso.
- Apertar brinquedos durante o banho.
- Ter as costas esfregadas lentamente.

Geralmente, a transição ocorre facilmente, embora possa demandar alguns dias para certos bebês. Livre-se de vez de todas as chupetas e deixe isso claro para que ele entenda a novidade. Pode também ser útil descartá-las diante do bebê.

Algumas pessoas perguntam se é melhor o bebê chupar o polegar ou outro dedo do que usar chupeta. Isso pode ser preferível, pois ele decidirá o momento necessário. Ao observá-lo, talvez dê para saber por que ele chupa o dedo e determinar se há alternativa (por exemplo, se ele chupa o polegar quando está entediado, ofereça algo para ele ocupar as mãos).

COMPARTILHAMENTO

Os conceitos de posse e compartilhamento de brinquedos geralmente só ficam claros para os bebês a partir de 1 ano de idade. No primeiro ano de vida, um bebê costuma se apegar a algum brinquedo específico, até que enjoa dele e passa a explorar outro objeto. Se, durante esse intervalo, outra criança também se interessa pelo novo objeto, o bebê tende a abandoná-lo e buscar algo diferente.

Caso tenha irmãos mais velhos que frequentemente tomam suas coisas, o bebê pode aprender a segurá-las com força e resistir. Cabe a você explicar às crianças maiores: "Ele quer terminar de brincar com isso, vocês têm de esperar". A prática mostra ao bebê que ele pode terminar de brincar e que depois será a vez da outra criança.

Se for o bebê quem toma as coisas de outra criança, mostre que é preciso ser respeitoso e pergunte: "Você quer brincar com aquilo? Vamos perguntar ao outro menino se ele já acabou a brincadeira". Se o outro bebê não quiser soltar o brinquedo, diga ao seu bebê: "Ele ainda está brincando, quando ele acabar será a sua vez.". O bebê aprenderá a observar e esperar ou achará outra coisa com a qual brincar.

CÓLICAS E REFLUXO

Quando sente cólica, um bebê apresenta "choro ou alvoroço frequente, prolongado e intenso", sem razão aparente. Segundo a Clínica Mayo, o refluxo infantil "ocorre quando a comida volta (refluxos) do estômago, fazendo o bebê ficar enjoado e cuspir".

Tanto cólicas quanto o refluxo deixam o bebê muito nervoso. Isso melhora por volta dos 3 a 4 meses, quando o sistema digestivo do bebê já amadureceu um pouco mais, então aguente firme. Naturalmente, pais cansados e estressados ficam de coração partido vendo o filho chorar ou ter dor.

Como tudo na Pedagogia Montessori, o conselho é observar. Anote o que você comeu caso esteja amamentado; os ingredientes da fórmula que o bebê toma, quando o choro ocorre; quanto tempo o choro ou os sintomas duram; se o bebê está espernando ou fazendo expressões faciais de incômodo; como agarra o seio quando mama; se tem língua presa ou lábio e palato leporino; e se fica excessivamente cansado ou agitado. Procure identificar quaisquer padrões e relate-os para o médico ou pediatra.

Também procure orientação médica se o bebê tiver alergias, sensibilidade à histamina (em alimentos como morangos), algum problema físico como constipação, infecção bacteriana, úlcera ou, ocasionalmente, uma entrada estreita que impeça a comida de entrar no intestino delgado, ou uma pressão no diafragma feita pelo estômago (algumas pesquisas também mostram que um trauma no parto ou nascimento na posição pélvica pode gerar sintomas de cólica).

A boa nova é que muitos pais seguem sua intuição de que o choro ou a dor do bebê não é normal e conseguem descobrir a causa disso.

O importante nesse ínterim é estar sempre presente para o bebê, deixando-o o mais confortável possível com o contato corporal. Muitas vezes pressionar um pouco a barriga dele ajuda a reduzir a dor, assim como colocá-lo deitado sobre a barriga em uma superfície mais macia, como uma cama ou tapete, ou sobre o corpo da mãe. A mãe também precisa se cuidar e ter apoio — talvez alguém que assuma o comando por algum tempo diariamente —, pois ouvir um bebê chorando constantemente causa muito desgaste físico e emocional.

TEMPO DIANTE DE TELAS

Segundo a abordagem Montessori, a criança deve explorar com seu corpo, as mãos e a boca, o mundo real em seu entorno. Como telas inviabilizam essa experiência, não as oferecemos aos bebês. Os pais e cuidadores devem usá-las com moderação e dispensá-las ao máximo quando estão com os bebês.

Se o bebê ficar entediado em um café, ao invés de distraí-lo com uma tela, dê uma volta com ele e mostre o que está acontecendo, leve-o à janela para ver os carros e pessoas passando, e tenha sempre à mão uma bolsa com algumas coisas que ele gosta de explorar. Se ficar nervoso, ofereça braços carinhosos, palavras calmantes e paciência.

TERCEIRA PARTE

PERGUNTAS COMUNS

O QUE FAZER QUANDO OS COMPORTAMENTOS MUDAM? (BATER/ARREMESSAR/MORDER/EMPURRAR)

Alguns bebês demonstram preferências fortes desde o nascimento. Outros são bem relaxados, mas avisam quando precisam mamar ou dormir —, então, por volta dos 9 a 12 meses, começam a demonstrar suas preferências. Eles podem nos bater, atirar coisas, morder e até empurrar outra criança. Ficam teimosos e não mudam de opinião, independentemente do que os pais digam ou façam.

Embora tenha poucas habilidades de comunicação, o bebê está nos dizendo algo importante. Ao invés de achar que ele é "mal comportado", é fundamental refletir: "Por que meu bebê está fazendo isso?".

- Se bate em você, será que ele está dizendo que não gosta do que está acontecendo? Que você tirou algo dele? Ou não gosta do jeito que você está o segurando?
- Se atira um brinquedo longe, será que ele o achou muito difícil ou fácil demais? Ele está testando como as coisas caem? Aprendendo sobre causa e efeito? É possível para ele tentar isso de uma maneira que não seja perigosa ou destrutiva?
- Se morde você, será que ele está com fome? Algo o incomodou? Algum dente dele está despontando?
- Se empurra outra criança, será que está tentando passar por onde ela está? Será que está querendo o brinquedo dela?

Primeiramente, tente entender a criança, depois lhe pergunte: "Você está me dizendo que...?".

Diga claramente que ela não pode machucar os outros nem a si mesma, ou danificar os lugares. Ache outra maneira para ela extravasar, como batendo em uma almofada. Se necessário, tire-a do recinto ou da situação e sente ao seu lado até que se acalme.

Assim que a criança se tranquilizar, conecte-se a ela e mostre como fazer as pazes (por exemplo, pedindo desculpas a uma amiga). Ofereça um lenço de papel ou pano úmido se a criança se machucou, ou convide-a para devolver os devidos lugares às coisas que ela atirou. Quando estiver maior, ela aprenderá a ajudar a mãe a consertar os erros e a se recuperar das mágoas.

Os primeiros acessos de raiva

Se estiver chorando incontrolavelmente, o bebê não ouvirá grande parte das suas palavras, então faça um carinho e demonstre seu amor. Apenas fique por perto se ele não quiser ser tocado.

Primeiramente, é preciso ajudá-lo a extravasar suas emoções e depois a se acalmar.

Assim que ele se acalmar, dê uma explicação curta e adequada para sua faixa etária, fique em paz com ele e mostre como se pede desculpas.

Isso também estabelece uma base para quando ele crescer um pouco e começar a exercer sua independência.

Acessos de raiva e vontades fortes são fases importantes de desenvolvimento. Os pais devem dar apoio e orientação — espaço para a criança extravasar os sentimentos, ajuda para que se acalme e para reparar os erros, se necessário.

Observação

Se esse comportamento continuar, observe objetivamente se há gatilhos e tente limitá-los (por exemplo, se a birra ocorre antes das refeições, em certos ambientes, com certas crianças ou se o espaço é muito estimulante — o que pode ser um gatilho para crianças sensíveis).

Quando o comportamento do bebê é difícil, observe:

- **Ocasiões.** Em que momentos o comportamento ocorre? O bebê está com fome ou cansado?
- **Mudanças.** Algum dente dele está despontando? Houve algumas alterações em casa ou a família se mudou para outra casa?
- **Atividade.** O que ele está fazendo ou com o que está brincando quando ocorre o gatilho?
- **Outras crianças.** Quantas crianças estão no ambiente? Elas têm a mesma idade, são mais novas ou mais velhas?
- **Emoção sendo expressada.** Antes de se comportar mal, como ele estava? Brincalhão? Frustrado? Confuso?
- **Ambiente.** Analise o ambiente onde os acessos de raiva ocorrem. Ele é ruidoso ou tranquilo? Muito colorido ou demasiado estimulante? Há muita bagunça? Há muitas obras de arte infantis que dão estímulo sensorial em excesso?
- **Adultos.** Como os adultos reagem? Você sente ansiedade e piora a situação?

Evitando o comportamento indesejado

Ao observar, é possível detectar padrões de comportamento da criança e buscar maneiras de apoiá-la. Aqui estão alguns exemplos:

- **Um pouco antes das refeições.** Dê um lanche polpudo como uma maçã antes de a criança ficar esfomeada e se enervar.
- **Dentes nascendo.** Ofereça diversos brinquedos frios para ela morder.
- **Exploração.** Deixe-a pôr brinquedos na boca.
- **Ambiente.** Diminua a quantidade de estímulos, para deixar o ambiente mais calmo.
- **Barulho.** Tire o bebê quando notar que o ambiente está ruidoso demais.
- **Sensível a seu espaço pessoal.** Evite situações nas quais ele fique encurralado ou sem espaço pessoal suficiente.

- **Brincalhão.** Alguns bebês mordem por ser brincalhões, ou para demonstrar amor, ou porque não entendem brincadeiras, como um adulto fazer som de flatulência na barriga deles. Apresente-lhes outras maneiras de demonstrar afeição, como fazer carinho ou brincadeiras físicas.
- **Tentativas de interagir socialmente.** Caso empurre outra criança, talvez o bebê esteja querendo dizer: "Posso brincar com você?". Mostre as palavras certas para fazer contato, assim ele aprende no decorrer do tempo.
- **Verifique a audição e a visão da criança.** Um problema de audição ou visão desorienta um bebê, que reage sendo agressivo.
- **Transições.** A estrutura do dia é previsível o suficiente? As transições são difíceis para o bebê? Dê tempo suficiente para ele brincar à vontade e terminar o que está fazendo.
- **Relaxe seu sistema nervoso.** Massagens profundas ou abraços de urso, para relaxar o sistema nervoso do bebê.

O QUE FAZER SE O BEBÊ FOR APEGADO DEMAIS E NÃO NOS DEIXAR SOLTÁ-LO? E SE ELE TIVER ANSIEDADE DE SEPARAÇÃO?

Alguns bebês são mais independentes; outros, mais apegados. Às vezes, brincamos demais com as crianças e elas passam a depender de nós para se entreter. Isso se torna parte de seu caráter (o que talvez não mude no decorrer do tempo mesmo com a aquisição de mais habilidades) e do que fazemos como adultos (algo que podemos controlar).

A abordagem Montessori considera os bebês como seres capazes, caso os adultos permitam isso. Nós damos tempo para que o bebê entenda seu efeito sobre o mundo, mediante os ruídos que emitem, os movimentos de seus braços e pernas, e como se estendem para tocar ou bater em algo.

Primeiramente, refletimos se nós somos um obstáculo ao desenvolvimento deles. Estamos interferindo em suas brincadeiras? Estamos nos empenhando demais para que comam e durmam e sempre os entretendo quando estão acordados?

Observe se seu bebê precisa de pouca ou muita ajuda. Isso pode mudar a cada semana, a cada dia e, às vezes, a cada hora, então continue observando.

Se costuma entretê-lo, que tal mudar gradualmente ficando apenas junto com ele e depois seguindo o comando dele?

Se quiser ficar sempre no colo, mostre gradualmente que também pode ficar brincando no chão por períodos curtos. No começo, deite-se ao lado e, no decorrer do tempo, aumente a distância para 10 centímetros.

Caso precise ir à cozinha para botar a chaleira no fogo, diga aonde está indo e então volte, para que o bebê descubra um novo interesse sem interrupção. Ele também irá aprender a realidade sobre a permanência das pessoas — que elas saem, mas voltam.

Os bebês captam a energia dos pais. Se você estiver ficando frustrada por dar colo o dia inteiro, o bebê sentirá e poderá ficar ainda mais agarrado. Se hesitar em deixá-lo brincando no chão ou aos cuidados de outra pessoa, ele também entenderá e ficará mais grudado. Nós precisamos estar bem para ajudar nossos filhos a saberem que já são capazes, e para manter o equilíbrio tênue entre apego e separação.

Entre os 6 e os 16 meses, os bebês podem sentir ansiedade com as eventuais separações. Eles ainda estão aprendendo que as mães saem, porém retornam —, mas preferem tê-las por perto. É difícil ver o bebê nervoso. Há algumas maneiras de ajudá-lo nessa fase:

1. Sinalize verbalmente: "Vou à cozinha"; quando já estiver lá, diga em voz alta: "Estou na cozinha"; e ao voltar: "Já voltei da cozinha. Que bom ver você!".
2. Seja positiva na comunicação quando tiver de sair, para que o bebê não capte sua preocupação ou vacilo.

3. Quando contratar uma nova cuidadora, primeiramente convide-a para ir à sua casa e apresente-a ao bebê, para que ela se torne um novo ponto de referência para ele. Fique em outro recinto quando a cuidadora estiver com o bebê, como uma preparação para sair de casa por períodos mais longos.
4. Mantenha outros pontos de referência constantes — a ordem do quarto, o ritmo diário, a comida do bebê etc.
5. Se ele estiver entrando em uma creche, sente-se em um canto na sala, pondo-o entre suas pernas, e fique assim até que ele resolva engatinhar ou andar para explorar o novo ambiente.
6. Deixe alguma peça sua por perto, para que ele sinta o cheiro familiar.

Quando o bebê tem um apego seguro e outros cuidadores de confiança, ele também aprende a confiar nos outros e em si mesmo (ver **página 124** sobre apego seguro e **página 283** sobre se despedir do bebê).

COMO IMPEDIR O BEBÊ DE TOCAR NAS COISAS? QUANDO ELE VAI PARAR DE ENFIAR COISAS NA BOCA?

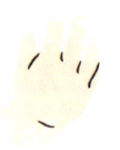

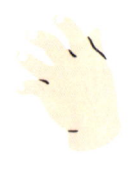

É impossível impedir os bebês de tocarem ou colocarem coisas na boca. Eles são exploradores natos, precisam se movimentar e explorar o mundo a sua volta por meio dessas ações.

Os nervos bucais são logo mielinizados (o que permite a transmissão mais eficaz de sinais), para que os bebês se alimentem bem desde o nascimento. Por isso, a boca é a parte do corpo mais sensível e adequada para o bebê explorar tudo o que encontra pelo caminho.

Entre o final do primeiro ano e os 16 meses, as mãos ficam mais sensíveis, pois a mielinização se estende às partes periféricas do corpo, e a fase oral de desenvolvimento geralmente se encaminha para o fim. Se um bebê de 1 ano e 2 meses puser uma moeda na boca, mostre como colocá-la na fenda no cofrinho de moedas. Ele deve ficar mais interessado nessa atividade do que naquela.

Alguns bebês ficam mais tempo na fase oral, pois gostam de sugar a chupeta ou a mamadeira. Mas esse estágio termina quando o bebê para de usá-los.

O QUE FAZER PARA DAR CONTA DAS TAREFAS DIÁRIAS?

Segundo a abordagem Montessori para criar filhos, nós os tratamos com respeito e tentamos atender às suas necessidades, mas também precisamos ou gostamos de fazer coisas como cozinhar, limpar, sair de casa e outras.

No período simbiótico (as primeiras 6 a 8 semanas após o nascimento), é útil contar com a ajuda do parceiro e de outras pessoas (parentes, amigas ou uma faxineira) nas tarefas diárias da casa. Isso dá mais tempo para a mãe amamentar, formar a conexão com o novo bebê e descansar. Outra providência é ter comidas pré-prontas no *freezer*.

Mesmo contando com ajuda no período simbiótico e além, muitas vezes será preciso fazer coisas em casa, como cozinhar e lavar. Faça essas tarefas quando o bebê estiver tirando uma soneca, embora seja uma boa ideia aproveitar as pausas para descansar, algo difícil para muitas mulheres. Fique tranquila, pois as tarefas continuarão à sua espera e esses dias especiais com o bebê passarão voando.

À medida que passar mais tempo acordado, o bebê gostará de absorver aspectos da vida cotidiana em casa. Na abordagem Montessori, o envolvimento das crianças na vida cotidiana começa desde o nascimento, pois elas ficam junto enquanto fazemos nossas coisas. A princípio, elas ficam no colo ou no *sling*, vendo tudo; ou por perto, brincando em uma manta no chão. Depois, começam a se esticar para tocar e explorar e, no decorrer do tempo, serão capazes de participar no processo. Eis alguns exemplos:

- Fale com o bebê sobre o que você está fazendo, mostre tudo e deixe-o tocar.
- Preparar uma refeição é como uma dádiva para a família, e o bebê absorverá sua intenção, linguagem e conexão.
- Em uma ida ao supermercado, se o bebê estiver acordado, procurem os itens juntos, contem as coisas postas no carrinho e cantem canções.

Essas tarefas e saídas podem ser momentos de conexão, não só obrigações feitas com pressa.

COMO TER UMA ESTRUTURA MONTESSORI COM ECONOMIA?

Em geral, as pessoas acham que o método Montessori é sinônimo de brinquedos de madeira caros.

Todavia, os materiais Montessori giram mais em torno de considerar que o bebê é capaz e de achar maneiras para tratá-lo com respeito, amor e mãos gentis.

Envolva o bebê na vida cotidiana e use coisas que você já tem — não é preciso ficar sempre comprando brinquedos novos. Os bebês adoram ficar perto dos pais e explorar o que há dentro do armário da cozinha enquanto eles cozinham. Ao invés de comprar uma escada cara para o bebê aprender a escalar, use a escada da varanda. Ao invés de comprar um balanço, pendure um pneu velho em uma árvore.

Tente também fazer alguns materiais Montessori: os móbiles Montessori podem ser feitos com materiais vendidos em lojas de artesanato e papelarias ou até com coisas que temos em casa.

Procure brechós que vendam brinquedos de madeira, cestas e móveis adequados para o bebê.

Reaproveite móveis e alguns materiais à medida que a criança cresce. Uma prateleira baixa pode virar um banco e uma cadeira baixa em forma de cubo, um banquinho.

É possível alugar ou comprar brinquedos em quantidade maior se houver uma comunidade que compartilhe itens mais caros.

Aproveite as dádivas da natureza. Leve o bebê em um *sling* ou carrinho para uma caminhada, deite-se com ele em uma manta no parque, na praia ou na mata e fiquem observando a movimentação das folhas e galhos das árvores.

À medida que aprendemos mais sobre o método Montessori e seus verdadeiros princípios, fica evidente que não é preciso gastar muito dinheiro para aplicá-los em casa.

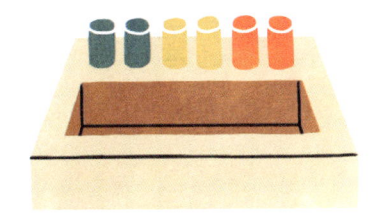

QUARTA PARTE

OUTRAS SITUAÇÕES

IRMÃOS

Se já houver outras crianças na família, a chegada de um novo bebê pode fazê-las sentir que foram substituídas ou que estão recebendo menos amor ou atenção.

Em seu livro *Siblings Without Rivalry*, Adele Faber e Elaine Mazlish dizem que a chegada de um recém-nascido na família é igual seu parceiro lhe dizer que a adora tanto que arrumou outra mulher, a qual dormirá na cama que era sua e usará suas roupas, e que você tem de deixá-la à vontade e tratá-la bem. Não é à toa que algumas crianças consideram o novo irmãozinho ou irmãzinha um transtorno.

Preparando um irmão ou irmã mais velha

Livros com figuras realistas sobre um novo bebê em casa são especialmente úteis para preparar um irmão ou irmã mais velha. Deixe a criança falar e cantar para o bebê que ainda está na barriga, começar a criar uma conexão e ajudar a preparar o espaço do recém-nascido. Todos em casa devem usufruir dos últimos dias antes de a configuração familiar aumentar.

Outra dica é que o irmão ou irmã mais velha cante sempre a mesma canção para o bebê ainda no útero, pois este a reconhecerá após nascer, o que trará um efeito tranquilizante. O *topponcino* também é ótimo para os irmãos mais velhos fazerem carinhos no novo bebê.

Quando for a hora de apresentar o bebê, coloque-o deitado antes que a criança maior entre no quarto, para que você preste atenção somente nela. Isso a deixa mais relaxada do que entrar e se deparar com o bebê em seus braços.

Na medida do possível, simplifique a rotina doméstica nas primeiras semanas e, se for possível, peça a outras pessoas que a ajudem com o recém-nascido durante parte do tempo, para que você possa ficar sozinha com a criança ou as crianças maiores. Alguns irmãos mais velhos gostam de participar dos cuidados com o bebê — buscando uma fralda limpa ou pegando o sabonete para o banho dele. Outros não se interessam, mas também é normal.

Enquanto você amamenta, deixe uma cesta com livros e alguns brinquedos favoritos à mão para as outras crianças se entreterem.

Quando o irmão maior estiver brincando e o bebê estiver acordado, é divertido conversar com o pequeno sobre o que o maior está fazendo. O bebê se beneficiará com a conversa e a outra criança gostará de ser o assunto principal.

Não se deve atribuir a uma criança pequena o papel da "criança mais velha da família", pois isso é muita responsabilidade. Mas você pode pedir para todas as crianças colaborarem dizendo, por exemplo: "Vocês podem cuidar umas das outras enquanto eu vou ao banheiro?".

Junnifa estimulava suas crianças a cuidarem umas das outras. Se o bebê estivesse chorando, ela pedia às outras crianças que fossem ver o que estava acontecendo.

Assim, elas aprenderam a se cuidar mutuamente, não pela idade, mas por fazerem parte da família.

Nota: Há dicas para preparar a casa para mais de uma criança na **página 255**.

Se o irmão ou irmã mais velha perder a paciência

Muitas vezes, quando um irmão ou irmã mais velha diz: "Eu odeio o bebê", a mãe reage dizendo: "Não é verdade. Todos nós adoramos o bebê". Todavia, nesse momento, a criança maior precisa expressar o que está sentindo.

Então, pergunte: "Você parece estar com raiva/triste/frustrado com o bebê. Acertei?". Escute o que a criança tem a dizer e faça um carinho, para que ela se sinta compreendida. Obviamente, imponha limites a tentativas de agressões físicas ao bebê, como bater ou morder. **Admita todos os sentimentos, não todos os comportamentos.**

Então, em um momento calmo, mostre à criança maior como lidar com o bebê: "É preciso ser gentil com ele". E explique a situação: "O bebê está chorando porque deve estar incomodado. Vamos usar nossa gentileza".

Reserve um tempo especial para cada criança

É importante reservar algum tempo para ficar com cada criança. Se o bebê estiver cochilando e a criança maior estiver acordada, conecte-se com ela e façam algo especial juntas. No final de semana, se o parceiro ou uma parente ajudar, dê uma saída com a criança maior — para o *playground*, o supermercado ou uma caminhada curta para vocês conversarem.

Ao abastecer o reservatório emocional de cada criança, ajudamos a diminuir as manhas por atenção em outros momentos. E quando elas ficarem contrariadas e fizerem birra, anote em um caderno o que elas queriam fazer, mas não foi possível, então as compense com um tempo especial juntas durante a semana.

Ajustando-se à família maior

Até a mãe, às vezes, precisa se preparar para o crescimento da família. Você irá adorar o bebê tanto quanto adora seu filho ou filha mais velha? Como você dará conta de cuidar de mais pessoas? Como irá se livrar da culpa por não passar tanto tempo com o bebê quanto passava com o outro filho quando era mais novo?

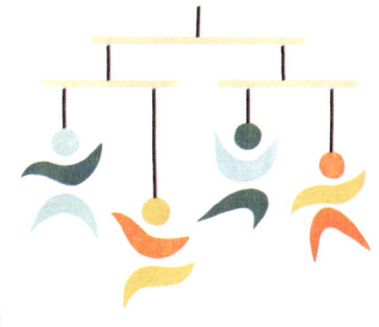

Em seu livro *Thriving*, Michael Grose sugere que as mães sempre ajam como se tivessem no mínimo quatro crianças. Mães de famílias grandes não conseguem resolver todas as brigas e entreter todas as crianças ao mesmo tempo. Todavia, como líderes da família, estabelecem as bases em relação a valores e supervisionam o andamento das coisas.

O amor crescerá, assim como uma vela acende outra vela ou mais cinco velas, sem apagar a chama. Esse amor crescente é partilhado consigo mesma, com o parceiro e todas as crianças.

Um último lembrete: fique à vontade para usar a frase "ocupada e feliz", quando alguém lhe disser que as mães vivem ocupadas. Essa resposta amigável pode ser muito útil para manter a positividade em épocas "tumultuadas".

GÊMEOS

Há poucos recursos Montessori para gêmeos. Entretanto, pais que frequentam as aulas de Simone com gêmeos acham a abordagem Montessori fantástica e que sua maior vantagem é as crianças ficarem mais independentes ao longo de seu crescimento. Com duas crianças da mesma idade, isso é de um valor inestimável.

Eis aqui algumas sugestões para quem tem gêmeos:

- Tratar cada criança como única (por exemplo, cuidar de suas necessidades individuais e chamá-la pelo nome, ao invés de "os gêmeos");
- Preparar a casa para que os bebês possam explorar com o máximo de independência possível;
- Envolver as crianças na vida cotidiana e fomentar lentamente suas habilidades para que evoluam em seu próprio ritmo;
- Compartilhar por turnos — ao invés de ter dois brinquedos iguais em casa, os bebês aprendem a se revezar para usar o brinquedo ou acham uma maneira de brincar juntos;
- Nem sempre é possível amamentar gêmeos simultaneamente, então não se culpe;

- Quando estiver ocupada com um gêmeo, diga ao outro que logo estará disponível. Assim, eles aprendem que chegará a vez de ter suas necessidades atendidas. Quando conseguirem se sentar sem apoio, eles irão gostar de ficar frente a frente enquanto comem na mesa de desmame; procure cadeiras com braços para encaixar os gêmeos na mesa e assentos baixos para eles apoiarem os pés no chão.

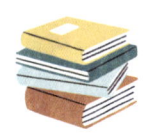

> **RECOMENDAÇÃO DE LIVRO**
>
> Para pais de gêmeos, recomendamos: *Raising Your Twins: Real Life Tips on Parenting Your Children with Ease*, de autoria de Stephanie Woo, que é mãe de gêmeos e fez o treinamento Montessori.

BEBÊS PREMATUROS

É possível se conectar com bebês prematuros que precisam ficar em uma incubadora em uma unidade de terapia intensiva neonatal.

Se for viável, extraia seu leite para que ele tome. Converse e cante para o bebê quando ele estiver acordado, ele reconhecerá seu cheiro. Ponha as mãos sobre o bebê na incubadora e, quando ele estiver forte o suficiente, coloque-o na posição de canguru (em posição vertical sobre você, pele contra pele). Aprenda também massagens suaves especiais para a pele delicada de prematuros. Observe se ele fica contente ou incomodado com isso.

Apesar das limitações da incubadora, faça contato visual profundo com o bebê, demonstrando o quanto é amado.

ADOTAR UMA CRIANÇA

A experiência dos pais adotivos é diferente, pois não passam 9 meses se acostumando à ideia de se tornar pais, conectando-se e formando um vínculo com o bebê no útero, mediante pontos de referência (suas vozes, batimentos cardíacos e movimentos). Além disso, a criança já pode ser maior ao entrar na família após um longo processo de adoção.

Imagine conhecer um bebê de 6 meses, que já está começando a se movimentar, a se arrastar e a deslizar. Ele pode estar interessado tanto em alimentos sólidos quanto em mamadas, e apresentar instabilidade emocional, devido à situação anterior difícil.

Os pais adotivos então se tornam seu pilar, pois tudo em sua vida pregressa era instável.

Nesse caso, é possível criar um tipo de período simbiótico (ver Capítulo 3), que dure de 6 a 8 semanas, diminuindo os compromissos sociais e se concentrando em se tornar uma família. O novo lar deve dar segurança à criança, com ritmos previsíveis e pontos de referência constantes — lugares fixos de dormir, comer e brincar, assim como os cheiros, vozes e o modo gentil de lidar com ela.

Conforme já mencionado na parte sobre amamentação, existem bancos de leite materno e métodos para induzir a lactação. Caso não seja possível amamentar, ao dar a mamadeira, aninhe o bebê no colo e faça contato visual, a fim de criarem vínculos fortes.

DEFICIÊNCIAS FÍSICAS OU DIFERENÇAS NEUROLÓGICAS

Com frequência, as pessoas perguntam se há material de leitura da Pedagogia Montessori sobre crianças com necessidades especiais. Hoje em dia, há cursos Montessori para crianças com necessidades especiais. Em nossas turmas, há crianças com dificuldades auditivas ou deficiências físicas, como paralisia cerebral, e outras com mutismo seletivo, transtorno do déficit de atenção/hiperatividade (TDAH) e autismo. Temos parentes e amigos cujos bebês foram submetidos a cirurgias cardíacas, passaram o primeiro ano com um estabilizador no quadril ou precisavam usar capacetes para moldar a cabeça.

Nós tratamos todas as crianças como únicas e observamos do que são capazes. Damos a ajuda necessária e deixamos que se desafiem. Olhamos nos olhos delas com o mesmo amor e respeito que temos por outras crianças.

Sua linha do tempo pode ser diferente, mas elas merecem ser tratadas como os belos seres humanos que são. Vamos enfocar suas capacidades, não suas deficiências.

> **RECOMENDAÇÃO DE LIVRO**
>
> Para famílias que tenham um bebê com diferenças neurológicas, nós recomendamos *Differently Wired*, de Deborah Reber, e seu podcast *TiLT Parenting*.

PARA PRATICAR

1. Há um ritmo diário claro para o bebê?
2. Você se lembra de aproveitar os cuidados físicos como momentos para conexão?
3. Como você deve apoiar a criança na hora de comer e dormir? Você consegue se livrar da ansiedade nessas áreas? Você consegue ajudar o mínimo possível, mas o quanto for necessário?
4. Você quer realizar algumas mudanças para apoiar o bebê:
    - se ele estiver batendo/mordendo/atirando coisas/empurrando?
    - quando estiver no carro?
    - para limitar o uso ou se livrar da chupeta?
    - quando os dentes estão nascendo?
    - para aprender logo a compartilhar as coisas?
5. Como você deve preparar seus filhos para a chegada do novo bebê?

PREPARAÇÃO PARENTAL

8

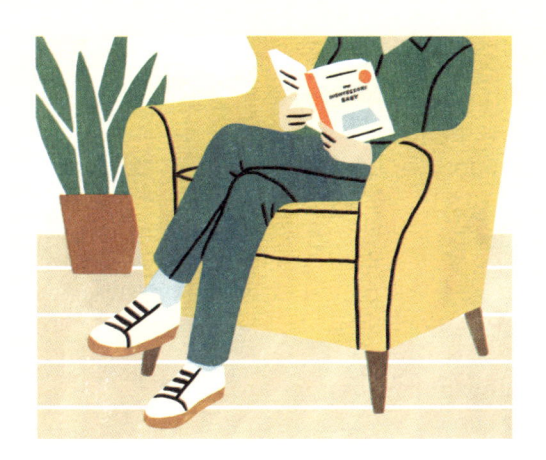

260 Nosso papel como adultos
261 Nossa preparação
- 261 Preparação intelectual
- 262 Preparação física
- 263 Preparação emocional e espiritual
- 265 Autoconfiança e perdão
266 49 ideias para manter a calma
268 Fazendo o melhor possível

NOSSO PAPEL COMO ADULTOS

A Pedagogia Montessori ensina aos pais que eles não são responsáveis por inculcar todos os conhecimentos e ideias nos filhos.

As crianças não são receptáculos vazios que precisam ser preenchidos. A doutora Montessori acreditava que elas têm potencial para aprender a maioria das coisas, desde que estejam no ambiente correto. Isso livra os pais da responsabilidade de saber tudo e ser tudo para os filhos.

Até os bebês novinhos já são capazes de fazer muitas coisas. Portanto, os pais devem propiciar as condições para que floresçam. As crianças são como sementes, e os pais, jardineiros. Nós preparamos o solo, regamos, podamos e elas desabrocham.

Em grande parte, são os pais que moldam a visão de mundo e as posturas dos filhos. Nosso modo de falar com eles e com os outros, as oportunidades que damos e o ambiente que lhes preparamos têm um impacto considerável sobre as pessoas que irão se tornar.

Embora não tenhamos de ensinar tudo aos bebês, o que fazemos lhes ensina algo, sendo, portanto, uma enorme responsabilidade e um trabalho importantíssimo que deve ser consciente.

A primeira parte desse trabalho é nos prepararmos.

> Cada geração de crianças está destinada a mudar a humanidade — sua missão é transformar a humanidade e levá--la a níveis mais elevados de conscientização e sensibilidade em relação ao que é bom para todos. É por isso que todas as culturas veem em suas crianças a "esperança de um futuro melhor", e têm a expectativa de que elas conseguirão melhorar todas as coisas — especialmente como nos tratamos. Mas isso nunca acontecerá se as crianças incorporarem nossos ódios, preconceitos e orgulhos. Nós devemos ajudá--las a se adaptar à bondade inerente da humanidade e não aos males da sociedade atual.
>
> — Eduardo J. Cuevas G., 2007, *The Spiritual Preparation of the Adult*, Conferência Montessori na China

NOSSA PREPARAÇÃO

No Capítulo 4, falamos sobre como preparar a casa e o espaço do bebê. Mas há outra parte essencial que também requer preparação: os próprios pais!

É preciso nos prepararmos física, intelectual, emocional e espiritualmente para o trabalho de guiar nossos filhos. O aviso no avião para que cada passageiro coloque a máscara de oxigênio antes de ajudar os outros é uma analogia perfeita para a parentalidade.

Quem cuida de alguém precisa se cuidar. Comer, descansar e abastecer os reservatórios emocionais e espirituais nos ajudam a permanecer regulados e objetivos na lida com o bebê. Especialmente nos primeiros dias, o exercício da maternidade é exaustivo. Os bebês dependem das mães para tudo, e se elas não fizerem esforços conscientes para atender às próprias necessidades, ficam tão esgotadas que entram no modo de sobrevivência. Nesse modo, as mães ficam menos capazes de responder positivamente ao bebê, e o choro dele, que até então era apenas um sinal de algum pedido, vira uma fonte de frustração.

O bebê precisa contar com uma mãe realizada ao invés de uma ressentida (por priorizar sempre as necessidades alheias) ou egoísta (que ignora as necessidades alheias). Portanto, é preciso cuidar de si mesma, assim como do bebê.

Preparação intelectual

É preciso estar bem informada sobre o desenvolvimento e as necessidades da criança, a fim de apoiá-la adequadamente.

Esse livro é um ponto de partida, mas continue acumulando conhecimentos. Leia sobre novas pesquisas, acompanhe *podcasts*, seminários e oficinas relacionados à parentalidade, disciplina positiva e outras fontes de informação que aumentem sua compreensão sobre a criança e lhe deem mais ferramentas para exercer bem o papel materno ou paterno.

Observar também faz você entender melhor a criança, mas fique atenta: hoje em dia, a quantidade de teorias e sugestões é esmagadora, então seja seletiva e acate apenas o que lhe parece sensato.

Mantenha-se aberta a oportunidades de aprendizagem não relacionadas à parentalidade nem ao método Montessori.

Aprender a tocar um instrumento, tentar um novo esporte ou ler algo que lhe faça bem para a alma são conhecimentos interessantes para adquirir. Qualquer coisa que você aprenda e goste pode ser transmitida e partilhada com seus filhos.

Preparação física

Como cuidar de um bebê requer muita energia física e mental, é preciso manter um bom condicionamento físico.

Nutrir-se bem é muito importante. Tome bastante água e coma refeições saudáveis, frutas e legumes diariamente, do mesmo modo que faz esforços conscientes por seus filhos nesse sentido. Escreva lembretes no celular para não pular uma refeição. Prepare as refeições com antecedência e tenha sempre à mão ingredientes simples que possam ser misturados com facilidade.

Exercitar-se. Faça caminhadas com o bebê ou reserve tempo para se alongar ou malhar. Isso faz uma grande diferença para o seu bem-estar e saúde mental.

Descansar. Descanse o máximo que puder. A falta de sono afeta o sistema imunológico e o cérebro. Não fique encabulada de pedir ajuda ou solicitar a uma avó ou babá que tome conta do bebê para você fazer uma pausa.

Muitas vezes, a mãe acha que precisa fazer tudo por si mesma e estar sempre presente. No início, existe de fato essa demanda e trata-se de uma fase para fazer o bebê desenvolver um apego forte por ela, mas é aconselhável fazer pausas e pedir ajuda quando for necessário. Após o bebê construir um apego forte e começar a confiar no ambiente, graças aos cuidados e rotinas constantes, as pausas são positivas para ambos os lados.

Cuidar-se fisicamente é uma necessidade básica. Quando a mãe fica desidratada, com fome, cansada ou doente, é quase impossível cuidar bem do bebê. Na maior parte do tempo o cérebro dela fica no modo de sobrevivência, o qual incita a congelar, lutar ou fugir. Portanto, fique atenta às seguintes reações: sentir-se sobrecarregada, querer abandonar tudo e fugir ou ter raiva do bebê ou da situação inteira. Caso isso ocorra, é evidente que você precisa de algum tempo para recuperar seu corpo.

Cuidar-se também é uma maneira de dar exemplo para o bebê, pois ele absorve tudo o que você faz.

Como você relaxa? Reserve momentos para desfrutar (veja nossa lista de sugestões na **página 132**).

Preparação emocional e espiritual

É muito importante as mães terem uma rede de apoio. A jornada materna fica bem mais agradável se for dividida com outra pessoa.

Nos primeiros meses, é valioso contar com alguém que faça as refeições, cuide das outras crianças, fique um tempo com o bebê e dê uma pausa para os pais (veja na **página 69** mais maneiras dessa pessoa apoiar pais inexperientes). Essa ajudante pode ser uma parente, uma amiga ou, se houver recursos financeiros para isso, uma doula pós-parto ou ajudante especializada que tenha experiência no assunto e saiba dar apoio físico e emocional à família. A doutora Montessori e Adelle Costa Gnocchi reconhecem a necessidade de haver essa ajudante, a chamada "assistente para a infância" — uma guia com formação Montessori (contar com ajuda profissional não é viável para todas as famílias, mas em certos países o governo envia uma ajudante para mulheres que deram à luz há poucas semanas).

Outras mães com bebês da mesma idade que o seu ou um pouco maiores também podem ajudar. Conversar com as amigas faz a mulher se lembrar de que não está sozinha e que o que está sentindo é normal ou apenas uma fase que logo irá passar. Muitas dificuldades maternas são transitórias, e é muito bom que alguém que já tenha passado por isso nos chame a atenção para esse ponto.

Reserve tempo para refletir e reconhecer suas bênçãos, e registrar as coisas que estão indo bem. Não se sentir amada ou valorizada por seus esforços pode gerar uma crise emocional. Como os bebês ainda não se expressam com palavras, a mulher pode se sentir esgotada emocionalmente e desvalorizada após um dia de fraldas com cocô, pouco sono e muito choro. Seja a líder da própria torcida, orgulhe-se diariamente e busque algumas recompensas, como ir à pedicure, sair com as amigas ou se cuidar fazendo algo simples. Ser responsável por outro ser humano é um trabalho pesado. As mães querem o reconhecimento alheio, mas primeiramente devem se autovalorizar.

Tirar fotos para documentar os estágios é útil. Lembre-se, no entanto, de aparecer em algumas fotos e de aproveitar momentos sem usar a câmera. Reveja algumas imagens de vez em quando; até momentos aparentemente insignificantes podem desencadear uma boa recordação ou um sorriso. Atualmente, talvez você não queira aparecer em fotografias, mas depois será delicioso relembrar esses momentos. Há, porém, mulheres que não conseguem se alegrar na rotina com o bebê, pois têm depressão pós-parto, um estado sombrio vivenciado por uma em cada sete mães (às vezes apenas após a segunda ou terceira criança). Nesse caso, deve-se buscar o apoio de um médico ou outro profissional de saúde gabaritado.

PREPARAÇÃO PARENTAL

A PREPARAÇÃO INTELECTUAL nos ajuda a ter confiança em nossos bebês. Devemos acreditar que eles sabem o que estão fazendo e têm tudo o que é necessário, e que seguirão os próprios caminhos e cronologia, já que faremos o melhor possível para propiciar as melhores condições.

A PREPARAÇÃO FÍSICA E EMOCIONAL nos permite ter uma postura amorosa com a criança. Nós aceitamos o bebê incondicionalmente e o amamos apesar de quaisquer defeitos dele ou nossos. O amor não comporta raiva, orgulho nem ego.

A PREPARAÇÃO ESPIRITUAL nos permite adotar uma postura de humildade para que nos preparemos e nos aperfeiçoemos constantemente em prol do bebê. Assim, vemos seu potencial como um ser único e especial, ao invés de considerá-lo um receptáculo vazio ou como uma projeção nossa que realizará nossas ideias e aspirações.

Autoconfiança e perdão

Quando temos um bebê, muitas vozes conflitantes nos dizem o que fazer ou não. Apesar da crença de que as mães devem seguir seus instintos, é preciso que elas se perdoem e saibam que todas nós cometemos erros. Nós aprendemos e evoluímos com eles, equivocar-se é normal.

Nossa infância e criação podem afetar o desempenho como mães. Certas mulheres idolatram a criação que receberam e não se sentem à altura para fazer o mesmo; outras não gostam da criação que tiveram e querem fazer tudo diferente, mas ainda repetem os velhos padrões; e algumas conseguem manter um bom equilíbrio.

Durante a preparação para ser uma mãe montessoriana, reflita sobre o que você gostava ou não em sua infância. Esqueça as mágoas e fique em paz, pois você está começando a própria jornada.

Ao invés de achar que não está dando conta, reconheça seus esforços e apenas empenhe-se em fazer o melhor possível.

Além de observar o bebê e o ambiente, parte da nossa preparação envolve a auto-observação — observar as próprias necessidades, sentimentos, reações ou respostas. Muitas vezes, isso acontece por reflexo. Sente-se no final do dia e pense sobre suas necessidades.

PARA OBSERVAR

Aqui estão algumas perguntas visando uma autorreflexão. Tenha em mente que elas são apenas ferramentas de aperfeiçoamento, não um julgamento impiedoso.

- Eu tomei água suficiente?
- Eu comi?
- Eu fiz uma pausa quando precisava?
- Como eu reagi a diversos acontecimentos durante o dia?
- Eu podia ter reagido de outra maneira?
- O que desencadeou minha reação?
- Meus reservatórios estão abastecidos?
- O que eu fiz bem?
- Pelo que sou grata?

49 IDEIAS PARA MANTER A CALMA

Preparar-se em termos físicos, emocionais e espirituais é algo pessoal, mas muitas pessoas perguntam como conseguimos ficar tão calmas na sala de aula e em casa.

Então, aqui estão 49 ideias para inspirá-la. Tais ações nos ajudam a ser as melhores mães e professoras possíveis. Esperamos que as dicas também a ajudem.

1. Tenha um ritual matutino sozinha. Acorde antes do bebê para ter um tempo só "seu".
2. Tenha um ritual noturno sozinha e usufrua do silêncio.
3. Exercite-se. Faça ioga. Corra.
4. Medite.
5. Saia de casa e busque a natureza.
6. Dance.
7. Saboreie sua xícara de café ou chá.
8. Encontre-se com as amigas e leve as crianças.
9. Encontre-se com as amigas sem levar as crianças. Tomem vinho.
10. Pratique a presença.
11. Pratique a gratidão.
12. Mantenha um diário.
13. Anote uma coisa que a faria feliz.
14. Anote uma coisa da qual gostaria de se lembrar.
15. Cozinhe (de preferência, sozinha) enquanto alguém cuida do bebê.
16. Converse por vídeo com uma amiga.
17. Convide alguns amigos para uma refeição.
18. Faça algum prato assado gostoso.
19. Saia para uma noitada (sozinha, com seu companheiro ou com as amigas).
20. Combine com as amigas de se revezarem para tomar conta dos bebês.
21. Viaje. Passe um final de semana fora. Curta uma aventura no exterior.
22. Diga "não" a coisas que não a animem ou sugira algo que ache mais agradável.
23. Use a observação como uma ferramenta para ser objetiva em relação às situações.
24. Seja a guia do bebê. Você está aí para apoiá-lo, mas é impossível deixá-lo feliz o tempo todo. Então, ofereça um abraço.
25. Prepare sua casa para facilitar as tarefas. Um lugar para tudo e tudo em seu lugar.
26. Procure um osteopata, um quiroprático, um médico, um psicólogo ou uma amiga que cuide de você.

27. Durma.
28. Faça suas escolhas. Mude o que for possível (seja criativa) e aceite o que não pode ser mudado.
29. Veja as coisas pela perspectiva do bebê: "Você está tendo dificuldade?", "Você tem um ano e provavelmente está com fome/cansado/teve um dia agitado".
30. Vá cedo para a cama. Tire uma soneca.
31. Leia um bom livro.
32. Fique ciente de seus pensamentos e sentimentos, mas sem julgamento.
33. Ria.
34. Coma bolo.
35. Escute música. A frequência de 432hz ou 528hz é especialmente calmante.
36. Leve o cachorro para andar.
37. Reserve algum tempo para ficar sozinha.
38. Respire fundo, faça uma pausa e responda ao invés de reagir imediatamente.
39. Tome banho todas as noites.
40. Ouça ou toque música.
41. Cuide-se bem. Note quando você está apática, dispersiva ou se esforçando demais. Faça ajustes para se equilibrar.
42. Desacelere. Racionalize o uso do tempo. Pare de se sobrecarregar.
43. Perdoe-se quando cometer erros. Faça as pazes consigo mesma.
44. Celebre onde você está. Você está fazendo o melhor possível.
45. Seja autoconsciente, note quando está prestes a perder a paciência e medite por que isso acontece. Trabalhe para se curar.
46. Caso se sinta deprimida ou esgotada, consulte um médico ou converse com uma amiga.
47. Pratique a compaixão por si mesma, pelos outros e pelo bebê.
48. Pare de se levar tão a sério.
49. Continue praticando.

FAZENDO O MELHOR POSSÍVEL

O livro *The Four Agreements*, de *don* Miguel Ruiz, resume isso com sabedoria:

1. Seja impecável com suas palavras. O bebê está sempre de olho em você, portanto fale a verdade de uma maneira sensível.

2. Não leve as coisas para o lado pessoal. O bebê chora para lhe dizer alguma coisa e você está ali para ouvi-lo. Assim sendo, não se culpe.

3. Não faça suposições. Se não tiver certeza, verifique. É surpreendente o quanto fazemos suposições equivocadas.

4. Faça sempre o melhor possível. Mesmo que tenha dormido pouco, o que é melhor fazer hoje? Talvez seja melhor ficar na cama com o bebê, ouvir música, adiar alguns compromissos e se desligar de tudo. A presença e a conexão são muito mais importantes do que a perfeição.

PARA PRATICAR

- Em meio à rotina diária, você consegue arranjar tempo para se cuidar?
- Você consegue sentir gratidão diariamente por uma coisa que conseguiu fazer?
- Você consegue fazer algo para si mesma no mínimo uma vez por semana?
- Você consegue se perdoar pelos equívocos que cometeu e valorizar seus esforços, ao invés de ficar buscando a perfeição?

> A necessidade fundamental do bebê, assim como a de qualquer humano, é ser amado. Mas os pais têm de ser maduros, pois amá-lo incondicionalmente requer tempo, paciência, fortitude e até uma certa humildade. O bebê precisa de tempo para ser compreendido em tudo o que faz.
>
> — Doutor Herbert Ratner, editor de *Child and Family*, para a American Montessori Society, em 1963

TRABALHANDO EM CONJUNTO

9

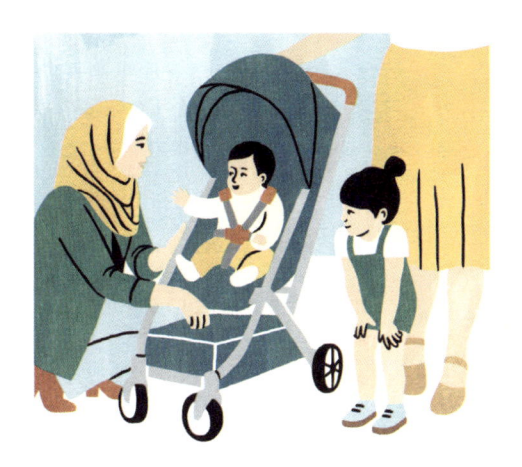

270 Não estamos sozinhas

273 Ser mãe solteira ou com guarda compartilhada

274 Entrando na mesma sintonia

280 Como deve ser a creche ou a cuidadora

283 Dizendo até logo para o bebê

285 Observações do bebê para as visitas

NÃO ESTAMOS SOZINHAS

A maternidade é repleta de conexão, mas, às vezes, traz um enorme isolamento. Você percebe que os velhos amigos têm outras prioridades e perspectivas, que sua família ajuda pouco ou demais, ou lamenta que parentes queridos falecidos jamais conhecerão seu bebê. As redes sociais também podem fazê-la se sentir culpada por sua vida não ser perfeita como a daquelas pessoas que postam fotos de piqueniques na praia, em meio a muitos amigos sorridentes com bebês nos braços e crianças correndo soltas no pôr do sol.

É hora de formar uma aldeia para sua família. Seus filhos aprenderão muito com a grande variedade de pessoas que irá compor essa comunidade e passarão a confiar nos cuidadores que você escolhe para eles.

Aqui estão algumas pessoas que podem fazer parte da sua aldeia:

- Seu parceiro — empenhe-se para manter a conexão com ele, passando tempo a sós e junto com a família. Um de vocês fica com um dos filhos, enquanto o outro fica com o bebê.
- Família (próxima) — os parentes podem vir à sua casa uma vez por semana e ficar com o bebê, para que você tenha tempo de ser também a sua versão anterior.
- Família (distante) — conecte-se com esses parentes regularmente batendo papo por chamada de vídeo, lendo livros juntos apesar da distância, cantando ou tocando música. Encontros presenciais, mesmo que esporádicos, são importantes porque reforçam a conexão.
- Amigos que criam os filhos da mesma maneira — nunca foi tão fácil achar famílias com a mesma mentalidade que a sua, seja *online* ou pessoalmente. Essas conexões podem se firmar rapidamente. Pais que se conhecem no grupo lúdico Montessori de Simone muitas vezes criam amizades duradouras.

- Amigos com quem não é preciso conversar sobre maternidade — as conversas e conexões com esses amigos alimentam a alma e renovam a inspiração, o que a ajuda a ser uma mãe melhor.

- Uma babá ou creche bem selecionada — para dar uma ajuda extra (ou combine com outra família para revezar de vez em quando os cuidados com o bebê de cada uma).

- Uma faxineira — se a situação financeira permitir, chame uma faxineira uma vez por mês para esfregar os lugares mais encardidos.

- Se a situação financeira permitir, busque a ajuda de osteopatas, médicos, psicólogos, quiropráticos ou massoterapeutas para ter mais bem-estar.

- Pessoas que moram na sua rua ou que trabalham nas lojas do bairro desempenham um papel pequeno em sua vida diária, mas, no decorrer dos anos, passam a fazer parte de sua família estendida.

É normal pedir ajuda

Peça ajuda em relação ao bebê e também a outras coisas. Assim, você ganha mais tempo para formar uma conexão forte com o bebê.

Às vezes, a mulher fica tão cansada que não sabe o que precisa ser feito nem como pedir ajuda, mesmo que as pessoas se ofereçam para isso. Então, que tal pregar na geladeira uma lista das coisas que precisam ser feitas em casa ou para o bebê? Assim, alguém que for visitá-la pode ajudá-la em alguma dessas tarefas. Não seria ótimo?

Trabalhando com o parceiro

Na maioria das famílias, a mãe é a cuidadora principal; e o pai, o secundário. Em outras famílias, ambos dividem as tarefas. Seja qual for a combinação, empenhe-se para se manter conectada com seu parceiro mesmo que o foco maior seja no bebê.

Quando a mulher se concentra totalmente no bebê nas primeiras semanas, o parceiro deve buscar meios para também criar um vínculo com a criança. Durante a gravidez, ele pode conversar, cantar e tocar música para o bebê, acariciar sua barriga, formar uma conexão profunda e estabelecer a base para os meses vindouros. Quando o bebê nascer, seu parceiro pode segurá-lo e falar com ele, pois sua voz já é um ponto forte de referência desde os meses no útero.

O parceiro pode dar banho e mamadeira (com leite materno extraído ou fórmula), cantar, trocar fraldas e tocar música para o bebê, ter momentos de silêncio juntos e olhar amorosamente nos olhos da criança.

Durante o período simbiótico, o parceiro pode dar proteção e apoio para a unidade familiar — atendendo os telefonemas, administrando as visitas da família e dos amigos, preparando refeições e saindo para fazer compras. Se houver outras crianças, o parceiro pode ajudá-las e apoiá-las — levando-as ao parque, ouvindo suas queixas pela chegada do bebê, consolando-as e dando conselhos.

O parceiro pode dar apoio emocional. Os hormônios alteram muito os estados de humor da mulher durante a gravidez e até um ano após o nascimento, então ele deve perguntar diariamente: "Como você está hoje? Quer que eu lhe traga alguma coisa?". Leva algum tempo para a mulher conseguir retribuir esse apoio enquanto se adapta — física, emocional e espiritualmente — ao seu novo papel.

Esse tipo de atenção masculina diária durante a gravidez deve ser mantido quando o bebê nascer. Como o casal pode manter essa parceria forte que gerou um ser humano tão especial? E como pode se manter unido ao longo das décadas, até o filho bater asas e sair do ninho familiar?

Trabalhando com os avós e outros cuidadores

Avós e outras pessoas também podem ajudar de várias maneiras.

Isso inclui nos dar a chance de fazer pausas, oferecer-se para preparar uma ou três refeições, contar suas histórias para o bebê, enriquecer nossa família com sua música, habilidades manuais, história e cultura. Eles também podem resolver coisas na rua para nós, dar notícias nossas aos amigos, lavar e dobrar algumas roupas, limpar algumas superfícies e varrer o chão.

Eles podem nos amar, o que é muito gratificante nesse período.

Todavia, pode levar algum tempo para os avós e outros cuidadores entrarem na mesma sintonia que você. Criar crianças à moda Montessori pode ser algo muito inusitado para eles. E se rejeitamos o modo com que nos criaram, os avós podem se magoar. Na **página 274** há algumas ideias criativas para explicar os princípios Montessori a essas pessoas e fazê-las entrar na nossa sintonia.

É fundamental reconhecer que os avós e cuidadores não estão a fim de nos irritar. Há muitas maneiras de criar crianças, e eles estão dando o melhor de si de acordo com suas experiências e conhecimentos.

Entender que todos nós estamos tentando fazer o melhor possível é a bênção de conviver com outras pessoas. Todos devemos obter reconhecimento por isso e ter nossas necessidades atendidas.

SER MÃE SOLTEIRA OU COM GUARDA COMPARTILHADA

Há muitos tipos de constelações familiares, incluindo mães solteiras ou casais separados que compartilham a guarda dos filhos.

É sempre uma preocupação o bebê crescer sem a presença paterna em casa, mas nesse caso, outros homens íntegros e carinhosos podem servir de modelo para a criança. No caso da guarda compartilhada, os pais moram em casas separadas e a criança circula entre os dois lares.

Quando você se adapta bem à situação, as pessoas aceitam e não criticam suas escolhas. Aceite o que não pode mudar, e mude o que puder. É muito mais saudável as pessoas se separarem do que viverem infelizes juntas ou em uma situação potencialmente perigosa. Ser mãe solteira nem sempre é uma escolha, mas mesmo assim é possível ser uma boa mãe.

Se a guarda da criança for compartilhada, o correto é os pais sempre se tratarem bem quando ela estiver presente. Se houver problemas com o ex-parceiro, desabafe com uma amiga ou um terapeuta e peça orientação. Apesar da separação, a existência do bebê faz com que vocês continuem sendo uma família. É importante para ele passar tempo com ambos os pais (a menos que isso coloque sua segurança em risco). Pesquisas confiáveis corroboram esses pontos. A mulher e o homem que se separaram precisam se dar bem para cuidar carinhosamente do bebê.

ENTRANDO NA MESMA SINTONIA

Quando temos certeza de como queremos criar o bebê, é frustrante quando pessoas queridas e a nossa família não estão na mesma sintonia.

Imagine os seguintes cenários (provavelmente comuns para a maioria de nós):

- As pessoas queridas têm muita sabedoria e querem partilhá-la com você, mas você quer descobrir as coisas sozinha.
- As pessoas demonstram carinho lhe dando presentes, mas você prefere ajuda concreta, ao invés de mimos materiais.
- Você esperava que a família e as amigas lhe ajudassem, mas elas não têm tempo para ir à sua casa, telefonar nem se oferecer para ajudar com o bebê.
- Seu parceiro ou sua família não apoiam sua decisão, digamos, de pôr o bebê para dormir na cama rente ao chão.

Explique liberando informações paulatinamente

Seria uma sorte imensa se as pessoas próximas se sentassem para ler esse livro junto com você.

Mas, em geral, é preciso agir de maneira sub-reptícia para que elas mudem de opinião. No decorrer do tempo, compartilhe diversas informações nos formatos mais apropriados para o modo de absorção de cada pessoa. Dessa maneira, você as educa sobre a abordagem Montessori e, mesmo que elas não mudem imediatamente de opinião, gradualmente a entenderão melhor.

Utilize os meios favoritos delas para passar as informações — um vídeo, uma postagem em um blog, uma *newsletter*, um artigo, uma pesquisa ou um episódio de um *podcast*. Conte histórias do que deu certo para outras pessoas que usam o método Montessori. Fale com elas sobre o que você está tentando fazer e como as coisas estão indo.

Há inúmeras maneiras de partilhar informações, ache um formato ao gosto dessas pessoas.

Escolha suas batalhas

É comum haver discordâncias entre casais e parentes. Então, decida quais são suas prioridades e mantenha-se firme.

Seja gentil e clara, não agressiva. Diga ao seu parceiro: "Eu amo você e quero lhe mostrar algo importante para mim. Sei que você não liga para isso, mas se você se importa comigo, que tal me escutar e atuar junto comigo? Eu ficarei à frente, mas adoraria contar com seu apoio. Quando seria melhor para analisarmos isso juntos?".

Nós adoramos a frase "é importante para mim". Use-a, mas com moderação. Ela expressa algo significativo sem culpar o outro e requer a coragem de ser sincera, ao invés de evitar uma conversa difícil.

Comunique-se direito para ter mais chance de ser ouvida

Quando alguém se sente julgado, a conexão diminui, pois a pessoa evita conversar e se fecha para as possibilidades.

Quando corrigimos alguém, a pessoa fica na defensiva, não ouve o que é importante para nós e tenta se justificar.

Quando você acha que só existe uma maneira certa de fazer alguma coisa, a outra pessoa pode achar que não tem escolha. Por isso, é recomendável buscar maneiras de fazer pedidos, ao invés de exigências.

Todas as pessoas têm pensamentos, sentimentos e necessidades, então é preciso ter criatividade e achar meios para que todos tenham suas necessidades atendidas. Ninguém tem razão absoluta. Ninguém está totalmente errado. O importante é se empenhar para que tudo corra bem.

A seguir, apresentamos algumas ideias da obra *Comunicação Não Violenta*, de Marshall Rosenberg, para as pessoas se comunicarem de maneira a ter mais chance de ser ouvidas pelos interlocutores, deixando a conversa fluir com criatividade, ao invés de conflito.

Como funciona?

Quando pensamos algo sobre alguém ou julgamos essa pessoa, primeiramente devemos analisar nossos sentimentos. Por exemplo, você vê a avó aflita com a movimentação do bebê e pensa: "Por que ela é sempre tão superprotetora com ele? Por que ela não o deixa explorar as coisas à vontade?". Isso deixa você frustrada, talvez até com raiva, pois já conversou a respeito disso com ela.

Antes de criticar alguém, analise por que você está incomodada.

Algo que você preza não está sendo levado em conta? Por exemplo, a avó não deixa o bebê explorar livremente ou outras pessoas não aceitam como você decidiu criar o bebê.

Apenas após analisar isso e perder a raiva, chame a outra pessoa para conversar sobre o que a incomoda.

Como comunicar seus sentimentos?

- Você e a outra pessoa devem achar um momento adequado para a conversa (não um sermão). Indique qual é o assunto e diga que quer chegar a uma solução aceitável para ambas as partes.

- Encontrem-se na hora combinada.

- Faça uma afirmação objetiva com palavras neutras: "Quando o bebê estava brincando com a bola perto do degrauzinho e tentando fazê-la rolar, você tirou a bola e disse: 'Tenha cuidado'".

- Diga como isso a incomodou e expresse sua necessidade: "Eu fico nervosa quando vejo esse tipo de coisa. É importante para mim que o bebê se movimente livremente e aprenda seus limites físicos".

- Tente entender a perspectiva da outra pessoa: "Você estava preocupada com a segurança dele?".

- Faça um pedido, não uma exigência: "Há algum modo do bebê explorar que não lhe cause preocupação?".

- Procurem possibilidades juntas. Usem a criatividade. Nem sempre se chega a um acordo, mas muitas vezes o resultado é melhor do que se imaginava. "Que tal você se sentar entre o bebê e o degrau para não se preocupar?". E a outra pessoa pode sugerir: "E se, ao invés disso, eu levasse o bebê ao parque?".

Uma questão conflituosa pode acabar gerando uma conexão entre nós e as pessoas importantes, apesar das nossas diferenças. Embora a princípio isso possa parecer um clichê, com a prática essas conversas fluem com mais naturalidade, você acha as palavras certas para se expressar e suas intenções ficam claras, pois seu desejo é achar uma maneira de todos terem suas necessidades atendidas.

Dica: Se alguém lhe pedir para falar sobre algo, mas você não estiver a fim (por se sentir provocada, cansada, emotiva ou distraída), responda: "Eu realmente gostaria de explorar isso com você, mas neste momento estou sem disposição. Vamos voltar a nos falar às oito horas, pois preciso de tempo para entender melhor meus sentimentos e pensamentos". Marque uma hora específica e respeite o combinado.

Valores em comum são uma boa base

Se conseguir ter uma conversa, talvez você descubra que tem alguns valores em comum com a outra pessoa, como ambas quererem que o bebê cresça se sentindo seguro, confiante e amado.

A partir da base comum, vocês podem achar maneiras criativas para cooperarem, ao invés de se ressentirem mutuamente.

O objetivo é partilhar a visão e as ideias sobre a criação de filhos ou, no mínimo achar um meio-termo.

Mantenha a calma e lembre-se de não levar as coisas para o lado pessoal.

O importante é manter os relacionamentos e levar em conta que as outras pessoas se baseiam nas próprias experiências.

É gratificante quando são encontradas maneiras para os avós e outros cuidadores incorporarem o método Montessori ao lidarem com o bebê (por exemplo, partilhando seus dons com ele, como o talento para jardinagem, caminhadas, artesanato ou culinária).

Marque um papo regular sobre parentalidade — com seu parceiro ou os cuidadores

Pode ser exaustivo ter conversas sobre parentalidade durante a semana inteira ou nunca haver tempo para tê-las. As melhores parcerias fazem isso uma vez por semana (digamos, na quarta-feira à noite), então todos se ouvem, comentam sobre os acertos e dificuldades com o bebê, e fazem um plano para a semana seguinte.

Pregue na geladeira uma lista e anote as coisas que forem surgindo durante a semana. Marque em calendários quem irá cozinhar, fazer as compras, cuidar do bebê etc. a cada dia. Converse sobre coisas que lhe causam inquietação e procurem juntos algumas soluções criativas.

Na semana seguinte, discutam o que houve nos dias anteriores, o que deu certo e o que precisa ser alterado na semana vindoura.

O encontro deve ser agradável — sirva petiscos, chá ou vinho, acenda velas e ponha música de fundo para tocar. Após a conversa, vocês podem ver um filme no sofá, divertir-se com um jogo de tabuleiro ou cantar e tocar violão.

Se a avó ou outra cuidadora ajuda com o bebê, marque também uma conversa regular no mínimo uma vez por mês para saber se vocês estão na mesma sintonia em relação a ele, pelo menos em relação às coisas mais importantes.

Tente entender os outros

Seja também curiosa e compreensiva com os outros adultos, assim como é com seus filhos, ao invés de corrigi-los. Às vezes, criticamos outra mãe, avó, professora ou cuidadora com uma aspereza que não usaríamos com nossos filhos.

Nossos filhos captam como tratamos os outros. Sempre dê o exemplo tratando todo mundo com respeito.

"Quando gritou com ele antes porque _____, isso pareceu importante para você. Você pode me explicar o que aconteceu?".

Demonstre seu apreço e divirta-se

Lembre-se de não levar as coisas demasiado a sério. Afinal, criar um filho dá muitas alegrias. Então, ria. Ele vai sair da fase difícil e entrar na próxima. E todos em casa estão fazendo o melhor possível.

Demonstre seu apreço por quem a ajuda a cuidar do bebê, mesmo que seja de maneira diferente da sua. Essas pessoas também fazem comida, dobram as roupas do bebê, dançam com ele e lhe fazem companhia.

Portanto, agradeça com sinceridade a quem cuida dele.

O bebê aprenderá que todos nós somos diferentes

Nem sempre todos irão concordar com seu modo de criá-lo. Cada pessoa tem uma história de vida, pode ter noções diferentes do que é certo e errado, e é difícil mudar um comportamento enraizado. Será que você sempre tem razão? Todos veem o mundo pela própria perspectiva.

Na medida do possível, tente concordar sobre o quadro geral, e aceite que o bebê aprenderá que cada cuidador tem características próprias — um é mais organizado e o outro é mais brincalhão. À medida que for crescendo, ele aprenderá a quem recorrer para suprir suas necessidades.

COMO DEVE SER A CRECHE OU A CUIDADORA

Quando os pais precisam voltar a trabalhar, é preciso achar alguém que cuide carinhosamente do bebê — seja a avó, uma babá que venha em casa diariamente ou uma que more com a família. Assim, o bebê terá um ambiente com linguagem rica, um ponto de conexão e os devidos cuidados quando ficar doente. Todavia, nem todas as famílias podem contar com essa ajuda.

A Pedagogia Montessori tem o programa *nido* ("ninho" em italiano) para bebês até 16 meses e, a partir daí, as crianças vão para uma comunidade infantil onde ficam até os 3 anos.

Preparado de acordo com os princípios Montessori, o *nido* oferece materiais atraentes e criteriosamente selecionados para os bebês explorarem com calma.

Em um *nido*, a equipe de cuidadores é composta por pessoas talentosas e especiais que:

- São carinhosas, mas não precisam ser amadas pelo bebê.
- Têm muita paciência.
- Fazem movimentos lentos.
- Oferecem linguagem rica para o bebê.
- Não perdem a paciência quando o bebê chora e o tratam com prioridade.
- Entendem, apoiam, escutam e dão conselhos aos pais quando necessário.

Idealmente, o bebê tem poucos cuidadores (seus pontos de referência) que o alimentam, trocam as fraldas e o incitam a ter um apego seguro. Pesquisas mostram o quanto é importante que os cuidadores tenham sensibilidade e entendam os sinais da criança, e que haja constância (pouco rodízio). O ideal é que a criança tenha os mesmos cuidadores nos primeiros 3 anos (o período dos 8-24 meses requer ainda mais essa constância).

Seria perfeito se todas as crianças frequentassem um *nido* Montessori, cercadas de cuidadores carinhosos, mas nem todas as cidades têm *nidos* e o custo mensal pode não caber no orçamento de certas famílias. Então, aqui estão pontos para considerar no momento de procurar uma creche ou cuidadora:

- A cuidadora segura o bebê e mantém contato visual durante as mamadas (ao invés de deixar o bebê se virar sozinho com a mamadeira para ela ficar distraída com o telefone celular).

- O ambiente é relaxante e atraente para o bebê.

- Há brinquedos e atividades adequados para a faixa etária do bebê e, preferivelmente, feitos com materiais naturais.

- O lugar para dormir tem colchões no chão para que o bebê consiga se levantar quando acordar.

- Quando o bebê estiver comendo alimentos sólidos, a comida servida deve ser nutritiva. Ele pode comer sozinho, sentado junto a uma mesinha ou em uma cadeira baixa (ao invés de uma cadeira alta).

- A cuidadora entende a importância de conversar com o bebê, lidar com ele usando mãos gentis e pedir permissão antes de qualquer contato físico.

- A creche deve ter uma proporção de um adulto para três bebês. Eles não precisam de grupos sociais grandes e por enquanto só têm elos com poucas pessoas além dos pais e cuidadores.

- Ausência de televisão.

Caso seja difícil achar esses quesitos em uma creche ou cuidadora, empenhe-se para achar um lugar aconchegante — onde o bebê se sinta seguro e seja cuidado por uma equipe carinhosa.

E se a creche tiver valores diferentes dos da sua família?

Essa é uma das perguntas mais difíceis com que nos deparamos. Obviamente, nós não vivemos em uma utopia e estamos exigindo demais das creches e dos cuidadores.

O principal é escolher uma creche onde possamos ficar seguras para deixar o bebê. Mesmo que não seja a ideal, às vezes esperamos que a creche passe a acatar nossos valores. Mas as creches em funcionamento há muitos anos dificilmente mudam sua abordagem.

Analise o que é oferecido: um espaço ao ar livre, o convívio com outros bebês, refeições quentes ou alguém que goste genuinamente de ficar com eles.

Alguns cuidadores são mais rígidos do que outros e até os princípios Montessori podem ser aplicados de várias maneiras. Novamente, é preciso refletir se o conjunto das coisas oferecidas vale a pena (como atividades bonitas para o bebê absorver e um espaço aconchegante) ou se seria melhor deixar a criança em uma creche que não use o método Montessori, mas que seja mais calorosa.

Caso você tenha uma boa relação com a creche, a equipe pode ter abertura para ler alguns artigos sobre a abordagem Montessori ou páginas desse livro, ou organizar uma oficina sobre disciplina positiva para os cuidadores e/ou pais. Reveja as dicas anteriores do presente capítulo para entrar na mesma sintonia.

Se mesmo assim você ainda se incomoda com a creche, então procure outra mais compatível com os valores de sua família ou adote uma solução criativa, como mudar o horário do seu expediente, cuidar do bebê de outra família em alguns dias e em outros deixar seu bebê com ela, ou achar um pequeno grupo de famílias afins que possa compartilhar uma cuidadora.

DIZENDO ATÉ LOGO PARA O BEBÊ

Quando outra pessoa ajuda a cuidar do bebê, as mães precisam aprender a ser confiantes na hora de se despedir para sair, pois as crianças são muito sensíveis e captam como elas estão se sentindo.

O primeiro passo para se despedir dele é estar satisfeita com a cuidadora escolhida. É preciso que o bebê se sinta seguro com essa pessoa na qual depositamos nossa confiança.

Os bebês também gostam de previsibilidade, então sempre se despeça da mesma maneira. Trina, da DIY Corporate Mom, contou-nos que sempre dizia ao seu bebê que voltaria para casa ao pôr do sol. Ela lia um livro sobre um peixinho dourado e se despedia. A seguir, a cuidadora e o bebê iam dar ração para o peixe. É uma ótima ideia achar uma atividade que propicie uma boa conexão.

Nós também podemos abraçar o bebê pelo tempo que for preciso na hora de se despedir. Abrace-o até ele querer se soltar. Certos dias, é preciso lhe dizer que sabe que ele está triste por você precisar sair, e depois o transfere carinhosamente para os braços da avó ou da cuidadora. Mas na maioria dos dias, isso será mais fácil. Para ter ideia de como ele está progredindo, registre por quantos minutos ele fica nervoso a cada despedida.

Por mais difícil que seja se despedir, não saia escondida para que o bebê não perceba sua ausência. É fundamental fomentar a confiança — ele deve saber o que está acontecendo, onde a mãe está indo e quando ela volta. E a mãe deve se esforçar para estar de volta na hora combinada.

Oriente a cuidadora sobre como lidar com o choro dele após você sair, pois é difícil acalmar um bebê inconsolável com a ausência materna. Ajude a cuidadora a achar maneiras para manter a calma quando o choro dele ficar exaustivo.

Estudos mostram que os bebês captam os indícios emocionais das pessoas em sua volta. Ao ver que você gosta e confia na cuidadora, seu bebê fará o mesmo. O ideal é que a cuidadora comece a ficar com o bebê enquanto a mãe também está em casa. Percebendo a cuidadora constantemente na casa, o bebê aprenderá que sua família confia nela. Da mesma forma, ao levá-lo para uma creche, nos primeiros dias sente-se em um lugar visível para que ele fique de olho em você até perder o interesse e se afastar engatinhando.

PARA PRATICAR

- Você é criativa e acha maneiras para formar sua aldeia? O bebê pode aprender muito com os outros.
- Você acha maneiras para atuar com seu parceiro ou outras pessoas próximas para que todos tenham suas necessidades supridas?
- Você pratica uma comunicação que fomente a conexão ao invés de conflito?
- Você comunica o que acha importante de uma maneira que aumente a chance de ser ouvida?

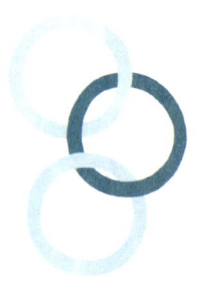

OBSERVAÇÕES DO BEBÊ PARA AS VISITAS

Queridos avós, amigos e cuidadores:

Obrigado por me visitarem. Vocês são especiais para mim.

Por favor, lidem comigo suavemente. Perguntem se estou preparado antes de me pegarem, e esperem minha resposta. Perguntem se eu quero ganhar um abraço ou um beijo — vocês vão entender que não quero se eu curvar as costas, afastar-me ou chorar. Não levem isso para o lado pessoal. Às vezes, eu preciso de mais tempo para me animar.

Conversem comigo quando trocarem minha fralda, alimentarem-me e me derem banho. Digam o que estão fazendo. Toquem meu corpo com o máximo de suavidade e sem pressa, pois isso ainda é uma novidade para mim. Eu adoro esses momentos de conexão.

Conversem comigo — se eu emitir um som, vocês me imitam. Contem o que são todas as coisas que estão ao meu redor — os nomes daquelas árvores, flores e legumes. Eu quero saber tudo. Eu gosto de uma voz cantarolada, mas vocês não precisam exagerar nem falar palavras sem sentido como "gu-gu, gá-gá". Imitem meus sons, mas também conversem comigo como se eu entendesse tudo, pois estou absorvendo o máximo de coisas possível.

Fora isso, eu também gosto de silêncio quando estou me concentrando em alguma coisa. Deixem eu terminar de explorar minhas mãos, os dedos dos pés, aquela folha, aquele chocalho, aquele móbile, aquela bola. Minha concentração é tão importante quanto a de vocês quando estão focados em sua coisa favorita. Então, por favor, não me interrompam.

Se eu cair e chorar, esperem um pouco antes de correr para me acudir. Deixem que eu sinta o susto, pois estou descobrindo como as coisas funcionam. Às vezes, eu me recupero na hora, como se nada tivesse acontecido.

Se eu precisar mesmo de consolo, perguntem se eu gostaria de ganhar um abraço. Não digam para eu não me preocupar ou não chorar nem tentem me distrair. Eu quero que as pessoas me deixem processar esses sentimentos. Perguntem apenas se eu levei um susto.

Quando choro, estou tentando comunicar alguma coisa. Por favor, não me ignorem. Eu não choro só quando estou com fome. Choro quando não consigo dormir (às vezes, colocar uma mão suavemente sobre mim é suficiente). Choro quando o dia me deixou agitado demais (vocês podem me confortar e parar de me estimular). Choro quando quero experimentar alguma novidade (tentem me pôr em outro espaço ou me deem uma atividade diferente). Choro e esperneio quando meu estômago dói (por favor, vejam a parte sobre refluxo e cólica na **página 241**). Choro de incômodo quando minha fralda está molhada ou suja. Eu choro quando as roupas me arranham (por favor, me vistam com roupas macias com poucas costuras e etiquetas para não irritar minha pele) ou quando há um vinco na manta onde estou deitado, pois isso me dá coceira. Choro quando há muito movimento em casa (amo meus irmãos, mas que tal vocês me deixarem em um lugar tranquilo?). Choro quando há pouco movimento em casa (e adoraria me deitar sob as árvores e olhar as folhas se mexendo). Choro quando tomo leite demais e meu estômago demora a fazer a digestão. E em alguns dias fico irritado à toa e gostaria que vocês me amassem mesmo assim.

Ajudem-me o mínimo possível, mas o quanto for necessário — se me ajudarem demais, nunca vou conseguir fazer descobertas maravilhosas por conta própria; mas se não me ajudarem nem um pouco, talvez eu desista do mundo ao meu redor. Eu sei que vocês descobrirão o equilíbrio certo.

Deixem-me ficar perto de vocês.

Também me ponham no chão para que eu possa explorar.

Levem-me a lugares ao ar livre. A natureza é o melhor presente.

Por favor, compartilhem seus dons e talentos comigo. Cantem para mim, toquem um instrumento, levem-me ao jardim quando forem plantar alguma coisa, mostrem-me como vocês tricotam ou fazem entalhes na madeira, ensinem-me seu esporte favorito ou jogo de cartas, contem-me sobre o passado.

Eu não preciso de muitos presentes. Prefiro brinquedos simples, sem luzes piscantes nem canções estridentes, pois me fazem pensar e interagir com eles. Há muitas ideias no Capítulo 6 desse livro sobre coisas que não estão à venda em lojas para bebês. Eu não gosto de telas, pois a luz atrapalha meu sono, mas gosto muito de tocar objetos e colocá-los na boca.

E, por falar em boca, é com ela que eu observo o mundo. Então, me deixem pôr coisas na boca, mas tirem aquelas que não são seguras para mim.

Sorriam para mim, riam comigo, olhem fundo nos meus olhos.

Se vocês me amarem, eu também os amarei.

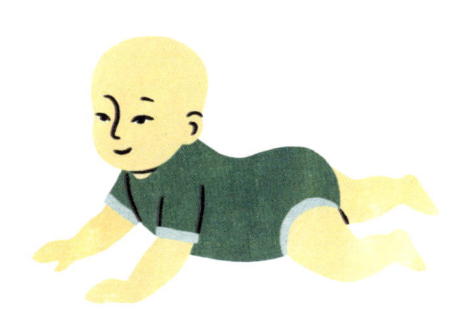

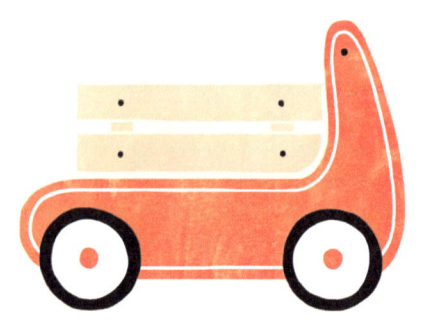

O QUE VEM A SEGUIR?

10

290 A fase etária de 1 a 3 anos
292 Os anos vindouros
296 Quatro planos de desenvolvimento
297 O caminho para a paz

A FASE ETÁRIA DE 1 A 3 ANOS

Assim que você está começando a se acostumar com um estágio, o bebê entra em outro e a deixa perdida. Veja a seguir algumas informações fundamentais sobre crianças pequenas, a fim de facilitar um pouco a transição.

Crianças pequenas desenvolvem um senso forte de ordem. Elas começam a ficar exigentes em relação à forma com que as coisas acontecem, preferindo que tudo seja feito da mesma maneira e no mesmo ritmo todos os dias: a mesma sequência na hora de se vestirem, a mesma rotina antes de irem dormir, talvez até a mesma colher em todas as refeições. Elas não estão tentando dificultar a vida dos pais e fazem isso porque é importante para sua evolução. Como gostam de saber qual é o lugar certo das coisas, elas florescem mantendo um lugar para tudo e tudo em seu lugar. Ao invés de ralhar com elas, o correto é proporcionar um senso de ordem e constância. Pesquisas mostram que crianças que crescem em lares com rituais e rotinas serão as mais adaptáveis a longo prazo, o que contraria a ideia de que é a variedade que as torna mais adaptáveis.

Crianças pequenas não compartilham facilmente. Elas estão sempre ocupadas tentando dominar novas habilidades. Os bebês compartilham as coisas facilmente, mas a maioria das crianças pequenas fica tão focada na tarefa atual que não desiste até dar cabo dela. Sabendo disso, nós podemos ajudá-las mostrando como respeitar a vez de cada criança se entreter com alguma coisa. Se seu filho estiver impaciente para pegar um brinquedo que está com outra criança, diga-lhe: "Logo o brinquedo estará disponível". E, quando for a vez dele, após brincar até enjoar, será a vez da outra criança.

Crianças pequenas dizem "não". Uma criança pequena começará a demonstrar preferências fortes, o que é importante para seu desenvolvimento. À medida que pratica ficar fisicamente independente dos pais — e talvez comece a dizer algumas palavras, a andar ou a comer sozinha —, ela está se afirmando como indivíduo e começando a usar a palavra "eu". Por isso ela diz "não" frequentemente, então não leve isso para o lado pessoal. Tente achar maneiras para cultivar a cooperação de uma maneira respeitosa.

Crianças pequenas precisam de liberdade e de limites. Se houver regras demais, uma criança pequena se rebelará contra os pais. E, sem regras, ela se sentirá perdida. As crianças precisam de alguns limites para ter segurança e se sentirem amadas. Estabeleça-os apropriadamente, com bondade e clareza, mantendo a conexão com seu filho ou filha. Ao invés de usar passeios ou subornos, diga quais são suas regras: "Você não pode bater em mim. Vou sair para me acalmar e volto quando estiver pronta para conversar".

Crianças pequenas podem dominar mais etapas em uma sequência e precisam de desafios crescentes. Se os pais não desafiarem a criança, ela os desafiará. Continue observando para ver o que ela está tentando dominar e ofereça atividades mais complexas. Quando aprendê-las, adicione mais etapas para aumentar a dificuldade, como ter de vestir um avental antes de lavar uma maçã ou achar mais vasos para continuar colocando flores.

Crianças pequenas precisam de ajuda para processar muitas emoções e é normal terem acessos de raiva. Elas precisam extravasar seus sentimentos, caso contrário passam o dia amuadas. Ao invés de dizer: "Não seja chata", diga: "Ah, me conte o que aconteceu" ou: "Se você está com raiva, bata neste travesseiro" ou: "Você está bravo porque queria ficar no parque e estamos indo embora?". Assim que a criança se acalmar, vocês saem do parque, ou então a ajude a fazer as pazes, caso tenha magoado alguém, ou a arrumar a bagunça que deixou para trás. Assim ela se sente segura de seu amor, mesmo quando se comporta mal.

Crianças pequenas querem tentar fazer as coisas sozinhas. Ouvir a criança falar "eu faço isso" é empolgante, pois mostra o desejo de aprender mais, e, ao mesmo tempo, frustrante, pois as coisas demoram muito quando a mãe está com pressa. Prepare mais partes da casa para que a criança se vire cada vez mais sozinha (como ajudando a arrumar e a tirar as coisas da mesa, preparando o próprio lanche e lavando os pratos — algo que as crianças de 2 anos e meio adoram fazer. Dê o mínimo de ajuda possível, mas o quanto for necessário ao longo do dia e quando a criança estiver aprendendo a se vestir e a comer sozinha. Ela fica encantada de fazer cada vez mais coisas por si mesma no decorrer do tempo.

Crianças pequenas são imensamente capazes. Elas captam as coisas facilmente, pois sua mente continua absorvente. Elas entenderão cada vez mais as interconexões no mundo em seu meio e absorverão tudo sem esforço aparente. As crianças começarão a se expressar e movimentar com refinamento e coordenação crescentes.

Crianças pequenas têm ritmo lento. Elas precisam de tempo para dominar as habilidades e processar o que você diz (conte até dez mentalmente antes de repetir o que disse). Na medida do possível, é preciso que os adultos desacelerem para seguir o ritmo da criança. Ao invés de apressá-la todas as manhãs para sair de casa, vá com calma e só a apresse quando estiver em cima da hora para pegar o ônibus ou para um compromisso importante.

Por fim e mais importante, crianças pequenas são brilhantes. Elas vivem no presente e não se preocupam com o passado nem com o futuro. Elas dizem exatamente o que pensam (sem tentar ser corteses nem polidas), então não perca tempo com suposições. Elas já conseguem fazer muitas coisas sozinhas e querem participar da vida cotidiana da família. Elas querem nos ajudar a cozinhar, a varrer o chão (realmente!) e lavar as janelas com uma garrafinha de *spray* inúmeras vezes. Elas nos abraçam e nos amam como ninguém.

OS ANOS VINDOUROS

A teoria da doutora Montessori sobre a infância é notável, e, agora, sua visão geral do desenvolvimento humano, de 0 a 24 anos, está sendo corroborada por pesquisas sobre o cérebro. No início do século XX, quem imaginaria que a infância se estende até os 24 anos? O fato é que pesquisas recentes confirmam que o córtex pré-frontal (o centro da tomada de decisões no cérebro) continua se desenvolvendo até os 20 e poucos anos de idade.

Ela também identificou **quatro planos de desenvolvimento** nesse arco temporal, cada um com certas características e duração de seis anos.

A criança de 0 a 6 anos

O início da infância (0 a 1 ano), a fase etária de 1 a 3 anos e a fase pré-escolar de 3 a 6 anos compõem o que a doutora Montessori chamava de o primeiro "plano de desenvolvimento".

Nesse plano de desenvolvimento, a criança está se tornando fisicamente independente — deixa de ser um bebê totalmente dependente dos adultos e se torna uma criança que anda, fala e faz muitas coisas sozinha.

Trata-se de um período volátil com mudanças amplas e muito desenvolvimento, então a criança fica mais emotiva devido aos picos de crescimento físico, emocional e social.

A criança tem uma mente absorvente durante todo esse plano, absorvendo tudo em seu ambiente sem esforço.

A **mente absorvente inconsciente** dos bebês e das crianças pequenas absorve tudo sem esforço deliberado, mas uma criança na fase pré-escolar se torna uma participante curiosa no processo e começa a querer entender mais conscientemente tudo o que vê ao ser redor. Ou seja, já tem uma **mente absorvente consciente**.

A criança começa a perguntar "o quê?" e "por quê?", e entre os 3 e 6 anos busca cristalizar tudo o que absorveu até os 3 anos. Por volta dessa idade, as crianças começam a perceber que símbolos podem ser representações e, às vezes, têm interesse em letras e números.

A criança de 6 a 12 anos

No **segundo plano de desenvolvimento**, a criança se torna uma cidadã do mundo.

Sua curiosidade ultrapassa o seu próprio mundo, e ela passa a ter interesse por saber sobre lugares distantes, civilizações antigas e o universo em geral.

Ao invés de simplesmente aceitar e absorver as coisas como verdadeiras, a criança de 6 a 12 anos fará perguntas sobre as áreas cinzentas. Ela pode perguntar por que sua família é diferente das outras em termos de religião ou de constelação familiar.

Ela ficará ligada em conceitos como certo e errado, bom e ruim, justo e injusto, entre outras questões morais.

Seu raciocínio também está mais complexo e ela pode fazer descobertas surpreendentes. Como mães ou professoras, devemos estimular seu interesse o suficiente para fisgá-la. É importante deixá-la fazer as conexões, desenvolver teorias e, às vezes, explorar questões que posteriormente serão esmiuçadas no ensino médio, na universidade e ao longo da vida.

Os pais também podem ficar tranquilos ao saber que esses anos são menos voláteis. Com o crescimento menos explosivo e menos mudanças, a criança está em um período mais estável.

A criança de 12 a 18 anos

Os adolescentes são muito incompreendidos. Os pais acham que eles querem se rebelar, que não escutam e sempre estão mal-humorados e rabugentos. Nós podemos assegurar que os adolescentes são uma companhia adorável. Sim, eles estão passando por mudanças físicas enormes e os hormônios geram muita volatilidade emocional. Mas, assim como as crianças pequenas, precisam do nosso apoio quando têm alguma dificuldade. Essa fase importante de desenvolvimento se caracteriza pela independência social crescente, pois eles se distanciam da família e ficam mais próximos dos amigos.

Esse **terceiro plano de desenvolvimento** é uma época de muitos sentimentos e também quando os adolescentes começam a usar a imaginação para resolver problemas sociais (como a mudança climática, a pobreza e a segurança alimentar). Na maior parte do tempo, eles querem ficar com os amigos, mas também precisam da segurança de uma base familiar sólida para a qual possam voltar em busca de apoio.

A criança de 18 a 24 anos

No **quarto plano de desenvolvimento**, a pessoa está fazendo a transição da infância para a vida adulta.

Nesse plano, ela fica curiosa sobre o que vem a seguir, mas ainda não se sente adulta.

É certo que ainda está encontrando seu lugar na sociedade e talvez queira continuar estudando.

Ela pode entrar em alguma ONG, pois essa é a época de fazer trabalhos voluntários e ter uma enorme liberdade.

A doutora Montessori dizia que se tudo nos três planos iniciais de desenvolvimento for feito corretamente, o plano final se desenrola facilmente.

Agora é hora de deixar os filhos abrirem suas asas e voarem para longe, sabendo que sempre manterão as raízes que lhes demos.

PARA PRATICAR

- Como você pode se preparar para a próxima fase do seu filho ou filha? Como você pode ajustar sua casa para atender às novas necessidades?
- Você reconhece os estágios dos quatro planos de desenvolvimento em sua própria infância?
- Como você pode usar os princípios de amor, compreensão e respeito aprendidos nesse livro com outras pessoas próximas? Como pode usar com seu parceiro? Com outras crianças em sua família? Com seus pais? Com seus irmãos? Com seus vizinhos? Com pessoas que pensam de maneira diferente?

QUATRO PLANOS DE DESENVOLVIMENTO

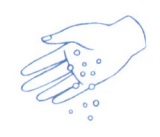

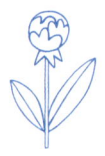

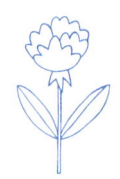

1º PLANO

0-6 anos

Nós estamos plantando as sementes.

- Independência física e biológica.
- Mente absorvente.
- Entendimento concreto do mundo.
- Aprendiz sensorial.
- Trabalha com um pouco de colaboração.
- Crescimento e mudanças rápidas.

2º PLANO

6-12 anos

O caule está ficando alto e forte.

- Independência mental.
- Está desenvolvendo o senso moral (certo e errado) e explorando como as coisas funcionam e se interconectam.
- Evolui da aprendizagem concreta para a abstrata.
- Aprendizagem por meio da imaginação.
- Colaboração em grupos pequenos.
- Menos crescimento, período mais estável.

3º PLANO

12-18 anos

Folhas e flores desabrocham aproximando-se da maturidade.

- Independência social.
- Está desenvolvendo a conscientização social (como ele mudaria o mundo).
- Partilha suas ideias e ideais com os outros.
- Mudanças físicas e psicológicas enormes (semelhante ao primeiro plano).

4º PLANO

18-24 anos

A planta cresceu plenamente.

- Independência espiritual e moral.
- Contribui para a sociedade.
- Raciocínio, mente lógica.
- Período mais estável (semelhante ao segundo plano).

O CAMINHO PARA A PAZ

Citamos no primeiro Capítulo que os bebês despertam esperança nos adultos em relação ao futuro, mas não esperamos que eles resolvam os problemas que nós ajudamos a criar.

É junto com nosso bebê, criança, adolescente ou jovem adulto que podemos criar um mundo melhor.

Se criarmos os filhos com amor, respeito e gentileza é assim que eles tratarão os outros. Eles amarão, ao invés de odiar; construirão pontes, não muros; respeitarão a natureza, ao invés de explorá-la sem pudor e destruí-la.

Vamos conviver bem com nossa família, com a família próxima, com nossos vizinhos, com quem tenha opiniões diferentes. Vamos enxergar e aceitar uns aos outros e achar maneiras de colaborar para suprir todas as nossas necessidades.

Vamos nos juntar à doutora Montessori em seu desejo por paz para toda a humanidade.

> Eu peço às queridas crianças que se unam a mim pela construção da paz entre os homens e no mundo.
>
> — Inscrição no túmulo da doutora Maria Montessori, em Noordwijk aan Zee, Holanda

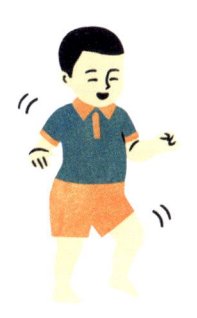

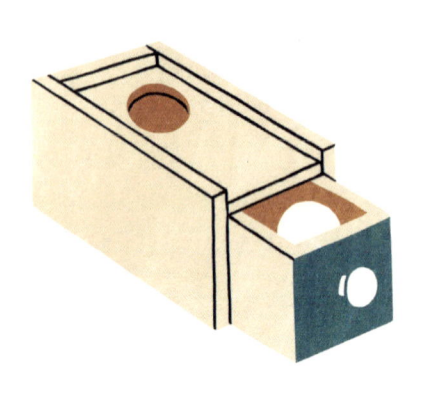

BÔNUS COM HISTÓRIAS REAIS

É com muito prazer que apresentamos algumas histórias de famílias que moram em diversos países e usam os princípios Montessori com seus bebês. Desfrutem!

300 **Índia / Uganda (morando na Nova Zelândia)**

Jaya, Nikul e Anika

Forest Montessori

301 **Reino Unido**

Charlie, Maria e Lukas

Montessori Chapters

302 **Estados Unidos**

Theresa, Chris, D e S

Montessori na vida real

303 **Togo (morando no Japão)**

Ahoefa, Gabin, Yannis e Kenzo

Criando Yannis

304 **Espanha (morando nos Estados Unidos)**

Neus, John e Julia

Montessorianos de coração

305 **Nigéria**

Junnifa, Uzo, Solu, Metu e Biendu

Nduoma Montessori e Fruitful Orchard Montessori School

306 **Países Baixos**

Aulas de Simone para pais e bebês

Jacaranda Tree Montessori e The Montessori Notebook

ÍNDIA / UGANDA
(MORANDO NA NOVA ZELÂNDIA)

Jaya, Nikul e Anika

Forest Montessori

"Eu adorei o 'período simbiótico'. Nós recebíamos poucas visitas e, assim, podíamos fortalecer nossos vínculos com Anika. Esse foi o tempo mais especial que passamos juntos.

"Fiquei surpresa ao ver que uma bebê podia se concentrar por tanto tempo. O móbile dos dançarinos, o móbile Gobbi e os sons dos sinos no móbile de madeira eram os seus preferidos. Ela também adorava agarrar os chocalhos e brincar com os tubos, dançava com alegria toda vez que via árvores e chuva, adorava ver figuras em alto contraste durante os primeiros meses, e nós líamos muitos livros para ela desde que nasceu.

"Os dias e noites longos passaram num piscar de olhos, mas tudo que as crianças recebem dos pais no primeiro ano estabelece a base para sua personalidade e para que tenham um apego seguro. Os frutos do amor incondicional e do trabalho árduo no primeiro ano são colhidos pelo resto da vida dos pais e dos filhos.

"Rotinas são muito importantes para os bebês – eles gostam de saber o que esperar. Nós tínhamos um ritmo diário bem definido, porém flexível, e Anika floresceu sabendo o que aconteceria a seguir. Eu até fiz um calendário semanal com figuras e mostrava para Anika aonde iríamos diariamente antes de entrar no carro. Isso tornou as saídas de carro muito mais toleráveis para ela."

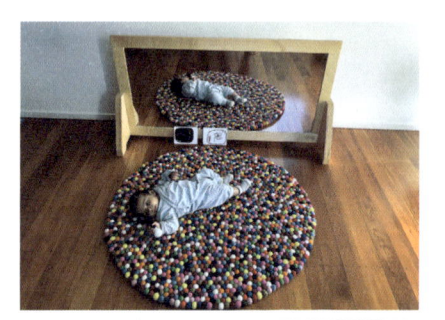

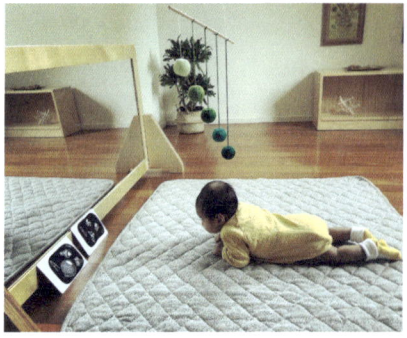

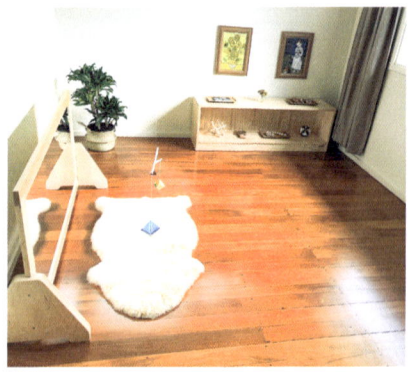

REINO UNIDO

Charlie, Maria e Lukas
Montessori Chapters

"Eu adorava observar as coisas novas que ele aprendia constantemente, como a primeira vez que enfocou um objeto (as persianas da janela o fascinavam!), sua persistência para se arrastar até um determinado lugar antes de conseguir engatinhar, a primeira vez que rolou para se virar — esses momentos são muito empolgantes para os pais!

"Desde que nasceu, falávamos com ele normalmente, dizendo o que estava acontecendo quando trocávamos as fraldas, durante as mamadas e nossas tarefas cotidianas, para que ele pudesse entender.

"Lukas adora ter liberdade para se movimentar e, dentro dos limites de segurança, nós permitimos isso em casa e ao ar livre junto à natureza. No dia em que ele aprendeu a rolar, resolvemos mudar o sofá de lugar para abrir mais espaço na sala e deixá-lo se movimentar com o mínimo de obstáculos.

"Acho que o método Montessori tem muito a ver com a mentalidade, e a gente aprende muito ao adotá-lo. É preciso aceitar que a criação dos filhos é um processo constante, para que não se sinta pressionada e possa usufruir ao máximo.

"Eu vestia o Lukas principalmente com roupas leves de algodão que deixavam suas mãos e pés descobertos, no intuito de que sentissem todas as texturas ao redor. Ele também usava calças e blusas com elasticidade suficiente para poder se movimentar com facilidade. Nós mantínhamos uma temperatura agradável nas partes principais da casa a fim de que pudesse ficar com menos camadas de roupas. Sempre que possível, saíamos para ele sentir a grama e as folhas, rolar à vontade e explorar espaços na natureza."

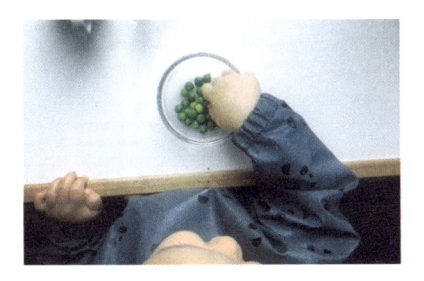

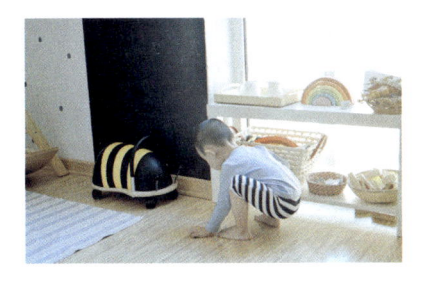

ESTADOS UNIDOS

Theresa, Chris, D e S

Montessori na vida real

"O método Montessori permite que eu dê ao meu bebê o espaço e as ferramentas para descobrir coisas, comunicar-se e desenvolver suas capacidades. Além disso, ele me ajuda a ver meu menino como um indivíduo lindo e singular, que tem interesses, pontos fortes e desafios diferentes dos de sua irmã.

"Meus momentos favoritos são aqueles bem calmos durante a amamentação, quando nós dois ficamos apenas nos olhando. Não há lugar melhor para estar do que ali.

"Nada é melhor do que ver seu contentamento após a mamada, quando ele estica os braços e sorri radiante para mim.

"Meus dois filhos ficaram encantados com o móbile de borboletas entre os dois e três anos. Assim que começaram a agarrar, eles adoravam móbiles táteis, como fitas, sinos e mordedores. No segundo semestre do primeiro ano, eles preferem objetos domésticos de qualquer tipo, caixas que abrem e fecham, e coisas simples para agitar que eu mesma fiz!

"Nossa casa é preparada para dar liberdade de movimento e fomentar o desenvolvimento motor grosso natural. Nós colocamos o bebê desde que nasceu em uma esteira macia ou tapete no chão para ele se alongar e se movimentar à vontade. Ele também consegue se ver em um espelho baixo enquanto aprende novas maneiras de se movimentar e de agir, conectando a mente e o corpo."

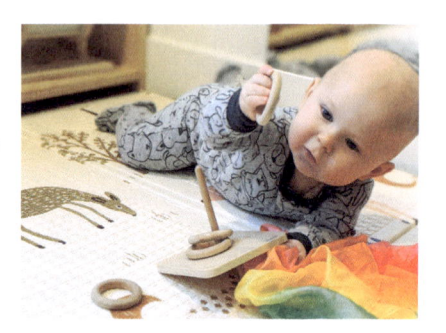

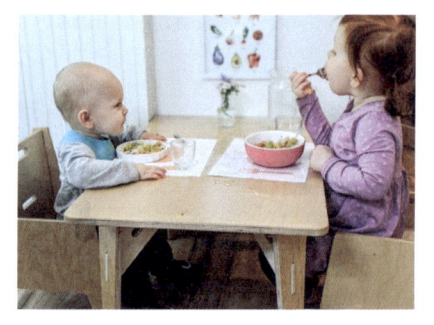

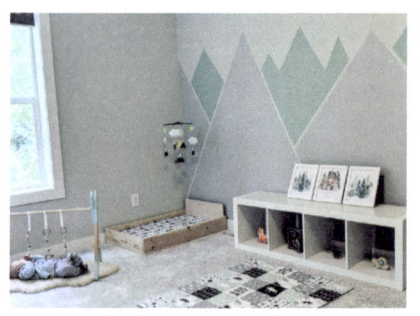

TOGO
(MORANDO NO JAPÃO)

Ahoefa, Gabin, Yannis e Kenzo

Criando Yannis

"O método Montessori me mantém consciente em relação aos meus filhos. Como éramos pais inexperientes em busca de um estilo diferente de criar os filhos, ele foi o guia ideal.

"Com os recém-nascidos, o estágio oral foi o meu favorito. Meus meninos são muito vocais. Tudo começava com o bebê fazendo um som, então seguíamos seu comando e continuávamos a conversa.

"Nossa jornada Montessori em casa começou aos trancos. Durante o primeiro ano, eu estava muito focada em tornar a casa idêntica a uma sala de aula Montessori, mas isso gerou muita confusão e dificuldade para todos nós. Então resolvemos tocar essa jornada em outros moldes. Adotar o método Montessori em casa é surpreendente e muito flexível.

"Se for adotado adequadamente, o estilo de vida Montessori ajuda a estabelecer um vínculo saudável. Meu conselho para pais inexperientes é que vivam de acordo com o que querem que seus filhos aprendam."

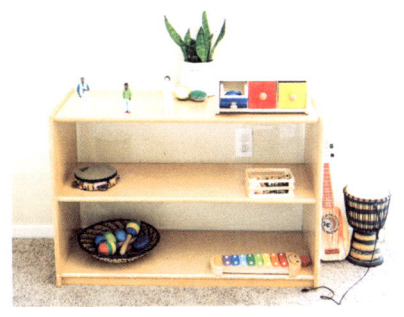

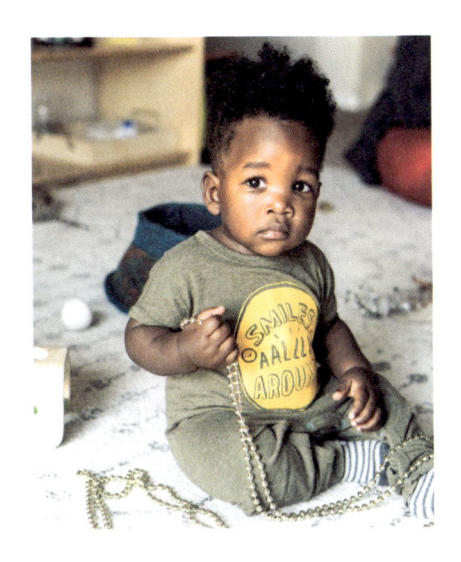

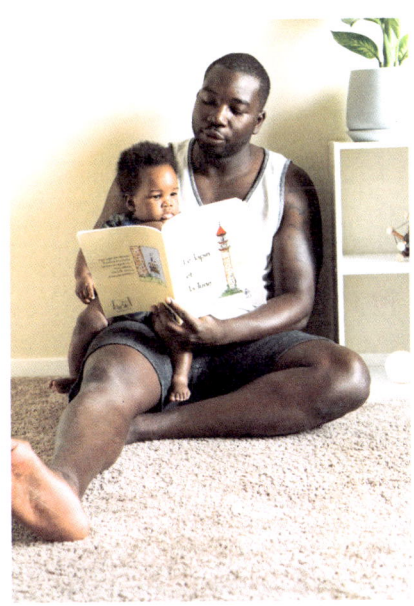

ESPANHA
(MORANDO NOS ESTADOS UNIDOS)

Neus, John e Julia
Montessorianos de coração

"Eu constatei a mágica do método Montessori para bebês e ela ainda me surpreende todos os dias. A liberdade de movimento ajudou minha filha a brincar e a explorar com independência. Ela é uma bebê ansiosa para se envolver com o mundo, então se movimenta, bate, rola, agarra e usa todos os seus sentidos.

"Os ambientes Montessori preparados para a alimentação, as trocas de fraldas e repouso também a ajudaram a se sentir calma e segura para se lançar em novas aventuras empolgantes.

"Um espaço doméstico calmo e seguro é fundamental para um bebê se assentar e começar a se envolver com seu entorno. Os locais que preparamos para ela dormir, comer e brincar a ensinaram a prever essas rotinas e ter um senso de segurança.

"Eu me empenhei exageradamente em seguir o cronograma de apresentação dos materiais Montessori, ao invés de focar mais na minha filha e em seu desenvolvimento.

"Percebi isso quando estava pendurando o móbile Gobbi, e a expressão facial dela foi de desinteresse. A partir daí, me livrei da ansiedade materna, retomei meu eu montessoriano e passei a seguir as pistas da minha filha."

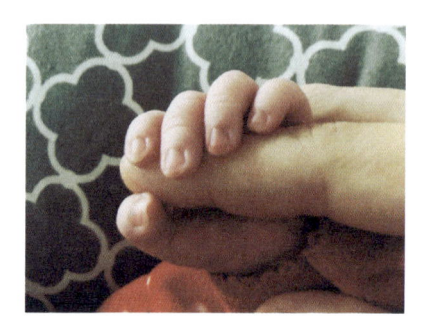

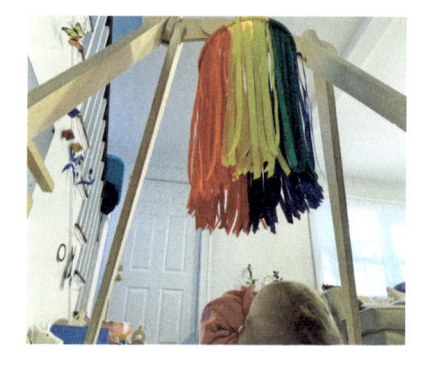

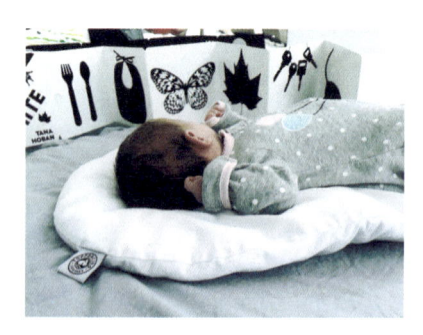

NIGÉRIA

Junnifa, Uzo, Solu, Metu e Biendu
Nduoma Montessori e *Fruitful Orchard Montessori School*

"O método Montessori me ajuda a notar e celebrar qualquer esforço feito por meus filhos, como tentar se virar ou descobrir como enfiar uma bola em um buraco. Eu sempre fico admirada com o quanto eles são persistentes e resilientes. Observá-los é minha atividade favorita, pois me permite notar todos os avanços. Eu não comemoro abertamente, mas dou tempo e espaço para que se desenvolvam. Esses pequenos momentos me dão muito alegria como mãe.

"Uma das fases de que mais gostei foi quando eles acordavam sem chorar em suas camas rentes ao chão, engatinhavam calmamente até o meu quarto, subiam pela lateral da cama e me acordavam esfregando meu rosto ou emitindo pequenos sons. Meus três bebês faziam isso frequentemente, e eu ainda sorrio ao me lembrar. Eu adorava essa fase, quando eles estavam começando a explorar com independência. A cama rente ao chão certamente contribuiu para essa independência.

"Ter um bebê e filhos maiores envolve desafios, mas também é lindo de observar. Tive a sorte de descobrir o método Montessori antes de ter meu primeiro filho, e todo o trabalho que investi nele fluiu com facilidade quando tive os dois filhos seguintes. De vez em quando, eles discordam ou um interfere no que o outro está fazendo, mas até esses momentos são oportunidades para aprender a se expressar gentilmente e a resolver os conflitos."

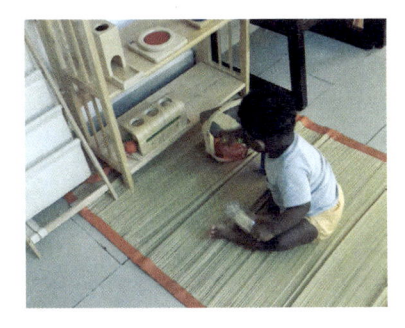

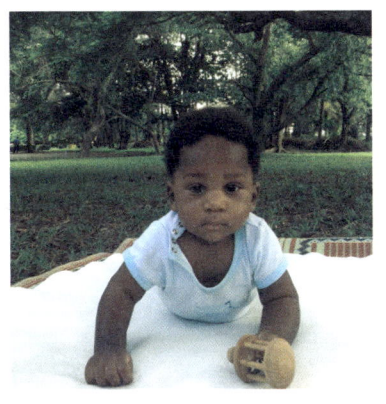

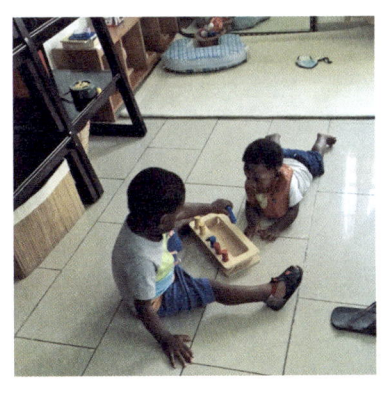

PAÍSES BAIXOS

Aulas de Simone para pais e bebês

Jacaranda Tree Montessori e The Montessori Notebook

"É incrível a expressão de maravilhamento nos olhos de um bebê quando percebe que fez alguma coisa acontecer — a bola rolar, o som de um sino quando balançou um chocalho ou conseguiu alcançar pela primeira vez os dedos dos pés. São esses momentos de descoberta que estabelecem a base para a criança querer aprender e acreditar que pode ter um impacto sobre o mundo.

"Eu amo ver os bebês explorando o espaço com seu jeitinho singular. Um bebê fica empenhado em treinar para engatinhar, outro fica sentado tentando repetidamente pôr uma bola em um buraco, e um terceiro deitado de barriga para baixo fica olhando outro nenê na sala.

"Os pais não precisam se esfalfar tanto quanto imaginam. Se o bebê estiver concentrado, basta que se sentem para observar e respondam quando forem solicitados. Essa forma de cuidar é muito mais relaxante do que achar que é preciso entreter o bebê o dia inteiro."

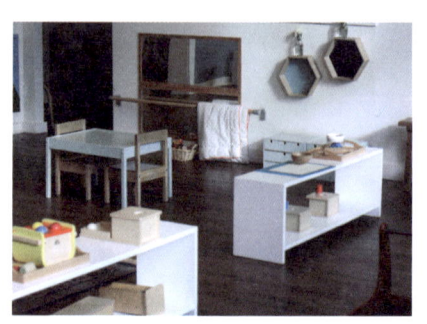

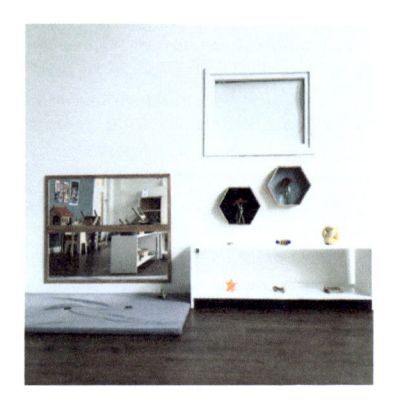

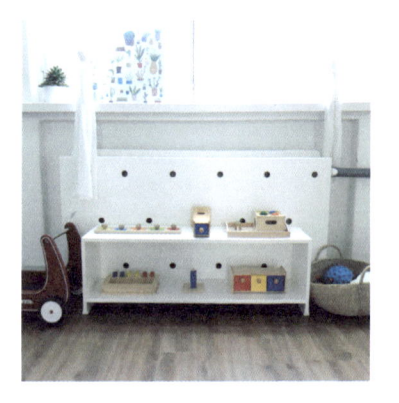

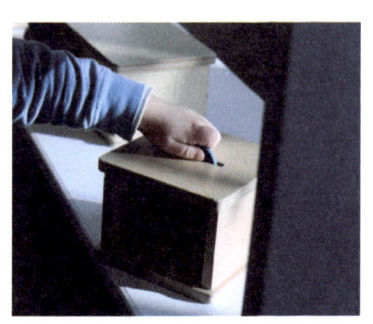

APÊNDICES

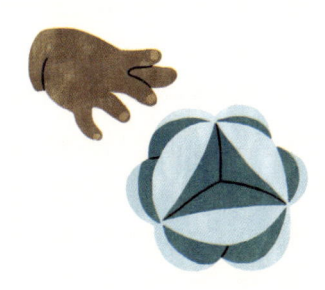

308 Marcos e preparação mês a mês
    310   1 a 2 meses
    312   3 a 4 meses
    314   5 a 6 meses
    315   7 a 9 meses
    317   10 a 12 meses
319 Lista de atividades para bebês
333 Reflexos primitivos
334 Leituras adicionais
335 Gratidão e apreço por...
337 Índice Remissivo

MARCOS E PREPARAÇÃO MÊS A MÊS

DURANTE A GRAVIDEZ

O bebê no útero já está absorvendo tudo.

IDEIAS IMPORTANTES NESSE PERÍODO:

Você tem 9 meses para se preparar para virar mãe e compreender que está gerando um ser especial com o qual já se conecta. Mães adotivas também podem se preparar para se conectar com os bebês (ver **página 215**). Você prepara a casa para que, desde a chegada, o bebê saiba que você estava à sua espera e que ele é amado, desejado e aceito.

VÍNCULO COM O BEBÊ	PREPARAÇÃO DOS PAIS

• Massagens na barriga.
• Converse com o bebê na barriga.
• Seu parceiro também deve lhe acariciar a barriga e falar com o bebê que está ali.
• Diga ao bebê que ele é muito querido.
• Você está criando pontos de referência para ajudá-lo a fazer a transição do útero para o mundo exterior.
• Pais adotivos devem ver a **página 215**.
	• Boa nutrição.
	• Preparação emocional e espiritual.
	  ◦ Abrir espaço para o bebê em suas vidas.
	  ◦ Conversar com outras pessoas sobre a criação de filhos.
	  ◦ Encontrar famílias com a mesma mentalidade.
	• Manter o clima emocional o mais estável possível.
	• Criar um ritual para ficar junto com o parceiro e conversar sobre como será a vida conjugal após o bebê nascer (por exemplo, tomar uma xícara de chá ou um copo de vinho no final do dia ou passar algum tempo de manhã sentados juntos ao ar livre).
	• Pesquisar as opções de parto.

PREPARAR AS ROUPAS DO BEBÊ

- Roupas macias sem costuras e etiquetas.
- De preferência, feitas de materiais naturais.
- Blusas em estilo de quimono ou com botões no pescoço para facilitar passá-las pela cabeça do bebê.
- Fraldas de pano, se disponíveis.

PREPARAÇÃO DO ESPAÇO FÍSICO

- O espaço do bebê deve ser simples e atraente, com apenas o que for essencial à mão.
- Cestina (cesta em estilo moisés) e colchão no chão para dormir.
- Área para movimentos com espelho horizontal.
- Cadeira comum para alimentação (se houver espaço).
- Fraldário.
- *Sling* e carrinho.
- *Topponcino* (almofada fina acolchoada) para apoiar o bebê nas primeiras semanas.
- Banheirinha.
- Ver mais detalhes no Capítulo 4.

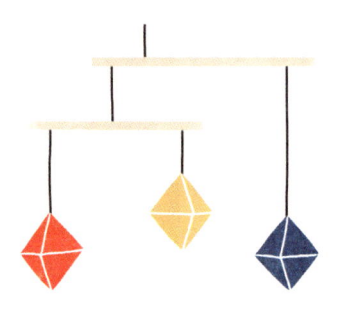

1 A 2 MESES

O período simbiótico.

IDEIAS IMPORTANTES NESSE PERÍODO:

1. **SEGURANÇA.** As primeiras horas, dias e semanas após o parto são para fomentar a confiança do bebê respondendo a seus choros, aninhando-o com mãos gentis e pedindo permissão antes de pegá-lo.
2. **ADAPTAÇÃO.** Durante esse período, o bebê está se adaptando à vida fora do útero, conhecendo a família e vice-versa. Facilite a transição simplificando o máximo possível a rotina.
3. **ORIENTAÇÃO/PONTOS DE REFERÊNCIA.** O bebê aprende a se orientar conosco; fica mais fácil se ele tiver um número limitado de cuidadores e áreas fixas para mamar, dormir, brincar, ser vestido e ter as fraldas trocadas.
4. **APEGO/SEPARAÇÃO.** As primeiras semanas são cruciais para o bebê criar apego. A base para um apego forte é estabelecida nos primeiros meses e se consolida por volta dos 8 meses.
5. **TOQUE**. Ao lidar com o bebê, é preciso tocá-lo de maneira gentil e respeitosa, com movimentos confiantes e eficientes que lhe transmitam uma sensação de segurança. Movimentos bruscos assustam a criança.
6. **CUIDADOS FÍSICOS**. Muito tempo será despendido amamentando, trocando fraldas, estabelecendo padrões de sono e dando banho no bebê. Use esse tempo conscientemente para se conectar com ele.

VÍNCULO COM O BEBÊ	PREPARAÇÃO DOS PAIS

- Ao segurá-lo, olhe em seus olhos.
- Tenha conversas simples:
   ◦ enquanto amamenta.
   ◦ enquanto dá banho.
   ◦ durante as trocas de fraldas.
   ◦ massageando-o suavemente.
- Cante/dance/toque música.
- Pele contra pele.
	- O parceiro garante a "proteção" da unidade familiar.
	- Peça ajuda ao parceiro, à avó, cuidadora, faxineira ou uma amiga para cozinhar, limpar, comprar mantimentos e cuidar das crianças maiores.
	- Durma o máximo possível; descanse quando o bebê descansar.
	- Observação: aprenda a entender as necessidades do bebê, como ele se comunica e seu processo de desenvolvimento.

RITMO E CUIDADOS DIÁRIOS

- Quando ele acordar para mamar, aproveite para brincar, trocar a roupa dele, segurá-lo, conversar um pouco e depois coloque-o de novo para dormir.
- Siga o ritmo natural do bebê.
- Amamente sob demanda e deixe-o tirar muitas sonecas.
- Escolha roupas que permitam a livre movimentação, que sejam suaves para a pele e fáceis de passar pela cabeça do bebê ou em estilo de quimono.
- Peça permissão a ele antes de pegá-lo — sempre com mãos gentis.
- Mantenha as mãos do bebê descobertas, pois são seu ponto de referência desde o útero.

PREPARAÇÃO DO ESPAÇO FÍSICO

- Mantenha a casa um pouco mais quente nos primeiros dias para ajudá-lo a se adaptar fora do útero.
- Lugar para alimentação — deve ser constante; à noite, sente-se em uma cadeira no quarto, se houver espaço.
- Lugar para dormir — uma cestina sobre a cama rente ao chão.
- Lugar para trocar fraldas — um fraldário em um lugar fixo.
- Área para movimentos — um tapete no chão para que se alongue e se veja em um espelho.
- Um *topponcino* para ser um ponto de referência e eliminar estímulos excessivos quando o bebê estiver no colo.

ATIVIDADES PARA O BEBÊ

- Desenvolvimento visual — o bebê consegue focar até 30 centímetros de distância, fazer contato visual, seguir sombras nas árvores, interagir com os móbiles Montessori (Munari, octaedro, Gobbi), rastrear os irmãos mais velhos.
- Desenvolvimento físico — deixe-o se alongar em um tapete para movimentos, assim ele aprende sobre o próprio corpo e estuda suas mãos e pés.
- Linguagem — converse (e espere-o responder), leia livros simples para ele e, se sua família for poliglota, fale com ele em várias línguas desde o nascimento.
- Desenvolvimento auditivo — as vozes dos membros da família, sinos, sons do vento, música suave (especialmente a mesma música que o bebê ouvia quando estava no útero).

3 A 4 MESES

Mais desperto e alerta, ele testa novas habilidades.

IDEIAS IMPORTANTES NESSE PERÍODO:

A mãe continua estabelecendo a base para a segurança, adaptação, orientação, apego, toque e cuidados físicos como nos 2 meses anteriores. O bebê fica mais desperto e alerta e busca mais informações sobre o ambiente — as pessoas, as atividades e os espaços na casa. Ele é um explorador sensorial, então reage a sons e seu olhar rastreia e tenta abarcar o entorno. Ele está empenhado em seu desenvolvimento visual e auditivo, na coordenação dos braços e pernas (batendo nas coisas com as mãos ou os pés) e talvez consiga agarrar alguma coisa.

VÍNCULO COM O BEBÊ	PREPARAÇÃO DOS PAIS
• Momentos de cuidados físicos não devem ser apressados, e sim aproveitados para conexão com o bebê. • Tempo para cantar, tocar música, usufruir momentos de silêncio e fazer contato visual. • Massagens suaves são recomendadas. • Ele tem interesse em rostos e fica observando as bocas das pessoas. • Envolva-o na vida doméstica cotidiana e leve-o em saídas simples.	• Aproveitem para descansar quando o bebê dormir. • Observem o desenvolvimento do bebê — como ele é? Pelo que ele se interessa? Como vocês podem apoiar seu desenvolvimento na fase atual? • Continuem conectados como parceiros — por exemplo, tomando chá de manhã, fazendo massagens nos pés à noite e deitando juntos na cama. • Separação: alguns pais têm de voltar a trabalhar nessa fase, que também envolve fazer pequenas pausas para renovar o ânimo. Sempre digam ao bebê aonde estão indo e quando voltarão.

RITMO E CUIDADOS DIÁRIOS

- Roupas — que permitam a livre movimentação. Sempre que possível, não cubra a cabeça, os pés e as mãos do bebê.
- Chupetas — o método Montessori não as recomenda. No máximo, dê chupeta para o bebê dormir.
- Limite o tempo em dispositivos restritivos como cadeirinhas para carros e *jumpers*, que impedem a livre movimentação do bebê.
- Continue pedindo permissão antes de lidar com ele.

PREPARAÇÃO DO ESPAÇO FÍSICO

- A maioria das áreas continua igual ao que era nos 2 meses iniciais.
- Quando não couber mais na cestina, o bebê pode dormir em uma cama rente ao chão ou na cama da mãe.
- Área lúdica — inclui tapete para movimentos, espelho e uma prateleira baixa com brinquedos simples para melhorar a força de preensão manual.

ATIVIDADES PARA O BEBÊ

- Desenvolvimento visual — o bebê pode continuar usando móbiles, fazendo contato visual e rastreando movimentos no espaço.
- Desenvolvimento motor grosso — com tempo para explorar, o bebê pode tentar rolar e ficar interessado nas próprias mãos e pés.
- Desenvolvimento motor fino — talvez ele comece a bater nos móbiles, então é hora de dar brinquedos que ele puxe e chute para melhorar sua força de preensão manual. Dê coisas interessantes para ele tocar.
- Linguagem — as vocalizações aumentam, continue proporcionando linguagem rica, livros e conversas, ele pode soltar bolhas com os lábios.
- Desenvolvimento auditivo — ofereça sons para ele explorar.

5 A 6 MESES

O tempo acordado, a movimentação e as vocalizações aumentam.

IDEIAS IMPORTANTES NESSE PERÍODO:

O bebê pode acordar e não ter fome imediatamente, brincar por mais tempo e ficar interessado em coisas que se mexem, rolam e podem ser manipuladas. A ordem continua importante em seu espaço físico, com seus cuidadores e no ritmo diário. Ao começar a ingerir alimentos sólidos, ele está progredindo da colaboração para a independência, pois leva a comida (como pedaços de pão e legumes bem cozidos) à boca sem ajuda e pode manifestar preferências.

RITMO E CUIDADOS DIÁRIOS

- 3 a 4 sonecas por dia.
- Ele precisa de tempo para brincar e explorar sem interrupções.
- Introdução dos primeiros alimentos sólidos aos 6 meses.

PREPARAÇÃO DOS PAIS

- Quando o bebê estiver brincando, dê o mínimo de ajuda, mas o quanto for necessário — uma pequena frustração pode levar a uma sensação positiva de domínio.

ATIVIDADES PARA O BEBÊ

- Brinquedos para melhorar a força de preensão manual — feitos com belos materiais naturais e que caibam em suas mãos, a exemplo do sino e do tubo com contas pequenas dentro, para dar retorno auditivo.
- Cestas de tesouros ou de descobertas para ele explorar.
- Linguagem — balbucia e pratica sons.

PREPARAÇÃO DO ESPAÇO FÍSICO

- Praticamente igual à dos meses anteriores.
- Mesa e cadeira de tamanho infantil.

7 A 9 MESES

O mundo se amplia, pois o bebê começa a explorar a comida e a buscar mais independência.

IDEIAS IMPORTANTES NESSE PERÍODO:

Nesse período, o bebê começa a engatinhar e a se apoiar para ficar em pé. Há um interesse crescente em comida e em comer sem ajuda. Ele busca independência, passa a explorar além de seu quarto, então volta para perto dos pais. Se for seguro, deixe a porta do quarto aberta quando ele estiver cochilando ou brincando. Quando acordar ou terminar de brincar, ele encontrará os pais seguindo suas vozes ou sons. Quando vocês estiverem juntos, ele pode se afastar engatinhando, olhar para trás para ver se os pais ainda estão ali e continuar explorando. Ajude nas explorações mantendo o ambiente doméstico constante e previsível. Se notar que ele está indo mais longe do que o usual, fique onde está, servindo de ponto de referência para que volte quando quiser. A ansiedade de separação pode começar nessa fase. Antes de sair, diga ao bebê aonde está indo e que voltará assim que puder.

RITMO E CUIDADOS DIÁRIOS	PREPARAÇÃO DOS PAIS
• A introdução de alimentos sólidos continua e abrange até três refeições por dia. • Mama no peito ou na mamadeira. • Tira duas ou três sonecas durante o dia.	• Deixem os espaços seguros para ele explorar. • Se o bebê apresentar comportamentos difíceis (por exemplo, durante as trocas de fraldas ou quando é posto na cadeirinha no carro), peçam colaboração. Diga: "Eu vou trocar sua fralda e colocá-lo na cadeirinha no carro. Por favor, erga a perna e passe o braço por aqui" ou "eu vou ajudá-lo a erguer as pernas e passar seu braço". Mantenham o processo igual, de modo que o bebê o reconheça e participe.

ATIVIDADES PARA O BEBÊ

- Brinquedos para melhorar a força de preensão manual — feitos com belos materiais naturais.
- Coisas para abrir e fechar.
- Encaixar objetos, como bolas.
- Pulseiras e argolas para enfiar em uma vareta.
- Linguagem — introduza novos elementos na linguagem dos sinais.
- Cesta com bolas — para engatinhar atrás delas, brincar com os pais e estimular a movimentação.

PREPARAÇÃO DO ESPAÇO FÍSICO

- Quando o bebê começar a engatinhar, tire o tapete para movimentos para abrir mais espaço.
- Propicie lugares para ele se apoiar — móveis baixos e pesados como pufes ou uma barra diante de um espelho.

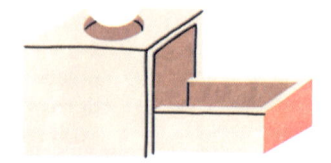

10 A 12 MESES

O explorador.

IDEIAS IMPORTANTES NESSE PERÍODO:

Durante esse período, o mundo do bebê está se ampliando e ele se ergue para ficar em pé. As habilidades motoras finas estão melhorando, incluindo a preensão com a mão inteira, a preensão entre polegar e os dedos, e a preensão em pinça. A independência dele está aumentando — afasta-se com rapidez e cada vez mais dos pais para explorar seu entorno e depois volta, além de brincar com mais independência.

Os esforços de linguagem começam a aumentar — ele balbucia como se estivesse falando sentenças, possivelmente repetindo palavras ou sons. Por volta dos 12 meses, ele passa a fazer sons de animais e a falar palavras isoladas. Aprender a andar e a falar requer muito esforço neurológico, então uma criança pode andar antes de falar ou vice-versa. A autoconfiança é crescente.

RITMO E CUIDADOS DIÁRIOS

- Reserve tempo para ele explorar o mundo ao seu redor — espaços ao ar livre, supermercado, biblioteca, praia ou floresta. Mostre sua vida cotidiana.
- Tira duas sonecas por dia.
- Desjejum, almoço e jantar — come alimentos sólidos sem ajuda.
- Leite materno/mamadeira — de manhã e à noite.
- Desfralde — ensine as habilidades para ele fazer xixi e cocô em um penico. O bebê deixa de usar fraldas e passa a usar calções de treinamento para desfralde. Observe os padrões dele nesse sentido.
- Vestir-se — ele progride da colaboração para mais independência.

PREPARAÇÃO DOS PAIS

- Ofereçam uma base firme como um lugar seguro e a mensagem emocional de que ele pode explorar lugares mais distantes de vocês.
- Continuem observando o que ele está desenvolvendo.
- Aceitem a singularidade e o cronograma de desenvolvimento dele.
- Ele pode ser posto em um *sling* e também no chão, para se movimentar à vontade. Quando já estiver andando, deixem que ande durante as saídas (percorrendo distâncias gradualmente maiores).

ATIVIDADES PARA O BEBÊ

- Encaixar uma bola em um buraco — ela escapa, abrir uma gaveta para procurá-la, bater na bola.
- Primeiro quebra-cabeças — pôr um ovo de madeira em um porta-ovo, um brinquedo que salta, copos plásticos para empilhar, quebra-cabeças simples de uma ou duas peças e com botões grandes.
- Cesta com bolas — para engatinhar atrás delas, brincar com os pais e estimular a movimentação.
- Um carrinho para empurrar — quando ele já conseguir ficar em pé.
- Linguagem rica — livros, conversas e ensinar vocabulário.
- Quando o bebê der os primeiros passos, suas mãos ficam livres para carregar coisas e ele vê o mundo por uma perspectiva mais alta — não segure as mãos dele para ajudá-lo a andar antes que esteja preparado.
- Dê tempo e espaço para ele escalar e mostre como descer usando, por exemplo, a escada em casa.

PREPARAÇÃO DO ESPAÇO FÍSICO

- Crie um espaço "liberado" para ele explorar à vontade.
- Evite cercadinhos em qualquer idade, principalmente a partir de agora.
- Disponibilize móveis baixos para ele se apoiar e andar — um pufe, um sofá, uma barra na parede e prateleiras baixas.
- Uma prateleira baixa com atividades simples que desafiem suas habilidades crescentes.
- Mesa e cadeira baixas — para as refeições e como apoio para atividades.
- Penico.

LISTA DE ATIVIDADES PARA BEBÊS

As idades citadas a seguir servem apenas como diretrizes. As atividades devem ser escolhidas de acordo com os interesses de cada bebê e as habilidades que ele esteja desenvolvendo no momento. Observe seu filho ou filha, note quais atividades atraem sua atenção e tire as que sejam muito difíceis ou fáceis demais.

IDADE	ATIVIDADE	DESCRIÇÃO	ÁREA DE DESENVOLVIMENTO
Todas as idades	Música / dança / movimento / canto	• Tocar instrumentos musicais • Ouvir músicas bonitas prestando atenção (não só como música de fundo) • Dance com o bebê • Movimentos — em uma esteira com um espelho ao lado na parede; desde que nasce, o bebê precisa ter tempo para se movimentar, se alongar e explorar o próprio corpo • Cantar — desde o nascimento	• Música e movimento
Todas as idades	Livros	• Uma coleção de livros relacionados à vida real e que despertem o interesse de uma criança pequena • Inicialmente, livros com uma figura por página, então mude para uma figura com uma palavra, uma figura com uma frase simples, histórias simples e, por fim, histórias mais complexas • Arrume os livros em uma cesta pequena ou em uma pequena prateleira e deixe as capas expostas, para que a criança possa pegá-los facilmente • Comece com livros de papelão e depois disponibilize livros de capa dura e brochura	• Linguagem

IDADE	ATIVIDADE	DESCRIÇÃO	ÁREA DE DESENVOLVIMENTO
Todas as idades	Linguagem rítmica	• Poemas curtos e simples, canções, rimas • Se forem longos demais, a criança se entedia • Devem ser bem realistas • Movimentos com os dedos e o corpo acompanhando as histórias, canções ou rimas • Invente rimas com percussão corporal, com os dedos e variações de pirulito-que-bate-bate	• Linguagem
Logo após o nascimento	Autoexpressão	• Enquanto o bebê não fala, a conversa é composta de sons, expressões faciais e mostrando a língua • À medida que cresce, ele emitirá as primeiras palavras, então frases e sentenças • Os pais ficam no nível dos olhos do bebê e mantêm contato visual • Os pais demonstram com a linguagem corporal que estão muito interessados no que o bebê está expressando ou dizendo: "Sério?", "Sim!", "É mesmo?", "Que interessante!"	• Linguagem
Recém-nascido	Móbile Munari	• Um móbile preto e branco • Pendure-o no máximo a 30 centímetros de distância, para o bebê conseguir vê-lo (os recém-nascidos conseguem focar o rosto da pessoa que os mantém no colo)	• Desenvolvimento visual

IDADE	ATIVIDADE	DESCRIÇÃO	ÁREA DE DESENVOLVIMENTO
Entre 2 e 3 semanas	Caixinha de música	• Pendure uma caixinha de música clássica acionada por um cordão (ou por uma manivela no caso de uma criança maior) • Inicialmente, os pais acionam a caixinha de música para o bebê. Quando a criança já consegue se sentar, a caixinha pode ficar pregada na parede para ela puxar o cordão e ouvir a música • Ela também pode se tornar um ponto de referência se fizer parte da rotina (por exemplo, durante as trocas de fralda)	• Desenvolvimento auditivo
A partir dos 2 meses	Móbile octaedro	• Tem três cores diferentes; a luz reflete no papel refletivo • Introduz as cores primárias • Pendure-o em uma altura um pouco mais alta que o bebê consiga focar	• Desenvolvimento visual
A partir dos 2 meses	Argolas ligadas entre si	• Uma argola inteira e outra com uma fenda com metade do diâmetro da argola • Inicialmente, coloque-as na mão do bebê para que possa treinar a preensão palmar reflexa • Quando a preensão palmar reflexa evoluir para a preensão intencional, o bebê alcançará e agarrará as argolas com a mão inteira, um dedo etc. • Um bebê maior transfere as argolas de uma mão para a outra, e faz com que rolem no chão etc.	• Materiais para melhorar a força de preensão manual

IDADE	ATIVIDADE	DESCRIÇÃO	ÁREA DE DESENVOLVIMENTO
Entre os 2 e 3 meses	Móbile Gobbi	• Cinco a sete esferas com gradação cromática • Tiras crescentes de algodão que vão da mais clara até a mais escura ou ao ponto central mais baixo • A linha que mantém cada esfera é da mesma cor que ela	• Desenvolvimento visual
A partir dos 3 meses	Outros móbiles	• Faça móbiles pendurando objetos pequenos em um aro de bordado e depois pendure o aro paralelo ao chão • Exemplos: figuras de rostos, papel reflexivo ou folhas	• Desenvolvimento visual
A partir dos 3 meses	Móbile com figuras de madeira estilizadas	• Três a sete figuras diferentes de madeira (como golfinhos, aves, ondas etc.) que se movimentam realisticamente • De cores vivas para atrair a atenção	• Desenvolvimento visual • Estímulo para alcançar, pegar e bater
A partir dos 3 meses	Bola de borracha com protuberâncias	• Uma bola de borracha, vinil ou plástico que não seja tóxica e tenha protuberâncias • Inicialmente, segure a bola perto das mãos do bebê; é fácil a criança agarrá-la, manipulá-la e levá-la à boca. Uma criança maior irá transferi-la de uma mão para a outra, batê-la em superfícies e explorar outros movimentos	• Materiais para melhorar a força de preensão manual

IDADE	ATIVIDADE	DESCRIÇÃO	ÁREA DE DESENVOLVIMENTO
Por volta dos 3 a 3 meses e meio	Três bolas coloridas	• Suspensas em um ângulo ou um triângulo, com a linha mais longa no meio • Vermelho, azul e amarelo são um bom começo ou use outra combinação cromática, com a cor mais escura na linha mais longa • As bolas devem caber nas mãos do bebê, porém não pequenas a ponto de apresentarem risco de a criança engasgar	• Desenvolvimento visual • Estímulo para alcançar, pegar e bater
Entre os 3 e 4 meses	Contas para agarrar	• Cinco contas de madeira enfiadas em um cordão de couro ou algodão resistente, ou em uma corda • O bebê segura, manipula e põe as contas na boca	• Materiais para melhorar a força de preensão manual
A partir dos 4 meses	Sino em uma fita	• Um sino enfiado em uma fita, preso em um elástico, para o bebê puxá-lo em sua direção	• Desenvolvimento visual • Estímulo para alcançar, pegar e bater
A partir dos 4 meses	Argola / pulseira em uma fita	• Uma argola/pulseira de bambu, metal ou madeira suspensa em uma fita com elástico no topo • A argola deve ser grande o suficiente para o bebê passar a mão por dentro e agarrá-la	• Desenvolvimento visual • Estímulo para alcançar, pegar e bater
A partir dos 4 meses	Argolas ligadas entre si	• Três ou quatro argolas ligadas entre si • Feitas de metal ou madeira — cada material produz um som diferente • Coloque perto do bebê para que ele possa alcançá-las, agarrá-las e manipulá-las	• Materiais para melhorar a força de preensão manual

IDADE	ATIVIDADE	DESCRIÇÃO	ÁREA DE DESENVOLVIMENTO
A partir dos 4 meses	Objetos domésticos	• Os exemplos incluem: gotejador de mel (com cabo curto e lixado), boneca feita com pregadores de madeira (para varal), colher, fivelas de cintos, pulseiras e chaves em um chaveiro • Proporcione oportunidades para a criança agarrar, manipular e usar as mãos de outras maneiras • Confira se esses objetos têm bordas afiadas ou se apresentam risco de a criança engasgar	• Materiais para melhorar a força de preensão manual
A partir dos 4 meses	Chocalho cilíndrico de bambu	• Arroz, pedrinhas ou grãos são postos dentro de um pedaço de bambu, com as extremidades vedadas com uma massa que não seja tóxica • O bebê o segura, chacoalha e ouve o som	• Desenvolvimento auditivo • Experiências táteis
A partir dos 4 meses (ou assim que o bebê tiver preensão palmar reflexa)	Chocalho cilíndrico com sinos	• Um cilindro lixado com um sino preso em cada ponta ou oco com um fio dentro para prender um sino em cada ponta • Verifique se não há pedaços afiados que possam cortar a pele do bebê • O bebê o segura, chacoalha e ouve o som	• Desenvolvimento auditivo • Experiências táteis
A partir dos 4 meses (ou assim que o bebê tiver preensão palmar reflexa)	Chocalho à venda em lojas	• Procure chocalhos de madeira ou de outros materiais naturais • Eles devem ser de tamanho adequado para o bebê agarrá-los e fazer um som • Para chacoalhar e ouvir o som	• Desenvolvimento auditivo • Experiências táteis

IDADE	ATIVIDADE	DESCRIÇÃO	ÁREA DE DESENVOLVIMENTO
A partir dos 4 meses	Cubo com sinos	• Um cubo oco com arestas arredondadas e um sino dentro • Para chacoalhar e ouvir o som	• Desenvolvimento auditivo • Experiências táteis
A partir dos 4 meses (ou assim que o bebê tiver preensão palmar reflexa)	Sinos em uma tira de couro	• Três sinos presos em uma tira de couro • O bebê pode agarrá-los e manipulá-los	• Materiais auditivos • Experiências táteis
A partir dos 4 meses (ou assim que o bebê tiver preensão palmar reflexa)	Chocalho de prata	• Um chocalho leve de prata • O bebê pode agarrá-lo e manipulá-lo	• Desenvolvimento auditivo • Experiências táteis
A partir dos 5 meses	Outros objetos sonoros	• Instrumentos musicais simples, como maracas • Cabaças com feijão ou arroz dentro • Para chacoalhar e ouvir o som	• Desenvolvimento auditivo • Experiências táteis
A partir dos 5 meses (ou assim que o bebê conseguir se sentar)	Brinquedo sobre uma base de sucção	• Um objeto que balance ao ser atingido, mas que continue preso à superfície • Por exemplo: uma bola transparente cheia de bolinhas sobre uma base de borracha de sucção • A criança bate, alcança e prende, mas o material não se desprega da base	• Atividades para a coordenação entre olhos e mãos

IDADE	ATIVIDADE	DESCRIÇÃO	ÁREA DE DESENVOLVIMENTO
Entre os 5 e 6 meses	Cesta com objetos conhecidos	• Ponha dois ou três brinquedos que a criança usa bastante em uma cestinha macia • Os pais podem mudar os objetos à medida que o bebê muda suas preferências • O bebê se deita ou senta e escolhe um dos objetos	• Atividades para a coordenação entre olhos e mãos
Entre os 5 e 7 meses	Bola de crochê ou de tricô	• Deve ser macia e flexível • A criança usa bastante os dedos para agarrá-la • Deve ser colocada perto do bebê para estimulá-lo a se movimentar	• Atividades para o desenvolvimento motor grosso
Entre 6 e 8 meses	Chocalho cilíndrico com sino	• Um chocalho de madeira que role e tenha um sino dentro • Deve ser colocado perto do bebê para estimulá-lo a se movimentar	• Atividades para o desenvolvimento motor grosso • O estímulo auditivo incentiva o bebê a se movimentar
A partir dos 7 meses (ou assim que o bebê começar a se erguer)	Pufe	• Um pufe pesado e estável que sirva de apoio para o bebê se levantar • O pufe deve ficar na altura da barriga do bebê	• Atividades para o desenvolvimento motor grosso • O bebê deve conseguir se erguer, ficar em pé e ir de um lado ao outro
A partir dos 7 meses (ou assim que o bebê começar a se erguer)	Barra na parede	• Uma barra fixada na parede para o bebê se erguer e se deslocar • A barra deve ficar a 3 centímetros da parede para que a mão do bebê possa envolvê-la • Deve ficar na altura do peito da criança • Instale um espelho atrás da barra	• Atividades para o desenvolvimento motor grosso • O bebê deve conseguir se erguer, ficar em pé e ir de um lado a outro

IDADE	ATIVIDADE	DESCRIÇÃO	ÁREA DE DESENVOLVIMENTO
Entre os 7 e 9 meses	Ovo com porta-ovos / caneca com bola	• Um suporte de madeira com um ovo de mesmo material dentro, ou uma bola em uma caneca • Para praticar tirar e soltar um objeto em um recipiente	• Atividades para a coordenação entre olhos e mãos
Entre os 7 e 9 meses	Caixa com cubo	• Um cubo de madeira que caiba em uma caixa feita à mão • Para praticar tirar e soltar um objeto em um recipiente	• Atividades para a coordenação entre olhos e mãos
A partir dos 8 meses	Caixa para guardar objetos, com bandeja e bola	• Uma caixa retangular com uma bandeja e um buraco na tampa para enfiar a bola (há um tutorial para fazer essa caixa em workman.com/montessori) • A bola deve ser de madeira ou de pingue-pongue, para fazer um som interessante • Para praticar colocar e soltar um objeto intencionalmente • Para ajudar a criança a entender a permanência dos objetos • Observe as diversas preensões da criança na bola, como com a mão inteira ou com dois ou quatro dedos	• Atividades para a coordenação entre olhos e mãos
A partir dos 8 ou 9 meses, quando a criança passa a andar	Escadas	• Três escadas com barras laterais para a criança se apoiar • As escadas são largas, porém não muito altas	• Atividades para o desenvolvimento motor grosso

IDADE	ATIVIDADE	DESCRIÇÃO	ÁREA DE DESENVOLVIMENTO
A partir dos 8 ou 10 meses (ou assim que a criança estiver engatinhando)	Escorregador de bolas	• Uma série de rampas em uma estrutura com uma bolinha • Um buraco no alto à esquerda para enfiar a bola e outro na ponta de cada rampa para a bola cair na rampa seguinte (ver instruções em workman.com/montessori)	• Atividades para o desenvolvimento motor grosso • Rastreamento visual • Rastreamento auditivo do som de uma bola no escorregador
A partir dos 8 ou 10 meses, quando a criança já se senta e fica firme	Argolas e pino em uma base oscilante	• Pode ser o brinquedo clássico da *Fisher-Price* ou um modelo menor com cinco argolas e uma base oscilante • Inicialmente, o bebê só usa com a argola maior • A base oscilante não deixa o brinquedo cair	• Atividades para a coordenação entre olhos e mãos
Entre os 8 e 12 meses (dependendo do nível de habilidade na atividade anterior)	Argolas / pinos em uma base estável	• Uma base de madeira com um pino e uma argola • Inicialmente, a argola deve ter uma abertura grande	• Atividades para a coordenação entre olhos e mãos
Entre os 8 e 12 meses	Pião	• Um pião tradicional de alumínio com um botão que o faz girar • Os bebês gostam de ir atrás dele e eventualmente conseguem fazê-lo girar	• Atividades para o desenvolvimento motor grosso
Entre os 9 e 11 meses	Caixa com gaveta e bola	• Uma caixa com um buraco na tampa para enfiar objetos e uma gaveta para puxar • Para praticar colocar e soltar um objeto intencionalmente • Para ajudar a criança a entender a permanência dos objetos	• Atividades para a coordenação entre olhos e mãos

IDADE	ATIVIDADE	DESCRIÇÃO	ÁREA DE DESENVOLVIMENTO
A partir dos 9 ou 12 meses	Caixa com bola tricotada	• Uma caixa quadrada com um buraco na tampa um pouco menor do que a bola tricotada e a gaveta • Para praticar colocar e soltar um objeto intencionalmente • Para ajudar a criança a entender a permanência dos objetos	• Atividades para a coordenação entre olhos e mãos
A partir dos 10 meses	Caixa com bolas para empurrar	• Uma caixa retangular com três buracos e bolas no alto • Para praticar colocar e soltar um objeto intencionalmente • Para ajudar a criança a entender a permanência dos objetos	• Atividades para a coordenação entre olhos e mãos
A partir dos 10 meses	Móveis com chaves	• Qualquer móvel com trinco e chave para a criança tentar abrir • Ponha a chave em um cordão	• Atividades para a coordenação entre olhos e mãos
Entre os 10 e 12 meses	Carrinho	• Um carrinho pesado o suficiente para não virar quando for empurrado pela criança; um saco de areia pode ser usado para aumentar o peso	• Atividades para o desenvolvimento motor grosso
Entre os 10 e 12 meses	Portas de armários e gavetas	• Portas de armários, gavetas e penteadeira • Coloque itens adequados para a criança achar, como potes de plástico e panelas em um armário na cozinha ou escovas de cabelo e bobes em uma gaveta no banheiro	• Atividades para o desenvolvimento motor grosso
Entre 10 e 12 meses	Cesta com argolas e pino	• Duas ou três argolas em uma cesta e uma base com um pino • As argolas devem ter espessura igual ou variada para aumentar o desafio	• Atividades para a coordenação entre olhos e mãos

IDADE	ATIVIDADE	DESCRIÇÃO	ÁREA DE DESENVOLVIMENTO
A partir dos 11 ou 12 meses	Haste com argolas de guardanapo	• Um giz de cera ou lápis grosso (como um lápis Stabilo 3 em 1) • Papel de diversas formas, cores e texturas • Proteja a mesa com um forro	• Arte / autoexpressão

A partir dos 12 meses	Cavalete e giz	• Um quadro-negro que:
		  ◦ fique no verso de um cavalete para pintura
		  ◦ seja feito com um pedaço grande de compensado preso em uma altura baixa na parede pintada com tinta para quadro-negro
		  ◦ seja pequeno e fique em uma prateleira
		• Comece dando giz branco e introduza gradualmente outras cores e tipos
		• Um apagador pequeno
			• Arte / autoexpressão

Quando o bebê já fica em pé sem ajuda	Cavalete e tinta	• Um cavalete • Corte papel para cobrir toda a superfície do cavalete • Comece dando um pote de tinta bem espessa de uma cor e depois introduza uma cor diferente de cada vez. Uma criança maior pode usar dois ou mais potes • Um pincel grosso com cabo curto para as mãozinhas poderem segurá-lo facilmente • Um avental • Um gancho para pendurar o avental • Uma caixa com mais papel • Um pano úmido para limpar respingos	• Arte / autoexpressão

IDADE	ATIVIDADE	DESCRIÇÃO	ÁREA DE DESENVOLVIMENTO
A partir dos 12 meses	Base com argolas com gradação dimensional	• Uma base com haste e quatro ou cinco argolas de gradação variada e cores alternadas • A argola na base tem de ser menor do que a envergadura da mão da criança	• Atividades para a coordenação entre olhos e mãos
A partir dos 12 meses	Abrir e fechar	• Uma cesta com dois ou três objetos domésticos para abrir e fechar, a exemplo de uma caixa decorativa, uma bolsa com fecho de colchete, um estojo de pó compacto ou bastão de batom e um porta-escova de dentes	• Atividades para a coordenação entre olhos e mãos
A partir dos 12 meses	Objetos para expandir o vocabulário	• Três a seis objetos para o bebê classificar • Exemplos: frutas, legumes, roupas, animais do zoológico, animais de fazenda, animais domésticos, insetos, mamíferos, aves, vertebrados, invertebrados	• Desenvolvimento da linguagem • Expansão do vocabulário
A partir dos 12 meses	Caixa com pinos	• Uma caixa de madeira com seis buracos e uma bandeja encaixada para pôr os pinos tirados dos buracos	• Refinamento da coordenação entre olhos e mãos e da preensão
A partir dos 12 meses	Cubos em uma haste vertical	• Uma base com três cubos em uma haste; os cubos ficam em uma cesta ou na haste • Preparação para enfiar contas	• Refinamento da coordenação entre olhos e mãos e da preensão
A partir dos 12 meses	Quebra-cabeças	• Uma coleção de quebra-cabeças, começando com um de uma peça e botões e progredindo para outros cada vez mais difíceis • Os temas dos quebra-cabeças devem ser realistas e atraentes, a exemplo de animais e de veículos pesados, usados em construções	• Refinamento da coordenação entre olhos e mãos e da preensão em pinça • Desenvolvimento da capacidade de reconhecer uma forma ao fundo

IDADE	ATIVIDADE	DESCRIÇÃO	ÁREA DE DESENVOLVIMENTO
A partir dos 13 meses	Caixa com uma fenda para fichas	· Uma caixa com uma fenda · Um trinco na caixa aumenta o desafio para os dedos · Itens para enfiar incluem moedas grandes, letrinhas laminadas e fichas de pôquer · Use uma bandeja para guardar a caixa e a cesta com os itens	· Refinamento da coordenação entre olhos e mãos e da preensão
Assim que a criança já andar com firmeza	Limpar a mesa	· Uma bandeja ou cesta com uma esponja e uma luva de borracha · Um pequeno estoque de luvas de borracha	· Cuidados com a casa

REFLEXOS PRIMITIVOS

Reflexo de Moro: reação involuntária de alarme.

Reflexo de Babkin: a boca e a língua se movimentam quando as palmas das mãos são estimuladas.

Sucção reflexa: quando a bochecha ou lábio é tocado, o bebê se vira na direção do estímulo e faz sucções com a boca.

Reflexo tônico-cervical assimétrico, também chamado de "Fencer": o bebê vira a cabeça para um lado e estica o braço; o braço oposto dobra no cotovelo.

Reflexo plantar: quando a sola do pé é cutucada, o dedão se ergue e os outros dedos dos pés se separam.

IDADE	REFLEXO
AO NASCER	Reflexo de Moro Sucção Reflexo de Babkin Agarrar Sucção reflexa Reflexo tônico-cervical assimétrico Andar Reflexo plantar
2 MESES	Reflexo de Moro Agarrar Sucção reflexa Reflexo tônico-cervical assimétrico Reflexo plantar
4 MESES	Reflexo de Moro Reflexo tônico-cervical assimétrico
6 MESES	Reflexo de Moro Reflexo tônico-cervical assimétrico
8 MESES	Reflexo de Moro Reflexo tônico-cervical assimétrico
10 MESES	Reflexo de Moro Reflexo tônico-cervical assimétrico
12 MESES	Reflexo de Moro Reflexo tônico-cervical assimétrico

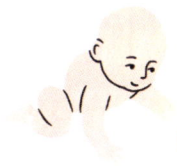

LEITURAS ADICIONAIS

LIVROS DA DOUTORA MARIA MONTESSORI

MONTESSORI, Maria. *Mente Absorvente*. [S.l]: Nórdica, 1987.
MONTESSORI, Maria. *The Child in the Family*. [S.l]: ABC-CLIO, 1989.
MONTESSORI, Maria. *Maria Montessori Speaks to Parents*: A Selection of Articles. [S.l]: Montessori-Pierson, 2017.

LIVROS SOBRE A ABORDAGEM MONTESSORI

DAVIES, Simone. *A Criança Montessori*. São Paulo: nVersos, 2021.
LILLARD, Angeline Stoll. *Montessori*: The Science Behind the Genius. [S.l]: Oxford University, 2008.
LILLARD, Paula Polk; JESSEN, Lynn Lillard. *Montessori from the Start*: The Child at Home, from Birth to Age Three. [S.l]: Schocken, 2003.
MONTANARO, Silvana Quattrocchi. *Understanding the Human Being*: The Importance of the First Three Years of Life (The Clio Montessori Series). [S.l]: ABC-CLIO, 1991
STEPHENSON, Susan Mayclin. *The Joyful Child*: Montessori, Global Wisdom for Birth to Three. [S.l]: Michael Olaf Montessori Company, 2013.

LIVROS SOBRE O PARTO

GASKIN, Ina May. *Ina May's Guide to Childbirth*. [S.l]: Bantam, 2003.
GASKIN, Ina May. *Spiritual Midwifery*. [S.l]: BPC (TN), 2002.
HARSHE, January. *Birth Without Fear*: The Judgment-Free Guide to Taking Charge of Your Pregnancy, Birth, and Postpartum. [S.l]: Hachette Books, 2019.

LIVROS SOBRE BEBÊS

GERBER, Magda. *Dear Parent*: Caring for Infants with Respect, 2 ed. [S.l]: RIE, 2003.
GERBER, Magda; JOHNSON, Allison. *Your Self-Confident Baby*: How to Encourage Your Child's Natural Abilities—From the Very Start. [S.l]: John Wiley & Sons, Inc., 2012.
HARGIS, Aubrey. *Baby's First Year Milestones*: Promote and Celebrate Your Baby's Development with Monthly Games and Activities. [S.l]: Rockridge, 2018.
LANSBURY, Janet. *Elevating Child Care*: A Guide to Respectful Parenting. [S.l]: CIPP, 2014.
PLACE, Marie-Hélène. *60 activités Montessori pour mon bébé* (365 activités). [S.l]: Nathan, 2016.

PARENTALIDADE POSITIVA

NELSEN, Jane; IRWIN, Cheryl; ANN DUFFY, Rosyln. *Positive Discipline: The First Three Years, Revised and Updated Edition: From Infant to Toddler — Laying the Foundation for Raising a Capable, Confident Child*. [S. l.]: Harmony, 2007.
FABER, Joanna; KING, Julie. *How to Talk So Little Kids Will Listen*: A Survival Guide to Life with Children Ages 2-7. [S.l]: Scribner, 2017.
ROSENBERG, Marshall. *Vivendo a comunicação não violenta*: como estabelecer conexões sinceras e resolver conflitos de forma pacífica e eficaz. [S.l]: Editora Sextante, 2019.

GRATIDÃO E APREÇO POR...

UMA PELA OUTRA — O presente livro não teria sido escrito sem a magia da nossa parceria. Foi um sonho escrevê-lo juntas. Somos muito gratas pela oportunidade de conceber essa obra com facilidade e encanto.

NOSSOS DESIGNERS — Nossa enorme gratidão a Sanny van Loon por suas lindas ilustrações que dão vida ao livro. Sanny foi muito paciente com nossos pedidos para que tudo ficasse claro e acurado, e adoramos as artes que ela criou. A Galen Smith por sua genialidade no leiaute que facilita a leitura do livro e também por atender a todos os nossos pedidos. E também estamos muito felizes com o projeto gráfico de Hiyoko Imai, que também fez o *design* do primeiro livro de Simone, *A Criança Montessori*.

A EDITORA — Pela equipe da Workman Publishing, por embarcar com um sonoro "SIM!" diante da ideia de fazer esse livro. Nossa gratidão a Maisie pelos retornos e questionamentos sempre pertinentes; a Sun por sua ajuda na edição; a Kate por seu olhar minucioso; e a Moira, Chloe, Rebecca, Cindy e a toda essa equipe pequena, porém valorosa, por fazer esse livro chegar às mãos dos leitores.

NOSSOS COLABORADORES — Nosso muito obrigado por terem participado neste projeto. Suas contribuições enriqueceram muito esse livro. Nicole, Ahoefa, Jaya, Maria, Neus, Theresa, Pilar, Amy e Pamela partilharam suas experiências montessorianas conosco, e Karin, cujo trabalho é da maior importância, deu voz ao recém-nascido.

NOSSOS APOIADORES — Agradecemos muito a nossas irmãs e amigos que nos apoiaram durante a elaboração do livro, leram o que ia ficando pronto e davam retorno. Esse time inclui Florish Echefu, Rahma Yelwa, Zoe Paul, Sophia Ohuabunwa, Jackie e Tania. Julia, Mila, Meghan e Chloe foram as primeiras leitoras e nos deram dicas e estímulos preciosos. Nosso apreço por Angeline Stoll Lillard, que teve a bondade de se oferecer para ler o livro, fez comentários meticulosos e nos deu muito apoio.

NOSSA FAMÍLIA MONTESSORI — Nós duas recebemos muito apoio e carinho da comunidade Montessori, o que realmente nos abasteceu. Judi Orion ajudou Simone a ver o mundo pelos olhos do bebê; Ferne van Zyl; An Morison e Annabel Needs foram as responsáveis por Simone se apaixonar pela abordagem Montessori; Heidi Phillipart-Alcock apresentou para Simone as maravilhas de Amsterdã e foi uma mentora Montessori ao longo dos anos; Julia Preziosi e sua escola Northern Kentucky Montessori Academy apresentaram para Junnifa a Pedagogia Montessori, pela qual ela imediatamente se apaixonou. Pilar Bewley e Jeanne Marie Paynel orientaram Junnifa a fazer o curso AMI 03. O curso de Patty Wallner inspirou Junnifa e a preparou para compreender e apoiar bebês. E nossa profunda gratidão a todos os amigos montessorianos que são uma caixa de ressonância no Instagram, aos grupos no Facebook e além.

FAMÍLIAS NA JACARANDA TREE MONTESSORI E NA FRUITFUL ORCHARD MONTESSORI — Simone se sente muito grata por trabalhar e aprender diariamente com as famílias surpreendentes que frequentam suas aulas na Jacaranda Tree Montessori, em Amsterdã. Junnifa se sente honrada com a confiança depositada pelas famílias que levam seus filhos amados para a Fruitful Orchard. É uma alegria constante ver as crianças florescendo e os pais evoluindo e se transformando junto com elas.

NOSSAS FAMÍLIAS — Nosso profundo agradecimento por serem pacientes conosco enquanto nos desdobrávamos entre reuniões no Zoom, passávamos as noites editando e discutindo as cores das ilustrações até ficarmos totalmente satisfeitas. Seu apoio significa muito para nós. Uzo, Oliver, Emma, Solu, Metu e Biend, vocês são nossa inspiração. Muita gratidão aos nossos pais que jamais duvidaram de nós e sempre nos apoiaram. Nós adoramos vocês.

TODAS AS COISAS — Pela liberdade, pelo conhecimento, pela conexão, pela natureza, pelas pedaladas na cidade e nos campos, pelas xícaras de chá e doces, pelas cabanas e cobertores, pela comida nutritiva e prazeres simples, pelos museus e fotografias. Pelas coisas que alimentam nosso espírito para trabalharmos com tanta alegria. Junnifa também gostaria de agradecer a Deus e a Jesus Cristo, o autor e o inspirador de sua fé.

E fazemos uma menção especial a Grazia Honegger Fresco, que deu continuidade ao trabalho da doutora Montessori em Roma e faleceu dormindo em 30 de setembro de 2020. Obrigada por sua dedicação infinita a todas as crianças.

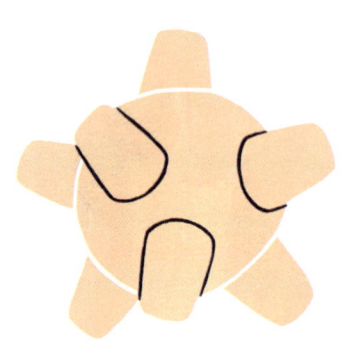

RECURSOS ONLINE

No *site* Workman.com/montessori há moldes para você fazer móbiles e outros materiais montessorianos.

ÍNDICE REMISSIVO

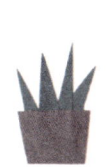

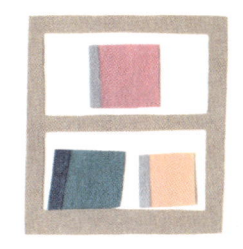

A

AAP 88
adulto 17, 33, 135, 141, 148, 222, 246, 281, 297
algodão orgânico 233
alimentos sólidos 33, 34, 39, 120, 181, 183, 191, 209, 210, 211, 216, 257, 281, 314, 315, 317
amamentação 17, 50, 74, 93, 124, 126, 131, 170, 205, 206, 207, 209, 217, 257, 302
ambiente emocional 44, 46, 51
ambiente ordenado 120
amor 2, 22, 37, 44, 52, 53, 60, 62, 68, 74, 106, 112, 117, 244, 246, 250, 252, 255, 257, 264, 291, 295, 297, 300
andador 164, 176, 187
andar 13, 31, 33, 56, 81, 90, 94, 99, 100, 101, 124, 139, 145, 156, 161, 164, 187, 188, 193, 194, 216, 220, 224, 228, 239, 248, 267, 290, 317, 318, 327, 332
ao ar livre 6, 37, 64, 85, 134, 194, 238, 282, 286, 301, 308, 317
apego 6, 19, 60, 109, 124, 125, 126, 135, 215, 247, 248, 262, 281, 300, 310, 312
após o nascimento 25, 44, 47, 48, 49, 50, 55, 59, 60, 62, 68, 69, 112, 149, 207, 249, 272, 320
área para alimentação 81
área para movimentos 80, 176, 309, 311
armário 75, 81, 93, 99, 250, 329

aula montessori 74
autoconfiança 110, 111, 163, 178, 180, 317
autoestima 110, 125, 163
avó 149, 262, 276, 279, 280, 283, 310

B

babá 17, 62, 149, 159, 204, 262, 271, 280
banheiro 57, 77, 84, 85, 99, 100, 101, 125, 183, 234, 235, 253, 329
banho 16, 23, 59, 60, 61, 62, 63, 71, 96, 101, 113, 142, 148, 157, 188, 203, 237, 240, 253, 267, 272, 285, 310
banquinho de madeira 84
bebê 2, 5, 6, 7, 12, 13, 14, 15, 16, 17, 18, 19, 20, 21, 22, 23, 27, 29, 30, 31, 32, 33, 34, 35, 36, 37, 40, 43, 44, 45, 46, 47, 48, 49, 50, 52, 53, 54, 55, 56, 57, 58, 59, 60, 61, 62, 63, 64, 65, 66, 68, 69, 70, 71, 73, 74, 75, 76, 77, 78, 79, 80, 81, 82, 83, 84, 85, 86, 87, 88, 89, 90, 91, 92, 93, 95, 96, 104, 105, 106, 107, 108, 109, 110, 111, 112, 113, 114, 115, 116, 117, 118, 119, 120, 121, 122, 123, 124, 125, 126, 127, 128, 129, 130, 131, 132, 133, 134, 135, 136, 137, 138, 139, 140, 141, 142, 143, 144, 145, 146, 147, 148, 149, 150, 151, 152, 153, 154, 155, 156, 157, 158, 159, 160, 161, 162, 163, 164, 165, 167, 168, 169, 170, 171, 172, 173, 174, 175, 176; 177, 178, 179, 180, 181, 182, 183, 184, 185,

186, 187, 188, 190, 191, 192, 193,
194, 195, 196, 197, 201, 202, 203,
204, 205, 206, 207, 208, 209, 210,
211, 212, 213, 214, 215, 216, 217,
218, 219, 220, 221, 222, 223, 224,
225, 226, 227, 228, 229, 230, 231,
232, 233, 234, 235, 236, 237, 238,
239, 240, 241, 242, 243, 244, 245,
246, 247, 248, 249, 250, 251, 252,
253, 254, 256, 257, 258, 261, 262,
263, 264, 265, 266, 267, 268, 269,
270, 271, 272, 273, 274, 276, 277,
278, 279, 280, 281, 282, 283, 284,
290, 293, 297, 300, 302, 303, 304,
305, 306, 308, 309, 310, 311, 312,
313, 314, 315, 316, 317, 318, 319,
320, 321, 322, 323, 324, 325, 326,
328, 330, 331, 333, 335
bebês 2, 4, 5, 6, 8, 11, 12, 13, 14, 15, 16, 17,
18, 19, 20, 21, 22, 24, 25, 26, 28, 29,
30, 31, 32, 33, 34, 38, 44, 48, 49, 50,
51, 53, 58, 65, 68, 69, 71, 75, 76, 80,
81, 82, 85, 91, 93, 96, 108, 109, 112,
113, 114, 115, 117, 118, 119, 120,
121, 122, 123, 124, 129, 132, 133,
134, 135, 136, 137, 138, 139, 141,
142, 144, 147, 148, 149, 150, 152,
153, 154, 155, 158, 160, 161, 163,
165, 167, 168, 171, 174, 175, 176,
177, 178, 181, 183, 186, 187, 188,
190, 193, 202, 207, 208, 209, 210,
211, 212, 213, 215, 218, 219, 220,
222, 223, 224, 225, 226, 228, 229,
230, 233, 234, 235, 237, 238, 239,
240, 242, 243, 246, 247, 248, 249,
250, 255, 256, 257, 260, 261, 263,
264, 266, 270, 280, 281, 282, 283,
286, 290, 293, 297, 299, 300, 304,
305, 306, 307, 308, 328, 335
bilinguismo 149
bolas 98, 99, 118, 176, 177, 178, 181, 182,
183, 184, 187, 188, 199, 316, 318,
323, 328, 329
brinquedo 19, 31, 124, 139, 177, 183, 184,
240, 241, 243, 255, 290, 318, 328
brinquedos 12, 74, 75, 92, 99, 101, 121,
122, 124, 137, 139, 141, 142, 143,
151, 177, 184, 188, 191, 196, 240,
245, 250, 251, 253, 255, 281, 286,
313, 326

brinquedos educativos 12

C

cadeira 75, 81, 82, 84, 93, 94, 97, 98, 100,
104, 106, 181, 212, 250, 281, 311,
314, 318
caixa com pinos 331
cama 6, 12, 13, 20, 33, 36, 57, 61, 73, 75,
82, 83, 84, 88, 89, 90, 101, 104, 123,
133, 165, 170, 172, 180, 185, 203,
218, 219, 222, 223, 224, 225, 228,
229, 230, 231, 239, 242, 252, 267,
268, 274, 305, 311, 312, 313
Casa dei Bambini 26, 74
Casa Montessori 99
cavalete 330
chão 6, 20, 36, 73, 75, 78, 81, 82, 83, 84, 89,
90, 91, 96, 97, 98, 99, 101, 104, 108,
120, 123, 144, 155, 165, 176, 180,
190, 192, 208, 212, 213, 218, 222,
223, 225, 231, 238, 247, 249, 256,
273, 274, 281, 286, 292, 302, 305,
309, 311, 313, 317, 321, 322
chocalhos 116, 173, 174, 175, 176, 178, 182,
188, 300, 324
chorar 12, 19, 36, 57, 71, 127, 141, 147, 150,
157, 180, 186, 203, 208, 209, 239,
241, 285, 305
choro 69, 70, 71, 125, 127, 152, 208, 241,
261, 264, 283, 285
chupeta 7, 88, 128, 147, 150, 157, 201, 224,
228, 239, 240, 249, 258, 313
Clínica Mayo 241
cólica 209, 241, 285
colostro 69, 205
comunicação bilateral 30
confiança no ambiente 110
córtex pré-frontal 119
cozinha 81, 91, 93, 99, 100, 121, 123, 138,
182, 183, 205, 215, 247, 250, 329
criança 6, 7, 20, 21, 25, 27, 28, 33, 35, 45,
54, 61, 62, 63, 69, 73, 74, 76, 77, 84,
85, 88, 90, 91, 93, 94, 95, 108, 110,
111, 112, 113, 114, 115, 116, 117,
118, 119, 120, 122, 126, 130, 135,
136, 140, 144, 149, 155, 156, 159,
163, 170, 174, 181, 183, 187, 188,
201, 204, 205, 206, 211, 212, 214,
215, 218, 220, 234, 235, 236, 240,

241, 242, 243, 244, 245, 246, 250, 252, 253, 254, 255, 256, 257, 258, 261, 262, 264, 272, 273, 274, 281, 282, 290, 291, 292, 293, 294, 295, 297, 306, 310, 317, 319, 320, 321, 322, 323, 324, 325, 326, 327, 328, 329, 330, 331, 332

crianças 6, 17, 20, 21, 25, 26, 27, 28, 33, 34, 38, 47, 52, 56, 57, 58, 61, 68, 69, 73, 74, 75, 85, 91, 93, 94, 95, 96, 99, 103, 107, 112, 113, 114, 115, 116, 117, 118, 120, 121, 122, 127, 136, 139, 141, 148, 149, 151, 169, 173, 176, 184, 186, 187, 188, 190, 196, 204, 210, 213, 214, 218, 225, 240, 244, 245, 246, 249, 252, 253, 255, 257, 260, 263, 266, 270, 272, 273, 280, 281, 283, 290, 291, 292, 293, 294, 295, 297, 300, 310, 335, 336

cuidados físicos 30, 113, 157, 233, 258, 312

D

desenvolvimento motor 6, 134, 143, 144, 162, 163, 164, 176, 181, 186, 194, 196, 302, 326, 327, 328, 329

dor 52, 241, 242

dormir 12, 17, 19, 20, 30, 33, 36, 47, 57, 59, 60, 61, 65, 66, 78, 82, 83, 88, 89, 90, 96, 115, 120, 153, 180, 202, 203, 207, 208, 209, 215, 218, 219, 220, 221, 222, 223, 224, 225, 226, 227, 228, 229, 230, 231, 232, 239, 243, 257, 258, 274, 281, 285, 290, 304, 309, 310, 311, 312, 313

doula 46, 49, 50, 51, 54, 263

E

entretenimento passivo 121, 122

escadas 327

espaços pequenos 6, 73, 74, 92

espelho 18, 78, 80, 85, 87, 95, 97, 101, 105, 176, 177, 181, 183, 190, 214, 302, 309, 311, 313, 316, 319, 326

evolução intelectual 135

exercícios 20, 45, 49

exersaucer 164

expansão do vocabulário 331

experiência tátil 145

exterogestação 18, 110

F

família 17, 36, 39, 45, 46, 47, 50, 52, 54, 56, 59, 60, 61, 62, 63, 75, 80, 82, 83, 84, 95, 96, 100, 103, 107, 111, 117, 118, 121, 133, 149, 154, 156, 159, 204, 211, 212, 224, 225, 231, 232, 245, 250, 252, 253, 254, 255, 256, 257, 263, 270, 271, 272, 274, 280, 282, 284, 292, 294, 295, 297, 310, 311

filha 57, 93, 95, 140, 146, 182, 202, 203, 254, 291, 295, 304, 319

filho 14, 17, 22, 36, 44, 49, 54, 55, 56, 93, 95, 110, 117, 120, 129, 140, 143, 193, 202, 203, 218, 229, 241, 254, 272, 279, 290, 291, 295, 305, 319

fralda 16, 23, 34, 70, 71, 85, 108, 143, 203, 208, 219, 227, 230, 234, 235, 236, 238, 253, 285, 315, 321

fraldário 78, 83, 84, 108, 234, 311

fraldas 13, 23, 63, 64, 70, 74, 83, 84, 85, 96, 108, 113, 115, 116, 126, 131, 142, 148, 234, 235, 264, 272, 280, 301, 304, 310, 311, 315, 317

G

gêmeos 237, 255, 256

gêneros 130

gravidez 5, 18, 43, 44, 45, 46, 50, 52, 63, 64, 110, 112, 124, 186, 272

gravidez externa 18, 110, 186

H

habilidades motoras 38, 123, 153, 161, 162, 165, 167, 172, 173, 182, 183, 184, 188, 191, 193, 211, 231, 317

habilidades motoras finas 38, 161, 162, 172, 173, 182, 183, 184, 188, 191, 211, 317

hormônios 58, 112, 272, 294

I

idioma 69, 146, 149, 154, 158, 159

ioga 17, 47, 266

irmãos 38, 46, 61, 65, 105, 107, 115, 150, 182, 204, 240, 252, 253, 286, 295, 311

J

jumper 164, 176
jumpers 86, 123, 313
Junnifa 2, 4, 8, 14, 15, 35, 36, 49, 110, 114, 121, 133, 141, 143, 146, 148, 149, 165, 168, 170, 176, 178, 181, 182, 193, 224, 225, 229, 253, 299, 305, 335, 336

K

kit Montessori 78

L

lã 90, 176, 183, 233
leite 17, 153, 156, 205, 206, 207, 209, 215, 220, 228, 256, 257, 272, 286
levantar 31, 58, 75, 90, 93, 101, 124, 181, 186, 187, 188, 190, 224, 234, 235, 281, 326
liberdade de movimento 87, 123, 302, 304
linguagem 13, 29, 30, 31, 33, 34, 68, 69, 70, 111, 135, 146, 147, 148, 149, 150, 153, 155, 156, 157, 158, 159, 193, 234, 250, 280, 313, 316, 317, 320, 331
livros 17, 34, 45, 51, 71, 80, 83, 94, 100, 105, 107, 112, 116, 130, 147, 149, 151, 153, 157, 187, 253, 270, 300, 311, 313, 318, 319
luz suave 69

M

mãe 7, 14, 30, 31, 32, 39, 44, 46, 48, 51, 52, 53, 54, 55, 56, 59, 60, 62, 63, 64, 65, 68, 69, 71, 83, 84, 99, 101, 103, 108, 110, 112, 123, 125, 126, 127, 137, 140, 147, 149, 157, 158, 159, 170, 177, 180, 190, 193, 203, 204, 205, 206, 207, 208, 209, 210, 213, 214, 215, 217, 218, 220, 222, 234, 238, 242, 244, 249, 253, 254, 256, 261, 262, 263, 265, 269, 271, 274, 279, 283, 291, 305, 308, 312, 313
mamadeira 31, 39, 120, 205, 207, 208, 209, 215, 228, 240, 249, 257, 272, 281, 315, 317
mamar 12, 48, 59, 96, 123, 160, 165, 202, 203, 207, 208, 225, 227, 243, 310, 311
Marshall Rosenberg 276
meninas 130, 235
meninos 57, 130, 303
mente absorvente 17, 28, 29, 32, 158, 168, 293
método Montessori 5, 15, 24, 25, 35, 59, 218, 222, 225, 250, 251, 262, 275, 278, 282, 301, 302, 303, 304, 305, 313
método Montessori 25
móbile 30, 65, 78, 79, 80, 82, 103, 104, 111, 141, 167, 168, 169, 170, 171, 172, 173, 174, 175, 177, 183, 184, 219, 285, 300, 302, 304, 320
móbiles 21, 65, 79, 101, 141, 167, 168, 169, 170, 171, 173, 174, 194, 250, 302, 311, 313, 322, 336
móbiles montessorianos 65, 141
móveis 74, 75, 76, 80, 85, 92, 128, 156, 180, 186, 187, 212, 250, 316, 318
movimento labial 33
mulher 45, 46, 47, 49, 51, 52, 55, 58, 59, 112, 206, 215, 252, 263, 264, 271, 272, 274
mundo externo 18, 238

O

Organização Mundial de Saúde 216, 237
osteopata 49, 266

P

pai 32, 44, 46, 54, 55, 59, 60, 62, 100, 101, 117, 141, 149, 159, 205, 215, 271
pais 8, 14, 15, 16, 18, 20, 29, 44, 50, 51, 55, 59, 60, 61, 62, 63, 69, 70, 76, 77, 83, 85, 86, 87, 88, 99, 101, 107, 111, 114, 115, 116, 117, 119, 120, 121, 122, 123, 125, 126, 127, 128, 135, 141, 144, 148, 149, 150, 152, 153, 154, 155, 159, 160, 161, 163, 164, 168, 171, 180, 181, 186, 190, 205, 209, 213, 216, 218, 222, 223, 224, 229, 234, 241, 242, 243, 244, 247, 250, 255, 256, 257, 260, 261, 263, 268, 273, 274, 280, 281, 282, 290, 291, 294, 295, 299, 300, 301, 303,

306, 312, 315, 316, 317, 318, 320,
  321, 326, 335, 336
parentalidade 20, 21, 46, 51, 52, 113, 261,
  262, 278
parteira 46, 49, 53, 54, 55, 56, 57
pedagogia Montessori 14, 25, 26, 27, 44,
  117, 140, 148, 155, 167, 176, 212,
  213, 215, 241, 257, 260, 280, 335
período sensível 32, 33, 158
pilates 51, 53
plano para o parto 66
playground 86, 254
pós-parto 56, 60, 62, 205, 263, 264
prateleira 75, 76, 78, 79, 83, 85, 91, 93, 94,
  101, 105, 107, 108, 111, 138, 177,
  181, 185, 186, 197, 250, 313, 318,
  319, 330
primeiros-socorros 52, 212
pufe 94, 97, 98 181, 318, 326

Q

qualidade do sono 39
quebra-cabeça 107, 137, 139, 177
quiroprático 49, 266

R

recém-nascido 5, 13, 17, 18, 15, 43, 48, 58,
  59, 60, 61, 63, 64, 65, 68, 69, 70, 71,
  78, 82, 114, 145, 148, 168, 170, 186,
  203, 208, 218, 223, 237, 252, 253,
  303, 320 335
Reflexo de Moro 144,333
refluxo 7, 201, 241, 285
RIE 14, 21, 76, 121, 148, 176, 334
rotina noturna 39
roupas 12, 35, 39, 49, 50, 57, 64, 71, 74, 77,
  84, 94, 97, 98, 101, 108, 113, 124,
  126, 132, 144, 164, 195, 213, 233,
  235, 252, 273, 279, 286, 301, 311,
  331

S

saídas de carro 238, 300

sala de estar 80, 94
saúde mental 49, 262
seda 167, 233
Silvana Montanaro 21, 60, 112, 211, 218
sling 85, 150, 164, 220, 230, 238, 249, 251,
  238, 317
SMSI 82, 83, 88, 89, 223, 225, 239
soneca 36, 101, 114, 117, 132, 133, 180, 225,
  226, 228, 229, 231, 249, 267
sono 20, 39, 82, 83, 88, 101, 111, 115, 120,
  148, 165, 171, 218, 219, 220, 221,
  222, 223, 226, 227, 228, 229, 230,
  232, 262, 264, 286, 310
sons da natureza 132, 150
sugar o seio 69

T

tapete 64, 65, 66, 80, 81, 87, 90, 91, 94, 96,
  104, 105, 107, 133, 143, 165, 168,
  170, 172, 176, 177, 181, 186, 190,
  219, 242, 302, 311, 313, 316
tapete para movimentos 64, 65, 80, 81, 87,
  94, 96, 133, 165, 170, 177, 186, 219,
  311, 313, 316
TDA 52
TDAH 257
topponcino 61, 64, 65, 78, 103, 165, 224,
  231, 252, 311
treinamento Montessori 14, 46, 52, 223,
  237, 256
triângulo Pikler 94, 145, 187

U

útero 12, 15, 18, 21, 30, 44, 46, 47, 48, 49,
  52, 54, 55, 58, 59, 60, 61, 63, 64, 66,
  69, 70, 110, 112, 123, 126, 145, 147,
  157, 205, 224, 238, 252, 256, 272,
  308, 310, 311

V

violência 113
vocalizações 69, 126, 313, 314